全国高等院校研究生系列教材
长 学 制 本 科 生 教 材

现代生物医学研究技术 实验教程

陈云　万瑜　编著

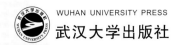

WUHAN UNIVERSITY PRESS
武汉大学出版社

图书在版编目(CIP)数据

现代生物医学研究技术实验教程/陈云,万瑜编著. —武汉:武汉大学出版社,2019.1
全国高等院校研究生系列教材
长学制本科生教材
ISBN 978-7-307-20500-0

Ⅰ.现…　Ⅱ.①陈…　②万…　Ⅲ.生物医学工程—实验—研究生—教材　Ⅳ.R318-33

中国版本图书馆 CIP 数据核字(2018)第 197812 号

责任编辑:谢文涛　　　责任校对:李孟潇　　　版式设计:汪冰滢

出版发行:**武汉大学出版社**　　(430072　武昌　珞珈山)
　　　　　(电子邮件:cbs22@whu.edu.cn 网址:www.wdp.com.cn)
印刷:武汉中科兴业印务有限公司
开本:787×1092　1/16　印张:16.25　字数:385 千字　插页:1
版次:2019 年 1 月第 1 版　　2019 年 1 月第 1 次印刷
ISBN 978-7-307-20500-0　　定价:38.00 元

前　　言

在医学、生物学领域，自从有了 PCR 技术，基因海量扩增就不再是"事"；自从有了基因工程技术，糖尿病人渴望得到胰岛素就不再是"梦"。可见，先进的研究技术和方法为科学前沿的突破提供了强大的武器。为了使研究生和长学制本科生们尽快熟悉此类先进"武器"，尽早进入科研工作，我们利用大型科研仪器共享平台的优势，自 2005 年以来，为医学院的研究生和长学制本科生开设了"生物医学研究方法与前沿技术"课程。

本书内容包括三大部分：①大型科研仪器的工作原理和功能应用，主要仪器有：激光扫描共聚焦显微镜、电子显微镜（透射电镜、扫描电镜）、小动物活体成像仪、活细胞工作站、流式细胞仪、荧光定量 PCR 仪、显微注射系统、生物分子相互作用分析系统、膜片钳系统等；②科研仪器的基本操作训练（对应第 1 部分设置的实验课）；③高新研究技术和方法的介绍，内容包括：诱导多潜能性干细胞技术、RNAi 技术、生物芯片技术、基因扩增定量技术、生物超高分辨检测技术、荧光与生物发光标记技术、流式细胞术、显微操作技术、生物大分子相互作用的分析方法、生物大分子结构模拟方法等等。经过 12 年的教学积累，我们与参加教学的专家教授、研究人员和仪器操作与管理的专业技术人员一道，在之前两版讲义的基础上，共同编写了本教材《现代生物医学研究技术实验教程》。

本教材理论与实践紧密结合，语言通俗易懂，适应于生物学、医学领域将要和正在从事科学研究的同道们参考，尤其适应于即将进入课题研究的研究生和长学制本科生学习参考。

在过去 12 年的教学实践和本教材的编写过程中，得到了医学院研究生们的积极参与和武汉大学研究生院的大力支持。由于水平有限和当今科学技术的飞速发展，本教材中的错误和不足之处在所难免，恭请全体读者批评指正，以期再版时更好地修订和补充完善。

编　者

2018. 5

目　录

第一章　激光扫描共聚焦荧光显微镜的基本原理和应用

第一节　概　述

激光扫描共聚焦荧光显微镜（confocal laser scanning fluorescence microscope）是 20 世纪 80 年代随着高科技发展而诞生的一种新型荧光显微镜系统。虽然共轭聚焦显微技术的原理早在 1957 年就已提出，但直到二十年后，才由 Brandengoff 将其首次应用于高数值孔径透镜装置，配装成功具有高清晰度的共聚焦显微镜。1985 年 Wijnaendts 和 VanResandt 发表了第一篇有关激光扫描共聚焦显微镜在生物学中应用的文章，直到 1987 年，第一台激光扫描共聚焦荧光显微镜才诞生。近三十年来，共聚焦显微镜技术不断完善和发展、产品更新换代周期日益缩短，并出现了一些能满足更广泛或更特殊用途的新技术或新类型，如双光子激光扫描荧光显微镜等。更值得一提的是，近十年来，随着超分辨率成像技术的诞生，多种新型的超分辨率荧光显微系统或组件已经诞生，使荧光显微镜的分辨率突破光学显微镜的极限，达到能够显示纳米级细胞结构的水平。

激光扫描共聚焦荧光显微镜是一种以激光作为光源、采用逐点扫描和共轭聚焦技术、能对样本进行断层扫描，以获得高分辨率焦平面光学图像的荧光显微镜系统。从本质上看，它仍然是一种荧光显微镜。但与传统的荧光显微镜不同，激光扫描共聚焦显微镜采用激光作为光源，其穿透样本的能力远高于普通光源。同时，由于采用了逐点扫描及共轭聚焦技术，使得激发光能对样本进行断层、逐点扫描，并在逐点扫描过程中同步采集焦平面被激发的荧光信号，以合成高分辨率的荧光图像。因此激光扫描共聚焦荧光显微镜的分辨率较普通荧光显微镜大大提高。此外，如果对样本按一定的间距进行顺序断层扫描，所采集的连续荧光图像可通过计算机软件进行三维重建，以获得高分辨率的、不同角度的 3D 图像或进行 3D 动态影像演示。由于激光扫描共聚焦显微镜技术与 X 线 CT 技术很相似，故有人形象地把激光扫描共聚焦显微镜称为"显微 CT"或"细胞 CT"。

第二节　激光扫描共聚焦显微镜的基本原理

如前所述，激光扫描共聚焦显微镜在本质上仍然是一种荧光显微镜。因此，要掌握共聚焦显微镜的原理，必须先了解荧光及普通荧光显微镜的一些基本知识。

一、荧光的基本概念

（一）荧光和荧光物质

某些物质在特定波长的光源辐射下，可发出波长比辐射光波长长的光线，称为荧光。这种受激发后能产生荧光的物质称荧光物质或荧光素。荧光是一种光致发光的冷发光现象。当某种常温荧光素受到某一特定波长光线（如紫外线或 488 nm 的蓝光）照射时，荧光素分子吸收光能后进入激发态，其原子的外层电子跃迁到较高能级轨道，然后迅速返回基态或能量较低轨道，并将能量以光子的形式释放，即产生荧光（图 1-1）。当激发光源停止照射之后，发光现象也随之立即消失。由于激发过程存在能量的损耗，荧光素分子发出的荧光的能量总是小于从照射光吸收的能量，故荧光的波长一般比照射光波长长。

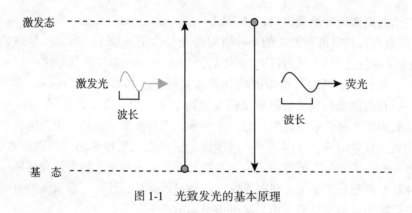

图 1-1　光致发光的基本原理

（二）荧光探针

利用荧光物质在特定波长的光源辐射下可发出荧光的特征，将从自然界提取或特殊方法制备的荧光物质结合到生物样本上（如细胞的某一结构或组织的某种成分等），使这些结构在暗视野下通过激发而发光成像，这就是荧光显微镜的应用基础。用于标记生物样本的荧光试剂通常称为荧光探针。荧光探针的种类繁多，较常用的包括：特异性的荧光染料（如能与 DNA 特异性结合的 PI，Dapi 等）、荧光抗体（可通过免疫学方法特异性地标记细胞或组织中的某种蛋白质）、GFP 质粒（通过转染细胞使其表达特异性的荧光蛋白分子）等。

（三）激发波长和发射波长

每一种荧光探针都有其特定的激发波长和发射波长。激发波长指的是能够最大效率地激发某一荧光探针产生荧光的照射光波长（由于激发光的能量被荧光分子吸收，故发射波长本质上就是能量能够最大效率地被该荧光分子吸收的照射光的波长）。发射波长则是该荧光探针被激发后所产生的最大效率的荧光波长。图 1-2 所显示的是一种常用的荧光探针，异硫氰酸荧光素（FITC）的激发波长（488 nm）和发射波长（520 nm）。可看出，能够激发 FITC 的波长并非仅仅是 488 nm，而是以 488 nm 为中心的一定波长范围。在这一范围内，488 nm 波长具有最高的激发效率，偏离 488 nm 的波长激发效率急剧降低。我们把能够激发某荧光探针的波长范围称为该荧光探针的激发光谱（或称为吸收光谱）。与此相似，每种荧光探针被激发后所产生的以发射波长为中心的荧光波长范围称为该荧光探针的发射光谱。在选择两种或两种以上荧光探针对同一样本不同结构进行双标或多标时，不仅要考虑荧光探针的激发波长和发射波长，同时应尽可能避免或减少不同荧光探针激发光谱或发射光谱间的重叠，以提高双标或多标的特异性。

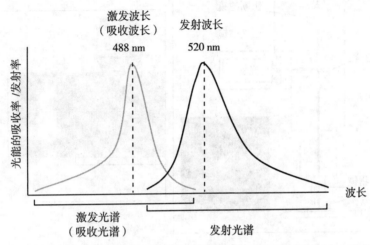

图 1-2　异硫氰酸荧光素（FITC）的激发波长、激发光谱以及发射波长和发射光谱

（四）自发荧光

一般而言，生物样本须经荧光探针标记后才会发出荧光。但某些组织或细胞本身可能含有荧光物质，如动脉壁组织中构成弹性纤维的弹性蛋白、某些神经元所含的胺类神经递质等。这些成分受紫外或蓝光激发时可发出荧光。这种因组织自身成分受激发而发出的荧光称为自发荧光。自发荧光可能会对标记荧光产生干扰，通常应予避免，如选择颜色不同于自发荧光的荧光探针进行标记。

（五）漂白（淬灭）

荧光物质受激发时，其发射荧光的能力会随着照射强度和照射持续时间逐渐下降并最终丧失，这一现象称为漂白或荧光淬灭。漂白过程是一个不可逆的光化学反应。一般而言，辐射光强度越大、照射时间越长，漂白越严重。因此，荧光样本在自备和保存过程中须避光；在观察样本的操作过程中动作要快；即使是短时间中断观察，也应阻断激发光，尽可能避免无效照射。

二、普通荧光显微镜的基本结构和原理

普通荧光显微镜主要由光源（通常为超高压汞灯）、光学透镜系统（如物镜、目镜

等）和滤镜系统（激发滤镜、分色镜、阻断滤镜）等部件组成。其原理是通过滤镜系统从光源中获取特定波长的激发光，通过内部光路投射至样本使其发出荧光；荧光再通过滤镜系统滤除非特异性波长、经物镜和目镜系统放大后获得标本的荧光图像。图 1-3 为普通落射式荧光显微镜的基本光学原理图。

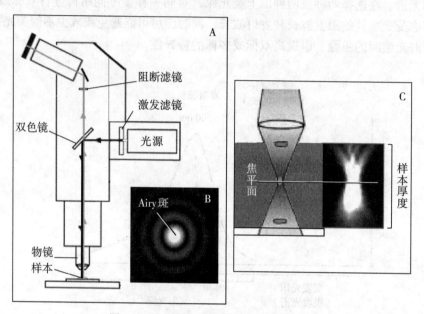

图 1-3　普通荧光显微镜的基本光学原理

从图 1-3A 可以看出，从光源发出的光束经激发滤镜滤取特定波长的激发光（黑色箭头），后者经 45° 的双色镜反射、物镜聚焦投射至样本。样本受激发后发出的荧光（灰色箭头）透过双色镜并经阻断滤镜滤色，最终由目镜放大成像。在整个内部光路中，几个至为关键的滤色镜是：① 位于光源前方的激发滤镜，其作用是从来自高压汞灯的白光中滤取所需要的特定波长的激发光，如紫外光、蓝光（用于激发绿色荧光）或绿光（用于激发红色荧光）。② 位于光路中部的双色镜。双色镜实质上是一种分色镜，它是一种表面镀有选择性反射膜的滤镜。该反射膜对波长短的光线起反射作用，对波长较长的光则让其通过。因此，来自光源的激发光投射到呈 45° 角的双色镜时，因其波长较短而被向下反射至样本，而来自样本的荧光（波长较长）则透过双色镜到达目镜。③ 位于双色镜与目镜之间的阻断滤镜。该滤镜的作用是进一步阻断比荧光波长短的光线，以防止少量残留的激发光（特别是紫外线）经目镜损伤人眼。现代的荧光显微镜一般都将不同的激发滤镜/双色镜/阻断滤镜组合成模块，安装于显微镜的光路中，以方便使用时根据不同荧光探针的激发波长和发射波长切换。

普通荧光显微镜使用的是场光源，在光束照射的范围内，标本上所有的点都同时被激发。由于光的波动性所导致的衍射现象，每一点发出的荧光经光学系统聚焦后所成的像实际上是一个光斑（图 1-3 B），称为 Airy 斑①。Airy 斑周围为呈同心圆排列的明暗相间的衍射图样。理论上看，当标本上一个点的 Airy 斑的中心正好处于另一个点的 Airy 斑的边缘上（即两个点的最小距离等于一个 Airy 斑的半径）时，这两个点的距离为分辨力的极限，即光学显微镜的最大理论分辨率。由于相邻近点的衍射图样干扰。普通荧光显微镜的分辨率很难达到这一极限。此外，由于样本总会有一定的厚度，当激发光经物镜聚焦射入样本时，不仅焦点处被激发产生荧光，焦平面以上及以下的点也会被照射而产生荧光（图 1-3 C）。这些不在焦平面上的点发出的荧光经物镜和目镜放大后会形成模糊的图像，因而使荧光图像分辨率降低。正是这些原因使普通荧光显微镜的分辨率受到限制。而激光扫描共聚焦荧光显微镜所采用的逐点扫描及共轭聚焦技术使这一限制得以突破。

三、激光扫描共聚焦荧光显微镜的基本配置及工作原理

（一）激光扫描共聚焦荧光显微镜的基本配置

如图 1-4 所示，激光扫描共聚焦荧光显微镜系统包括下述几个主要组成部分：荧光显微镜、激光光源、共聚焦扫描及检测装置（包括共聚焦光路通道和针孔、扫描装置、检测器等）、计算机以及显示屏等。此外，如有需要，可配置超分辨率显微组件，如图 1-4 中的 STED 组件。

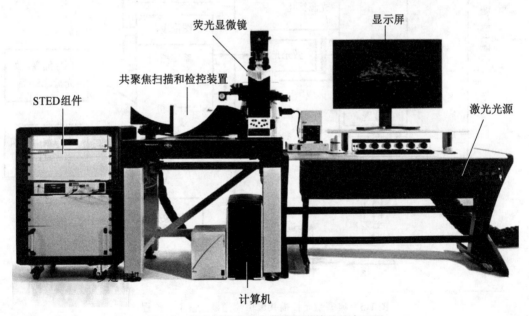

图 1-4　激光扫描共聚焦荧光显微镜的基本配置

---

①　由于光的波动性，光通过小孔会发生衍射，使得一个点不能汇聚成另一个点，而是形成一个亮斑，称为 Airy 斑。

（二）激光扫描共聚焦荧光显微镜的基本原理

图 1-5 为典型激光扫描共聚焦荧光显微镜的工作流程图。图中左下方为荧光显微镜部分，注意此处显微镜的载物台由精密步进电机自动控制。该步进电机可驱动载物台沿 Z 轴向上或向下步进移动，步距精度可达 0.1 μm，以便对样本进行连续断层扫描。图中左上方为共聚焦装置，包括激光光源、X/Y 扫描装置、荧光检测装置（CCD Hyd）等。注意在激光扫描共聚焦荧光显微镜系统，荧光信号不是通过目镜观察，而是通过检测装置检测并转换为电信号，经模数转换成数字信号后由计算机处理和缓冲，最终经显示器显示扫描图像。此外，计算机所带的软件可对样本的图像数据进行各种测量分析或对连续断层扫描图像进行三维重建。

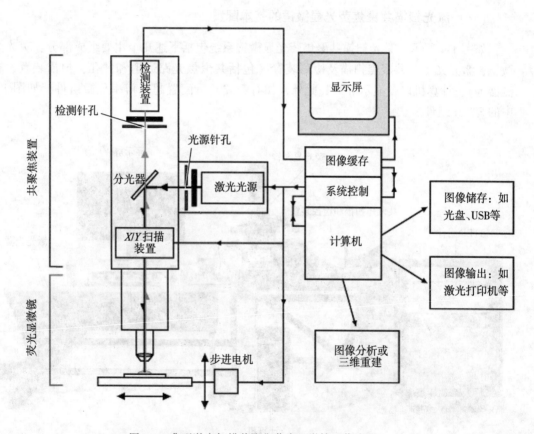

图 1-5 典型激光扫描共聚焦荧光显微镜工作流程

从图 1-5 中可见，激光扫描共聚焦显微镜系统的光路与普通荧光显微镜基本上是相同的，即来自激光光源的光束（黑色箭头）经分光器（相当于双色镜）反射、物镜聚焦后投射至样本；样本受激发后发出的荧光（灰色箭头）由物镜获取、并透过分光器到达检测装置，最终通过检测装置检测，并转换为数字信号后在显示屏上显示。然而，激光扫描共聚焦显微镜与普通荧光显微镜的本质差别是：

（1）逐点扫描：来自光源的激发光不是以场光源的形式直接照射至样本，而是通过一个位于光源前方的光源针孔（illumination pinhole），在 X/Y 扫描装置控制下，以极细的光束对样本进行逐点逐行瞬时扫描。因此，样本是被逐点地、瞬时地激发，所产生的荧光信号也是同步地、逐点地采集的。这种逐点扫描技术有效地防止了标本各点的图像受到邻近点的衍射光干扰，从而使分辨率显著提高。

（2）共轭聚焦：除位于光源前方的光源针孔外，检测装置的下方也有一检测针孔（detection pinhole）。来自样本的荧光须经过此针孔才能被检测装置检测。在共聚焦显微镜的光学系统中，光源针孔与检测针孔相对于物镜焦平面是共轭的（聚焦于样本的同一点，即所谓共轭聚焦），因此在激发光束射入样本时，只有位于焦平面上的点所产生的荧光能够通过检测针孔（其原理将在下面讨论），因而有效避免了焦平面以上和以下被激发的荧光形成模糊图像。

（三）共轭聚焦的光学原理——光学切片

前面提到，在共聚焦显微镜光学系统中，光源针孔与检测针孔是被物镜共轭聚焦在同一点上的。因此只有位于焦平面上的点所产生的荧光能够通过检测针孔而被检测。为什么焦平面以外的荧光不能通过检测针孔？

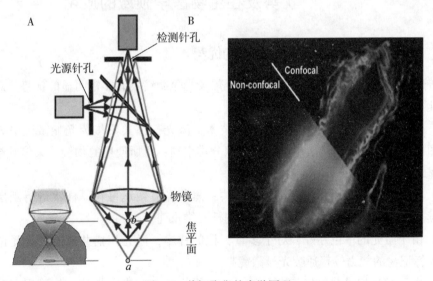

图 1-6　共轭聚焦的光学原理

从图 1-6A 显示的共聚焦显微镜的光路图可看到，由于光源针孔与检测针孔相对于物镜焦平面是共轭的，来自焦平面下方的点 a 发出的荧光（光路显示为红色）被物镜聚焦于检测针孔的下方，到达该针孔时光锥直径已超出针孔直径，形成直径大于检测针孔的光环，故绝大部分光线被阻挡；与此相似，来自焦平面上方的点 b 发出的荧光（橘黄色光路）被物镜聚焦于检测针孔的上方，经过该针孔处光环也因超出了针孔直径的范围而被阻挡；只有焦点发出的荧光（深蓝色光路）被物镜聚焦于检测针孔处，可全部通过该针孔到达检测器。由此可见，通过共轭聚焦获取的样本图像主要来源于焦平面的荧光信号，如同是样本的一张非常薄的焦平面切片，因而清晰度很高（见图1-6B，照片中右上半部分是通过共轭聚焦原理获得的样本焦平面切片图像，左下半部分为普通荧光显微镜获取的样本全厚度图像）。由于这一切片是利用光学原理切出来的，故称之光学切片。

如果通过步进电机驱动载物台向上或向下按一定的间距对样本进行连续断层扫描，便可获得沿 Z 轴方向的连续光学切片，后者可通过计算机软件实现样本的三维重建。

从光路图不难看出，光学切片的厚度取决于检测针孔的大小，而后者在共聚焦显微镜中是可调的。从理论上讲，检测针孔越小，光学切片越薄，所获得的图像清晰度越高。但检测针孔的直径太小时，来自样本的荧光会过多地被阻挡，反而导致图像因亮度不足而损失某些细节。因此，在默认状态下检测针孔一般设置为一个 Airy 斑的直径，此条件已满足共聚焦显微镜的最高 Z 轴分辨率。在实际使用中，如果样本信号偏弱，可根据样本的荧光强度适当调大检测针孔的直径，在图像的像清晰度和弱信号的亮度之间达到最适平衡。

第三节　激光扫描共聚焦荧光显微镜的优势及在生物医学领域的应用

一、激光扫描共聚焦荧光显微镜的优势

与普通荧光显微镜比较，激光扫描共聚焦荧光显微镜具有非常明显的优势，总结起来有如下几点：

（1）由于采用了逐点扫描及共轭聚焦技术，激光扫描共聚焦荧光显微镜采集的焦平面荧光图像远比普通荧光显微镜获得的图像分辨率高；且所使用的物镜放大倍数越高、优势越明显。

（2）由于激光的穿透性强，激光扫描共聚焦荧光显微镜可对厚样本进行断层扫描而获得连续光学切片，从而可对样本的结构进行三维重建。

（3）由于激光的单色性好，对于多重标记的样本，激光扫描共聚焦荧光显微镜区分不同荧光标记物的能力较普通荧光显微镜高。

（4）由于激光扫描共聚焦荧光显微镜可对厚样本进行光学切片，故可用振荡切片机直接对新鲜或固定样本切厚片（50~100 μm），避免了传统切片方法中石蜡包埋、冰冻等对细胞结构和抗原性的破坏，并可实现活组织检测。

二、激光扫描共聚焦荧光显微镜在生物、医学领域的应用

凭借其技术上的优势，特别是近几十年来新型荧光探针的不断开发，激光扫描共聚焦荧光显微镜已成为生物、医学领域研究的最常用工具之一，目前已被广泛应用于：

（1）形态学研究：如细胞结构，细胞凋亡，细胞衰老，中枢神经系的纤维联系，神经递质的成分、运输和传递，细胞骨架及其动态变化，骨髓或肿瘤细胞分类等。

（2）分子生物学：原位杂交，DNA、RNA 定量，DNA 损伤修复，外源性基因在真核细胞的表达、定位等。

（3）活细胞动态荧光测量：对细胞内 Ca^{++}、K^+、H^+ 等离子的动态分布及动态定量、荧光漂白恢复检测细胞连接间的信息沟通等；

（4）直接对活组织或整体胚胎观察：激光扫描共聚焦荧光显微镜已被广泛应用于胚胎发育的动态研究，但直接对活组织或整体胚胎进行长时间重复观测时，单光子激光扫描共聚焦荧光显微镜系统仍有明显的局限性。主要是荧光漂白及样本穿透能力等问题，这些问题将在后面介绍双光子激光扫描荧光显微镜时一并讨论。

（5）荧光能量共振转移分析：受激态荧光分子将其能量向另一个荧光分子传递，使后者被激发，这一过程称荧光能量共振转移（fluorescence resonance energy transfer, FRET）。在此过程中，提供能量的荧光分子称为供体荧光素，接受能量的荧光分子称为受体荧光素。发生荧光能量共振转移的必要条件是：① 供体荧光素与受体荧光素的距离 ≤10 nm；② 供体荧光素的发射波长与受体荧光素的激发波长有实质性重叠。由此可见，荧光能量共振转移的本质是供体荧光素受激时，其发出的光子（能量）中有一部分直接被受体荧光素吸收。因此，供体分子的荧光减弱，而受体分子因获得能量被激发而发出荧光。根据这一现象，荧光能量共振转移用可于动态检测生物大分子之间相互作用以及大分子在不同条件下分子构型的变化。

（6）绿色荧光蛋白：20 世纪 60 年代，Shimomura 等首先从水母体内分离出一种发光蛋白，称 aequoren，该蛋白与钙及肠腔素结合后可产生蓝色荧光。然而水母整体提取的颗粒都呈绿色荧光，后经证实在水母体内还存在另外一种发光蛋白，即绿色荧光蛋白（green fluorescence protein，GFP）。GFP 的发光实际上是由于 aequoren 的激发所致，即一种自然的荧光能量共振转移现象。以后的研究发现，编码 GFP 的基因转染各类哺乳动物细胞后，可使这些细胞在蓝光或紫外光激发下产生绿色荧光。至此，GFP 成为一种应用极为广泛的荧光探针。目前，除 GFP 外，含有改良的编码各种颜色荧光蛋白基因的质粒已商品化，如 BFP（蓝色荧光蛋白），YFP（黄色荧光蛋白）等。GFP 可广泛用于：① 转基因动物：将 GFP 导入小鼠受精卵，可培育出全身各种细胞都能发出绿色荧光的转基因绿鼠（green mouse）。这种小鼠的器官、组织或细胞已被用于各种移植实验，以追踪被移植的供体器官、组织或细胞在宿主体内的去向及命运。② 作为外源性基因的报告基因：将外性源基因与 GFP DNA 相连，转染细胞后可通过共聚光显微镜实时监测外源基因的表达。③ 检测细胞能否表达某一基因：将待测基因的启动子与 GFP DNA 相连，转染细胞后可通过共聚焦荧光显微镜实时监测细胞能否表达兴趣基因。④ GFP-蛋白融合技术：将细胞的结构蛋白基因与 GFP DNA 相连可实时监测结构蛋白的表达以及其形成相关亚细胞结构的整个过程。

第四节　双光子激光扫描荧光显微系统简介

双光子激光扫描荧光显微镜是在激光扫描共聚焦显微镜的基础上增加双光子激发技术的一种升级产品。

激光扫描共聚焦荧光显微镜（单光子激光扫描共聚焦显微镜）在应用于生物样品（特别是活组织、活细胞或整体胚胎等）的研究时还存在一些问题和局限，如荧光漂白现象及对样本穿透能力仍然有限等。如前所述，单光子共聚焦显微镜所切出的光学切片厚度取决于检测针孔的大小。而孔径小又会挡住很大部分从样品发出的荧光，因此，为获得高信噪比、高分辨率的图像，激发光必须有足够的强度。而高强度的激光又会使样本在连续扫描过程中迅速漂白，使荧光信号变得越来越弱。此外，漂白现象是一种不可逆的光化学反应，许多荧光分子会产生诸如单态氧或自由基等细胞毒素，对细胞造成损害。双光子激发的最大优势是可减轻荧光漂白现象，并在一定程度上提高激发光对样本穿透能力。

一、双光子激光扫描荧光显微镜原理

当荧光素受到波长双倍于其激发波长的光束照射时，只要光子密度足够高，荧光素分子可同时吸收两个光子而被激发，这一现象称双光子激发。双光子激发的效果等同于该荧光素分子吸收一个激发波长的光子时被激发的效果。例如，FITC 的激发波长为 488 nm，发射波长为 520 nm，即用 488nm 的蓝光可激发 FITC 产生 520nm 的绿色荧光（图 1-7）。当用 976nm（两倍于 488nm）的激光照射 FITC 时，只要光子密度能在瞬间达到足够高的水平，FITC 可同时吸收两个 976nm 波长的光子（相当于吸收了一个 488nm 波长的光子的能量）而被激发，发出 520nm 的绿色荧光。

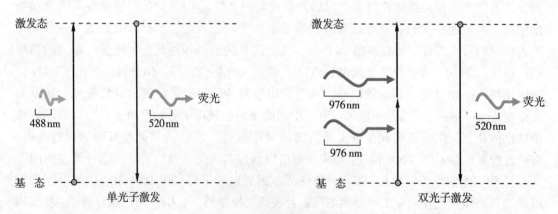

图 1-7　FITC 单光子激发与双光子激发示意图

双光子激发现象是双光子激光扫描荧光显微镜的应用基础。如前所述，用单光子激光共聚焦显微镜扫描样本时，由于激光波长等于所检测荧光素的激发波长，样品中只要是光束通过的区域都会被激发。而双光子显微镜采用两倍于所检测荧光素激发波长的高能超脉冲激光，这种具有高峰值功率的激光被物镜聚焦射入样本时，在焦点处形成极高密的光子流引起双光子激发现象；而焦点上、下方光束经过的区域虽然受到照射，但因光子流量不够大，不足以引起双光子吸收；同时由激发光波长两倍于所检测荧光素的激发波长，故亦极少引起单光子激发，从而大大减轻了荧光漂白现象。

二、双光子激光扫描荧光显微镜的应用

双光子激发技术可大大减轻焦点外荧光漂白现象和胞毒素的产生，因而能满足对活组织进行连续、重复检测的要求；此外，长波长的光比短波长的光在穿经组织过程中散射损失小，样品的穿透能力强，故适合于厚样本检测。但双光子激发模式对不同荧光素激发的选择性较低，应慎用于多重标记的样本。

第五节　超分辨率荧光显微镜技术

激光扫描共聚焦荧光显微镜技术虽然提高了荧光显微图像的分辨率，但并没有突破光学显微镜的极限（光学成像中的衍射极限）。为了使光学显微镜能够显示纳米量级的细胞内结构，近十年来，科学家们一直在努力开发超分辨率成像技术（super-resolution imaging）。其中一些技术已获得重大进展。目前已成功应用于商品化的显微镜系统的超分辨率技术主要有 PALM、SIMS 和 STED 三种。各种技术都有其优势和缺陷，本节主要介绍本院最新引进的 Leica 系统配置的 STED 超分辨率显微装置。

STED 的英文全称为 stimulated emission depletion，中文意思是"受激发射损耗"。如前所述，光致发光的原理是：荧光分子受激发光照射后，吸收光能进入激发态，其原子的外层电子跃迁到较高能级轨道，然后又返回基态或较低能级轨道，并将能量以光子的形式释放，即产生荧光（图1-8 A）。若在荧光分子仍处于激发态时用一束特定波长的长波激发光（STED 激发光）照射，外层能级较高轨道上的电子将迅速返迁回基态。并释放出两个与 STED 光波长、位相相同的光子。由于能量被消耗，发射原有荧光的现象随即消失（图1-8 B）。这就是所谓受激发射损耗。

根据这一原理，在用一束激发波长的激光照射样本后瞬间再用高能脉冲激光器产生的一束环形 STED 激光再次激发，即可将第一束光斑中位于外周部分的荧光粒子消耗，从而检测到小于第一束荧光 Airy 斑的荧光发光点（图1-9A），从而突破了光学成像中的衍射极限，显著提高了荧光显微镜的分辨率。图1-9B 为采用 STED 超分辨率显微技术和激光扫描共聚焦荧光显微镜显示同一细胞内的结构时分辨率的比较。

超分辨率显微镜术的诞生使荧光显微镜分辨率达到能辨别纳米级结构的水平，甚至可用于观察细胞内大分子间如何相互作用、结构蛋白如何组装形成复合物或亚细胞结构。这对细胞组织结构动态变化的机制、非均质分子组织的特性和蛋白动态组装等研究领域具有

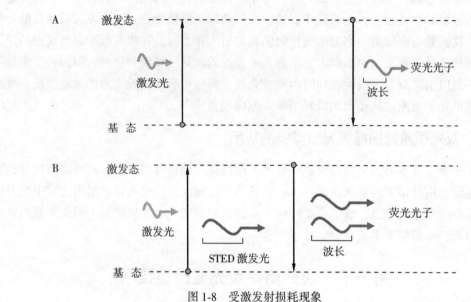

图 1-8　受激发射损耗现象

A：激发光照射；B：荧光分子处于激发态时用 STED 激发光照射

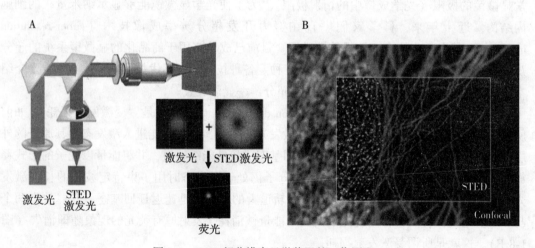

图 1-9　STED 超分辨率显微装置的工作原理

重大意义。

　　此外，在一般的形态学研究中，如果对分辨率要求较高（如确认两种蛋白质是否在同一亚细胞结构上共表达），亦可采用超分辨率显微镜术取代共聚焦方法进行鉴别。

（宋　健）

第六节　激光扫描共聚焦荧光显微镜扫描参数的选择和调整

激光扫描共聚焦荧光显微镜由于采用了逐点扫描和共轭聚焦技术，其采集荧光信号的方式与普通荧光显微镜不同。为了得到高质量图像，必须选择合适的扫描参数。虽然目前市面上存在多种品牌的激光扫描共聚焦荧光显微镜，其操控软件和操作界面各不相同，但影响荧光信号采集和成像质量的扫描参数是相同或相似的，本节对使用共聚焦显微镜的实际工作中会遇到的一些基本扫描参数进行简单的介绍。熟悉这些参数的基本功能及选择原则，可以方便读者在今后的实际工作中在针对不同的样本情况进行优化操作。

（一）物镜

不管是哪种品牌的激光扫描共聚焦荧光显微镜，其最重要的一个组成部分是配备了高质量物镜的荧光显微镜，显微镜的物镜成像质量高低决定了共聚焦显微镜的成像分辨率。

物镜的最小分辨距离（resolution lateral）是决定光学显微镜分辨率的关键参数。最小分辨距离越小，显微镜的成像分辨率越高。物镜的最小分辨距离可以通过下面的公式推导出来：

$$\text{Resolution lateral} = 0.4\lambda/\text{NA}$$

式中：λ 代表入射光的波长；NA 代表物镜的数值孔径（numerical aperture）。根据这个公式可以看出波长越短，显微镜的最小分辨距离越小、分辨率越高。电子显微镜的最小分辨距离可以达到纳米级别的主要原因是使用电子束代替可见光源。电子束的波长（0.5~2nm）远远小于可见光波长（400~650nm）。物镜数值孔径值是衡量镜头质量的主要指标之一，它描述了物镜收光锥角的大小，而后者决定了显微镜收光能力和空间分辨率。对于光学显微镜，物镜的数值孔径 NA 值的大小决定了在同一波长下显微镜的最小分辨距离；NA 值越大，物镜的最小分辨距离越短，代表其分辨率越高。目前 100×物镜镜头数值孔径最大一般在 1.4，这个数值在理论上和技术上都达到了极限。代入上述公式可以算出其最小分辨距离为 0.4 × 400 nm（可见光波长最小值）/1.4（NA）= 114 nm，约 100 nm，这是目前光学技术所能达到的可见光波长范围内分辨距离的最小值。因此将此距离放大到我们的眼睛可以识别的距离便能满足需要，人的肉眼可以分辨的最小距离大约为 0.1 mm，所以目前的光学显微镜系统的最大放大倍数为 1000 倍（100nm×1000 = 100μm）。在实际工作中应该根据实验目的选择合适的物镜：一般情况下，高倍物镜分辨率高、视野小；低倍物镜分辨率低、视野广。

（二）图像分辨率（format）

数字图像是由像素点所构成的。图像分辨率是指扫描单位面积图像的像素点的个数。一般用长和宽的像素个数表示，如 512×512（26 万像素）。图像分辨率越高，组成该图片的像素越多。需要注意的是，显微镜光学成像的分辨率是由物镜决定的。提高数字图像分辨率仅能在一定范围内增强物镜所采集视野的图像质量，并不能提高显微镜的分辨率。

通常情况下，1024×1024（100 万像素）格式的图像已经远可满足发表论文、幻灯展示等用途。没有必要盲目追求高分辨率，因为图像分辨率越大，扫描一幅完整图像所需的时间越久，对样本的漂白越严重。此外，在某些情况下，例如追踪细胞内钙离子信号时，样本信号出现和消失速度太快，如果采用高图像分辨率格式扫描，将无法追踪到信号的瞬间变化，此时应采用低图像分辨率的方式获取信号。

（三）图像位数（bit）

在理解图像位数的时候，我们可以先看下面这个灰度标尺（图1-10）。它将纯黑到纯白色（代表自然界中光的最弱和最强）依次用等级相近但不相同的11个灰度区分开来。很显然，如果区分的格子数目（灰度等级数）越多，这个标尺中图像就过渡得越平滑。但在数字化图像采集过程中，若使用越多光强度变化区分采集光信号，记录下的图像的容量就越大，影响信号采集的效率，不利进行样本的动态观察。用光电倍增管PMT检测来自样本的信号强弱时，一般采用8Bit（$2^8=256$级）或12Bit（$2^{12}=4096$级）光强度变化来区分样本中的荧光信号的强弱。这就意味着数字图像中不同灰度等级反映不同像素点信号的强弱（例如在8Bit图像中，像素值是从最弱的0到最强的255，共256个等级），这是后期的图像分析和图像处理的基础。

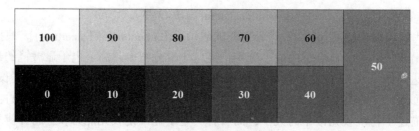

图1-10　灰度标尺

（四）帧放大（zoom in）

帧放大是指在物镜放大倍数和扫描分辨率不变的情况下通过电子控制装置缩小扫描范围，增加单位面积内扫描获得的像素数量（即提高采样密度）。根据Nyquist定理，即当最小光学分辨率距离被2到3个像素点扫描时就能足以保证得到的图像没有信息的损失，也就是说，要达到最高的图像分辨率，我们只要保证物镜的最小分辨距离有2到3个点被扫描即可实现，而过多的扫描像素点不仅不能提高图像质量反而会加速样本的荧光淬灭。

下面以实例分析：前面已经计算出，100×物镜的最小分辨率为140 nm，因此如果能将图像中像素点控制到70nm左右便可得到最佳分辨率的图像。在扫描分辨率为1024×1024且没有使用电子放大功能（即Zoom为1×）时，扫描面积为150μm×150μm，此时每个像素点的直径为150μm/1024≈146 nm，大于70 nm。为了缩小每个像素点的大小，可以采用两种方法：即提高图像分辨率到2048×2048或选择感兴趣的局部使帧放大倍数提高到2，以缩小扫描面积，这样可以将最小光学分辨距离被2到3个像素点扫描，此时由光电倍增管PMT获得的图像质量没有信号损失，其图像分辨率也达到最佳状态。

在实际操作中，为了更清楚地显示样本的细微结构，我们通常在视野范围内选取一个较小的兴趣区域进行扫描，以提高帧放大倍数、获得最高质量的荧光数字图像。在描述获得的图像时，我们一般不用传统的方式注明放大倍数，而是采用比例尺表示图像的放大比例。

（五）针孔（pinhole）

光源针孔和检测针孔是共聚焦显微镜光学系统的两个关键结构，其工作原理已在前面的章节中介绍。理想状况下检测针孔的直径应该等于点光源聚焦后衍射图样中心亮斑（Airy 斑）的直径，此时光学切片的厚度等于相应物镜下整个光学系统的 Z 轴方向分辨率，因而可获得不损失焦面信息的最薄光学切片。目前各个厂商的共聚焦显微镜操作软件中都将 Pinhole 大小的控制通过数字标注，其惯例是 Pinhole 为 1 时即为最佳值（检测针孔的直径＝相应物镜 Airy 斑直径）。Pinhole 越大，来自非焦平面的信号就越多，图像的清晰度降低，但来自样本的信号会增强，所以在某些情况下，例如样本信号很弱时，可通过适当提高 Pinhole 值来获取更多的样本信号。

（六）光电倍增管（photo multiplier tube，PMT）

PMT 的作用是检测来自样本各点的光信号，并将光信号转换成电信号加以放大。共聚焦显微镜 PMT 均只能检测到来自样本光信号的强弱，并不能像人的眼睛那样可以分辨自然界光信号的颜色。在显示屏或共聚焦显微镜图像中看到的彩色效果，实际上是由计算机根据染色荧光探针的发射光谱，结合 PMT 检测到的信号的强度后期合成的（例如，在图像中看到的不同亮度的绿色荧光信号，实际上是在 PMT 检测到的反映荧光强度的灰度图像上叠加对应的绿色光合成的）。PMT 大小用电压值 V 表示，数值越大代表检测信号被放大的倍数（倍增）越大。值得注意的是，增大倍增会同时增强图像中的样本信号和系统噪声信号。PMT 调整的标准是图像中最强信号分布中仅出现少量最亮点，如果 PMT 倍增过大，将会使来自样本的强信号饱和，类似于摄影中的曝光过度（图片中鲜亮的部分丧失层次）；PMT 倍增过小，会无法检测到来自样本的弱信号，以致暗细节漏检，类似于摄影中的曝光不足（图片中偏暗的部分完全变黑）。

（七）数字降噪

数字降噪是一种有效的提高图像信噪比的方法，其原理是基于检测过程中产生的噪波信号（多数来自 PMT 本身而并非来自样本）在图像中的位置呈随机分布，而来自样本的荧光信号在图像中位置是恒定存在的。因此可以通过对同一焦平面多次扫描后取平均值（降低噪波信号）或累加值（提高样本信号），达到提高信噪比的目的。此方法在采集图像时经常使用 2~4 次重复扫描，过多的累积扫描会造成样本受到的激发光照射时间过长而产生漂白现象。

（八）顺序扫描（sequential scan）

激光扫描共聚焦荧光显微镜获得图像的基本过程是使用一定波长的激光去激发特定的

荧光染料，荧光染料受激发后发出一定波长范围的发射光，后者被 **PMT** 检测并最终转换成数字图像。在样本只有一种荧光染料标记的情况下，PMT 可以准确检测到染料发射出的荧光信号；而当样本被多种荧光染料标记时，由于不同染料的发射光谱可能出现部分重叠现象（图 1-11），因此必须采用顺序扫描方式采集图像，以避免 PMT 同时检测到来自不同染料的不同波长的发射光。顺序扫描是由软件控制扫描装置首先用一种荧光染料的激发光去激发，并选用预先设置好的 PMT 检测该荧光染料的信号，扫描完成后再自动切换到另一种染料的参数进行检测，因此得到的图像可以减少因为不同染料间的发射光谱重叠而造成的信号误差。

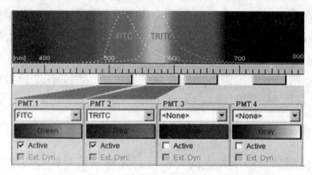

图 1-11 FITC 和 TRITC 发射光光谱图

两种荧光染料（FITC 和 TRITC）的发射波长在 530~580 nm 处有部分重叠，如果样本用 FITC 和 TRITC 双标，采用同步扫描成像，往往会因为发射光光谱重叠，导致绿色荧光结构的图像出现来自红色荧光结构的额外信号，反之亦然；甚至在图像的部分结构中会出现本不应该出现的黄色（红色和绿色光混合后形成）荧光信号，而采用顺序扫描的方法可以避免这一现象发生。

（九）三维重建中有关扫描参数选择

激光扫描共聚焦荧光显微镜每次采集的图像都是二维的，所谓三维重建是指将来自样本的连续的不同层面的二维图像通过相关的数学公式进行计算、处理、组合，最终将平面图像中每个像素的特征在整个样本空间中表示出来。这种方法特别适用于在样本中对你感兴趣结构的空间定位及对整个生物体结构的三维形态进行观察。

在三维重建实际运用中，往往因为样本的厚度、荧光染料信号的强弱等因素的影响而导致重建图像失真，因此应该在保证样本信号最强层面成像清楚、清晰的条件下，适当调整相关参数。

1. 检测针孔

如前所述，检测针孔的大小决定光学切片的厚度。当检测针孔直径等于 1 个 Airy 斑直径时，可获取无信号损失的焦平面断层扫描图像，以保证三维重建后能够最真实地反映样本的实际空间结构。

2. 发射光强度

发射光强度与光学切片厚度最佳关系为：离开发射光最强值平面上下 0.5 个物镜 Z 轴

分辨率距离时，切面信号强度减弱 25%。因此一般将三维重建样本中的信号最强层作为激光和 PMT 调整的标准层面，在此层面信号中仅能出现少量的最亮点。

3. 垂直轴（Z dimension）扫描步距

垂直轴扫描步距是决定样本结构 Z 轴定位准确性和形态完整性的最关键参数。一般而言，当垂直轴扫描步距和光学切片厚度均等于物镜 Z 轴分辨率时，获取的系列光学切片经过三维重建后能够最真实地反映样本结构的三维形态和空间位置。

在操作过程中，检测针孔的大小一般选择默认值"1 Ar."，在调整好发射光强度后，扫描步距一般采用共聚焦操作软件自动计算出的建议值。

（郑　勇，汪　浩）

第七节　实验：激光扫描共聚焦荧光显微镜实习指导

一、激光扫描共聚焦荧光显微镜系统的硬件配置及基本操作

【实习目的】

（1）了解激光扫描共聚焦荧光显微镜硬件的组成；

（2）掌握激光扫描共聚焦荧光显微镜使用的注意事项；

（3）掌握激光扫描共聚焦荧光显微镜常用扫描模式的操作。

【设备组成】

不同厂家生产的或不同型号的激光扫描共聚焦荧光显微镜的硬件组成虽有不同，但基本配置和功能大体上是相同的。

本实习以 Leica TCS SP8 系统为例，学习激光扫描共聚焦荧光显微镜的各组成部分及其基本功能。

激光扫描共聚焦荧光显微镜主要由以下几部分组成：荧光显微镜、激光光源及其控制装置、共聚焦扫描及检测装置（包括共聚焦光路和针孔、扫描装置、检测器）、计算机工作站、电源及其稳压器和后备电源系统等。目前通常采用的激光器有紫外激光器、蓝光激光器、绿光激光器、红光激光器等，提供湖蓝（靛青）色、绿色、红色、橙红（黄）色激发光。激光通过光纤传输、经显微镜的光路照射到样品上。照射能量的大小，可以由声光控制器（AOTF）进行调节。荧光显微镜上装有微米级步进电机。在 Leica TCS SP8 中的检测器配有光电倍增管（PMT）和 HyD 两种，以供使用中选择，它是将荧光的光学信号转化为可输出的电子信号。整个扫描系统的运行由控制器和计算机予以调控。

【仪器运行环境和要求】

（1）基本环境要求：振动：低于 30Hz 时，小于 6μm/s；高于 30Hz 时，小于 12μm/s。环境磁场：不得高于 3×10^{-7} T（3mG）。室内温度 21±3℃，湿度小于 60%。

（2）室内应保持低光线环境，且特别注意防光线直接照射荧光样本而引起荧光淬灭。

（3）环境无尘。

（4）注意保护光纤，防止挤压和折弯。

【基本操作步骤】

1. 开机步骤

开机时要按照下列步骤顺序接通相应的电源（为了保证设备工作和检测结果的稳定，一般提前 15min 开机）：

（1）开启源稳压器和 UPS 不间断电源。

（2）再依次打开电脑、显微镜（"PC Microscopy"按钮）、扫描控制器（"Scanner Power"按钮）以及激光器（"Laser Power"按钮）的电源，并将激光器的开关钥匙旋至"On"。

（3）必要时开启荧光显微镜透射光电源。

（4）开启汞灯电源。

（5）开启计算机电源，电脑进入操作系统界面后，双击电脑桌面"LAS AF"图标启动共聚焦操作软件。

2. 关机步骤

样品观察结束后，按下述步骤关机：

（1）保存、输出已采集的图像；

（2）在 LAS AF 软件"Configuration→Laser Config"界面关闭所有激光；

（3）关闭显微镜荧光电源；

（4）关闭 LAS AF 软件；

（5）将"Laser Power"按钮右侧的激光开关钥匙逆时针旋转 90°至"OFF"位置；

（6）关闭"Scanner Power"按钮；

（7）关闭电脑后，关闭"PC Microscope"按钮；

（8）风扇停止后（关闭激光开关钥匙约 5min 后），关闭"Laser Power"按钮；

（9）记录关机时间、仪器状况等信息；

（10）关闭总稳压电源；

（11）待显微镜光源系统全部冷却后，盖好仪器防尘罩；

（12）如果需要对采集的图像做分析或处理，可仅关闭显微镜系统光源部分，以减少光源损耗；保留计算机部分继续工作。

【系统的维护】

（1）保持室温为 18~25℃，相对湿度 40%~60%，尽量保证室内环境的清洁。

（2）严格遵守激光器的开、关流程。

（3）如需用到"Mark and Find"、"Tile Scan"、"Matrix"等要求载物台精确定位的功能时，在启动软件后选择进行载物台初始化。在初始化过程中，载物台会向四周运动，因此需保证周围没有物品阻碍其运动。

（4）若使用过油镜，需用蘸有无水乙醇的擦镜纸清洁此物镜；若使用过水镜，也需用干擦镜纸轻轻吸干上面的水渍。

（5）关机前，应将当前物镜转换为低倍物镜并调至最低位，可最大程度保护物镜。

（6）输出数据时，使用光盘刻录数据而非移动存储设备可更好的防止电脑中毒。

（7）避免空调直接对着显微镜吹风。

（8）拍摄图像时，应避免震动、环境光线、手机信号等的干扰。

二、激光扫描共聚焦荧光显微镜常用扫描模式的基本操作

【实习目的】

（1）了解激光扫描共聚焦荧光显微镜各参数的作用及其对图像质量和扫描速度的影响；

（2）了解单一层面、多层面、序列和动态扫描等模式基本操作步骤。

【主要参数的设置】

（1）光路参数设置。根据样本的要求设置相应的发射波长和激发波长、通道、标记组合等参数。

（2）镜头切换。当点击"Objective"按钮后，弹出"不同倍数镜头选择"对话框，点击所需倍数的镜头后，显微镜的物镜便自动切换。

注意：切换100×时一定要慎重，尤其是用过63×oil或100×oil镜头后再切换至其他倍数的镜头前，需将镜头上的镜头油擦拭干净后再切换。

（3）扫描模式的选择。点击"Mode"按钮后可选择XYZ、XZY、XYt、Xt、XYZt、XYλ、XZλ等扫描模式。

（4）扫描速度设置。点击"Speed"按钮后，可有200/400/800/1000线/秒多种扫描速度选择；系统默认选择为400线/秒。速度越快，图片质量降低。

（5）单/双向扫描（Bidirectional Scan）模式切换。系统默认为单向扫描模式。双向扫描能够增加扫描速度，但会降低图片质量，双向扫描仅适用于需要提高扫描速度的检测模式。

（6）分辨率选择。扫描图像的分辨率通常由扫描格式（Format）决定。供选择的Format由小到大有32×32、64×64、512×512、1024×1024、2048×2048、4096×4096等几种。扫描分辨率越高，样本淬灭越严重。通常在预览时，选用512×512分辨率，获取图片时用1024×1024分辨率。有特殊要求时亦可通过"Other"对话框自定义大小。

（7）检测针孔设置。点击"Pinhole"可进行检测针孔的调节，默认值为1。

（8）透射光通道（PMT Trans）的应用。该选项是增加一个透射图像通道，以显示样本的微分干涉显微图像。

（9）光路设置。① 调用已有的设置：选择"Load/Save single setting"下拉菜单中已有的设置，激光波长及其输出功率、分光镜、检测波长范围、PMT都会自动设置。也可在上述基础上修改已有设置：可改变所选激光、调节激光输出功率、改变分光镜、改变所选PMT、调节PMT检测范围、调节PMT的增益（Gain）或偏压（Offset）等。② 建立新的设置：也可从零开始建立新的设置，选择所需激光及其功率、适宜的分光镜、检测器及检测波长

范围。

（10）帧放大设置。在 Zoom Factor 框中输入合适的放大倍数进行帧放大；也可点击"Zoom In On"后，在预览图像中任何你感兴趣的位置用鼠标画矩形框，对所选择的矩形框区域进行放大。放大倍数不宜过高，因为显微镜的光学分辨率是由物镜决定的，过高的帧放大倍数并不能提高图像的分辨率，反而会加速样本荧光信号的淬灭。

（11）扫描场的移动。点击"Mobile Scanning Field"中任何一个箭头后扫描场沿箭头方向移动，每点击一次，步距为 5 像素。移动到边界时，会出现提示音。

（12）扫描区域旋转。点击"Field"按钮，可旋转样本在视野中的角度。

（13）数字减噪。在扫描过程中，通过对同一断面多次扫描并进行数字减噪可提高图像的信噪比。数字减噪的方式有线平均、帧平均和累加法 3 种，前两者可有效减少噪声信号，后者主要增强来自样本的信号。

（14）线平均。点击"Line Average"按钮，选取线平均次数（通常选择 2~4 次）。该设置的作用是减少背景噪声。但对于信号较弱的样本，不建议用较高次数，因为长时间的重复扫描会导致样本的荧光淬灭。

（15）帧平均。点击"Frame Average"按钮，选取面平均次数（通常选择 2~4 次），作用是减少背景噪声。对信号较弱的样本，不建议用较高次数，以避免样本被漂白。

（16）累加法。（Accumulation）：累加法主要用于增强图像中来自样本的荧光信号，特别是在样本荧光光信号很弱的情况下，使用该功能后能较大程度提高荧光强度。此法在提高兴趣荧光的强度的同时，也提高样本的背景强度。可适当降低 PMT Offset，增加平均次数以达到最理想的效果。

（17）HyD 检测器。HyD 检测器是高性能的检测器，比 PMT 更灵敏、响应速度更快，并且有更多的功能。HyD 检测器有三种操作模式可供选择：

①Standard：标准模式，跟 PMT 一样，检测到的信号直接显示为图像，可通过 Smart Gain 来调节图像亮度。

②Counting：光子计数模式，以每个像素点所检测到的光子数显示为该像素点的亮度，此时检测器的 Gain 为一个定值，通过长时间的检测使图像显现出来。常用于非常弱的荧光样本的成像。使用此模式采图时，往往需要使用累加法来使采集到的图像达到合适的亮度。

③BrightR：如果视野中有非常亮的结构，但是又需要将较暗的结构显示出来时，适合采用此模式，此模式会在较暗的部分使用稍多一些的动态范围。

HyD 检测器非常灵敏，如果收集到过强的光信号会影响其寿命，系统有一个安全机制对此进行保护，如果信号过强，会先有声音报警，如果操作者未采取保护措施，会自动关闭检测器，同时弹出提示窗口。此时应点击"Stop"停止预览，降低激光功率，调低 Gain 值，重新预览。

注意：①使用 HyD 成像时，一开始激光功率不要设置太高，应从较低值开始慢慢增加；②不要用 HyD 检测透射光，因为一般情况下，透射光亮度要大大强于荧光。

（18）参数的调整原则。

①Gain 的调节：增大则信号和噪音都增强，减小则信号和噪音均减小。一般情况下，Gain 值的宜选择为 500~1000。

②Offset 的调节：可扣除背景噪音，但标本信号也有一定程度的扣除。原则上，在保证图像质量的前提下，Offset 值越接近于 0 越好。

③对于每个通道需要灵活调节激光的强度：激光强度越高，则信号越强，同时标本更容易淬灭。当 PMT Gain 值高于 800 或 HyD Gain 值大于 100% 时荧光图片亮度还不能达到实验要求，可以考虑适当增加激光强度。在进行活细胞观察时，应尽量减少激光强度。原则上，在保证图像质量的前提下，激光强度越低越好。

(19)图像亮度动态范围的判断方法。理想的荧光图像中应该只有少数像素点达到饱和，可通过点击位于图像左侧的"LUT"(Look Up Table)按钮，并选择 LUT（即指定伪彩）、"GOU"(Glow Over Under)和灰度图三中模式中的任意一种进行观察。在 GOU 模式中，灰度值达到饱和的像素点显示为蓝色，而灰度值为 0 的像素点显示为绿色。调节 Gain 使图像中仅少数最亮的像素点呈蓝色，调节 Offset 来降低图像的背景。荧光图像 Offset 的默认值为 0%，如需要提高图像中样本的反差，可适当将其调为负值以使图像背景最黑暗部分呈绿色。

对于 HyD 检测器，其背景噪声很低，无需通过调节 Gain 来降低背景。

对微分干涉图像，同样可以调节透射光 PMT 的电压和偏移值来进行优化，有时可将 Offset 调至高于 0% 以增加对比度。

如果启用了 Sequential Scan，在应该对每个扫描序列通过预览分别来调整图像的亮度。

表 1-1 归纳了设备参数对图像质量和扫描速度的影响，可根据需要对参数进行合适的设定。

表 1-1 设备参数对图像质量和扫描速度的影响

参数		常用值	对图像质量/扫描速度的影响
针孔		1	增大会增加光学切片厚度，减少会造成弱信号结构漏检
激光输出功率		视激光器状况而定	增大可使样本信号增强，但背底也会增强且加速样本的淬灭
声光控制器(AOBS)		视激光器状况而定	需根据荧光素的特性选择合适的激发和发射波长
光电倍增管	PMT Gain	500~680	增大能够增强样本信号，也会增加噪声信号
	PMT Offset	-1-0-1	降低能够使背底变黑，但过度降低会导致样本较暗的部分失去层次
	HyD	≥15%	增大能够增强样本信号，也会增加噪声信号
数字减噪	线平均	2~4	平均次数越多噪声信号越少，但扫描次数过多导致样本漂白
	面平均	2~4	
	累加法	2~4	扫描次数越多，信/噪比越高，但扫描次数过多导致样本漂白

续表

参数		常用值	对图像质量/扫描速度的影响
分辨率		512×512～1024×1024	在一定范围内，分辨率越高，图像越清晰，但扫描密度增大导致样本漂白
扫描方向	单向	通常使用	双向扫描增加扫描速度，但造成图像质量下降，仅适用于必须增加扫描速度的场合
	双向	在要求快速扫描时使用	
扫描频率		400Hz	随扫描速度的增加，图像质量降低，但过慢的速度易造成样本信号的淬灭
数码放大		Zoom≤8	超过物镜分辨率的数码放大不能提高图像的质量，反而加速样本淬灭

【激光扫描共聚焦荧光显微镜几种扫描模式】

激光扫描共聚焦荧光显微镜对生物样本样品或生物材料扫描依据不同的要求采用不同的扫描模式；

(1)单一层面模式(XY modle 或 XZ modle)

(2)三维模式 (XYZ modle 或 XZY modle)；

(3)实时动态模式(XYt modle、XYZt modle 或 Xt modle)；

(4)活细胞模式(Live Modle)；

(5)光谱扫描模式(XYλ modle or XYZλ modle)。

【样本的预览扫描】

在正式扫描开始前必须采用预览扫描寻找到感兴趣结构的最佳扫描位置。点击"Live"按钮进入预览扫描状态。一旦激活后，该按钮即可变成"Stop"。该按钮的功能只是对样本的某一层面做连续扫描，再次点击该按钮"Stop"终止预览，第三次点击后产生新的预览图像会覆盖原有的图片。表1-2为预览扫描前应设置好的相关参数及其默认值或常用值。

表 1-2　　　　　　　　　　预览扫描前需设置好的参数

选择项	默认值/常用值
工作物镜(Object)	上次使用的物镜或根据需要切换镜头
扫描格式(Format)	512 × 512 或 1024 × 1024
透射通道(PMT Trans.)	不激活或选择 Cyan
扫描模式(Mode)	XYZ
扫描速度(Speed)	400/600Hz
点扫描方向	单向

续表

选择项		默认值/常用值
光路(Beam)设置，主要包括：AOTF、Ex、Em、Power、Expan.等		默认值
检测针孔		1(Ar)
PMT	Gain	500~1000
	Offset	趋近于零
电子放大(Zoom in)		可调
扫描区(Field)旋转		可调

注：(1)扫描过程中不能修改的参数的功能按钮是灰的，点击无效。

(2)连续扫描旨在优化扫描参数，直到满意为止。

(3)对于信号太弱的样本，连续预览扫描的时间不能太长否则样本会遭淬灭。

(4)对不同扫描模式，须作相应的调整

一旦预览开始，激光开始照射样品，为减少对样品的伤害，应快速操作，尽量减少预览的时间。建议在点击"Live"按钮之前，可调节 Format 至 512×512，调节 Speed 至 600Hz 以获得较快的刷新频率。预览的目的：找到最适合观察的焦平面；同时图像亮度在动态范围达到最佳。

【不同模式下获取图像的操作步骤】

在正式获取图像前(无论哪种扫描模式)，均需通过预览扫描调整表1-2的参数以达最佳效果。

1. 获取单一层面图像的步骤

单通道染色扫描或多通道染色同步扫描时，单击"Capture Image"按钮采集图像。对于序列扫描或多维图像扫描，单击"Start"按钮进行图像采集。

扫描分辨率的设置原则：通常情况下，采集图像时，为充分利用物镜的分辨能力，可直接点击"Optimize xy Format"按钮，由系统自动设置最佳分辨率。

根据 Nyquist 采样原则，像素点大小(Pixel Size)应为物镜侧向分辨率(即 XY 平面分辨率)的 2/5~1/2。物镜分辨率可点击"物镜参数表"按钮从弹出的界面读取，像素点大小可在采图参数设置界面获得。像素点随扫描分辨率的增大和放大倍数(Zoom)的增加而减小。与高倍物镜相比，低倍物镜需要更高的扫描分辨率。

每次扫描图片以文件夹的形式保存。文件夹内包含三个类型的文件。一是＊.txt，内含该文件夹内所有图片的参数；二是＊.Lei，可在莱卡公司的 LAS AF 或 LCS Lite 软件中打开；三是所有的图片文件。

2. 获取多层面图像步骤

(1)选择 Z 轴驱动方式：可以点击"Z轴驱动方式"按钮选择"Z-Wide"或者"Z-Galvo"方式；

"Z-Wide"：使用显微镜固有的 Z 轴调节方式，倒置显微镜调节物镜的升降，正置显微镜调节载物台的升降，大多可通过显微镜镜体的调焦旋钮和遥控手轮的调焦旋钮来控制。

"Z-Galvo"：使用 Super Z 扫描控制模块进行精细的 Z 轴调节，只能通过控制面板的"Z Position"旋钮控制。

（2）设置 Z 轴范围：点击"Live"进行图像预览，调节 Z 轴至层切所需的起点，点击"扫描起始设置"按钮定义层切起点，调节 Z 轴至层切所需的终点，点击"扫描结束设置"按钮定义层切终点；

（3）在层切终点，点击"Stop"终止图像预览；

（4）Z 轴参数调整：此时 XYZ 层切菜单中显示的"Z-step size"（相邻两个光切面的间距）和"Nr. of steps"（层切数目）为系统的优化值（"system optimized"）。若需改动，可点击"Nr. of steps"左侧的按钮，然后对相邻光切面间距或层切数目进行自定义；

（5）选择合适的分辨率和扫描线速度，点击"Start"进行 XYZ 图像的采集。采图完毕后，点击"清除已设位置"按钮，使 Z 轴位置重新处于未定义状态，以免影响下次采图。

3D 展示：在图像显示窗口右侧出现 3 个用于 3D 图像显示的按钮（图 1-12）：

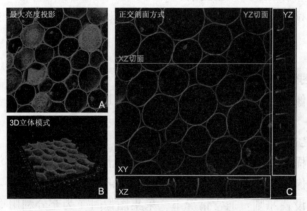

图 1-12　3D 图像显示的三种方式

A：最大亮度投影。B：3D 模式。C：正交剖面模式；XY 为样本的水平焦平面图，图中两条绿色直线代表两个垂直切面（XZ 和 YZ 切面）的位置。焦平面图的右侧和下方分别为 YZ 和 XZ 切面的图像。

最大亮度投影（Maximum projection）：将所有 Z 平面的多层图像在一层显示，多用于集中显示跨越多个层面的结构信息。

正交剖面方式（Orthogonal section）：分别以 XY、YZ、XZ 三个方向显示指定位置的剖面信息，多用于观察结构在 3D 空间内的定位。

3D 立体模式（Open in 3D viewer）：打开 3D 可视化模块，以直观方式展示 3D 结构。该模块功能强大，有多种参数可以调整显示方式，亦可以将所观察到的图像输出成视频。

3. 时间序列扫描步骤

时间序列扫描（Timeseries or XYt Scan）多用于活细胞成像，记录动态过程。

（1）选择 *XYT* 扫描模式后，将出现 XYt 扫描菜单；

（2）设置光路参数，方法同前；

（3）定义"Time Interval"，即采集相邻两帧图像所需的时间间隔，也可选择最小值"Minimize"。按采图需要选择"Acquire until stopped"、"Duration"或"Frames"。若选择"Acquire until stopped"，则图像将持续采集，直至手动终止；若选择"Duration"，可定义采图所需的总时间；若选择"Frames"，可定义所需的图像帧数。选择合适的分辨率和扫描线速度，点击"Start"进行时间序列图像的采集。

4. 连续波谱扫描步骤

波长扫描（XYλ Scan）常用于自发荧光或新染料发射光谱的检测，如果有串色严重的标本需要进行"Spectrum Dye Seperation"，必须进行波长扫描。

（1）在"Acquire"菜单栏的"Acquisition"中选择 XYλ 扫描模式后，将出现波长扫描菜单；

（2）选择合适的激发光和分光镜；

（3）定义"Detection Begin"（需检测的发射谱起点）和"Detection End"（需检测的发射谱终点）。起点所在波长应大于激发波长；

（4）定义"Detection Band Width"（接收的带宽），通常为 10 nm。如果图像较暗，可以增加带宽，但是光谱数据的精度会降低；

（5）定义"No. of Detection steps"（采集的帧数）或"λ-Detection Stepsize"（波长步进）。波长步进不应大于接收带宽；

（6）选择合适的分辨率和扫描速度，点击"Start"进行发射波长图像的采集。

扫描结束后，可保存发射光谱信息。操作路径为："Quantify→Tools→Stack Profile"。在图像窗口的右下角，拖动波长 λ 滑块，显示的图像会随之变化，选取有典型结构的一张图片；在图像窗口上方选项画图工具，圈一个典型区域，中间的 Graphs 窗口即显示出该区域的发射光亮度随波长变化的曲线；在合适的曲线位置点击鼠标右键，弹出的选项中有一个"Export to Dye Data Base"的选项，点击，弹出命名新染料的对话框；输入染料名称、激发波长（最大发射波长系统会自动计算出，也可以自己修改）、备注信息等，点击"OK"，新染料数据即被存入系统的染料数据库。可以通过"Configuration/Dye Database"去查看，加入数据库的染料可用于以后采集图像的参考。

5. 图像文件的保存及输出

（1）图像文件的操作。"Acquire"的"Experiment"下显示采集的所有图像文件名称，默认本次开机后采集的所有图像都放在一个文件夹下，右键点击文件名，可进行多种操作。选择"Save Experiment"即可将当前文件夹下的所有图片保存为一个文件，文件保存格式为 *.lif 原始文件，只能通过 Leica LAS AF、LAS AF Lite 或其他专业图像数据处理软件打开。

（2）图像文件的输出。右键点击图像文件名，选择"Export"进行图像输出，可输出成图片（ *.tif 或 .jpeg 等图像格式），三维或多维图像还可输出成电影格式文件

（QuickTime、＊.avi、MPEG-4、WMV 等）。所得文件可用普通图像浏览或视频播放软件预览。

6. 图像采集参数的观察及恢复

右键点击图像文件名，选择"Properties of..."，即显示该图像采集时的所有参数设置信息。点击"Apply Settings"，即可恢复该图像采集时的参数设置。点击"Save as..."，可将所有参数信息输出成.xml 文件并存至指定路径。

（潘伯群，郑　勇）

第二章　生物医学电子显微镜技术

第一节　概　　论

一、显微技术概述

（一）分辨率

1. 人眼的分辨率

人类最初只能用肉眼直接观察周围的世界，但人眼观察事物的能力有限，这是由人眼的生理结构和分辨本领即分辨率所决定的。人眼的分辨率是指正常人眼在 25 cm 明视距离内，所能分辨清楚的两个细节间的最小距离，通常是 0.1~0.2 mm。如果两个细节间的距离小于 0.1~0.2 mm，人眼就不能直接分辨清楚，而需通过"放大"后才能分辨清楚。因此对微观世界的认识需求促进了光学显微镜的发明。

2. 光学显微镜的分辨率

光学显微镜（light microscope，LM）简称光镜。它利用一个或多个用玻璃透镜使物质成像，获得放大的倒立的实像。在物理学中，光镜的分辨率 δ 由下式决定：

$$\delta = 0.61\lambda / n \sin\alpha \tag{2-1}$$

式中：λ 为光源的光波波长；α 为物体被观测点反射光与物镜所成夹角的一半；n 为物镜所在介质的折光系数。通过上式计算得出光镜的极限分辨率约为 0.2 μm。光镜的放大倍数可用下式来表示：

$$M = \delta_{眼} / \delta_{LM} \tag{2-2}$$

式中：$\delta_{眼}$ 为人眼的分辨率，约为 0.2 mm；δ_{LM} 为光镜的分辨率，约为 0.2 μm，所以光学显微镜的最大放大倍数为 1000 倍。它们尚不能满足人们了解更细小的超微结构的要求，从而，电镜的产生成为必然。

（二）电子显微镜产生的必然性

根据式（2-1），决定光镜分辨率的变量有 n、$\sin\alpha$ 和 λ，从中可以看出，如果要提高光镜的分辨本领，需要从改变这三个变量着手。首先，增加介质的折射系数 n，可在一定程度下提高光镜的分辨率。例如，将介质由空气换为油（即油镜），可以适当提高光镜图像的有效放大倍数。其次，增加 $\sin\alpha$ 值，但其最大值也只能达到 1，靠此提高光镜分辨率受到限制。最后，降低 λ 值，可以对光镜分辨率有较大提高。一般条件下，光镜所用的入射光线是自然光或灯光，其波长范围在 400~760 nm，而紫外光的波长在 200~400 nm，所以如果用紫外光作为入射光线，则可以使分辨率提高一倍左右。但与一般光镜相比，还是没有数量级上的变化。因此，光镜无论制作得如何精密都无法突破这一极限。要观察比显微结构更精细的结构即超微结构（Ultrastructure），就需要进一步提高显微镜的分辨率，因而必须选择波长更短的光源。于是，德国柏林大学的 E. Ruska 等便选择了电子束为光源来突破光学显微镜分辨率的极限，发明了电子显微镜，即电镜。由此可见，电镜的问世是研究物质超微结构的发展的必然，也是科学与技术发展的必然。

二、电子显微镜的基本原理

1932 年，德国 Ruska 发明了第一台电子显微镜（electron microscope，EM），并于 1986 年获得诺贝尔物理奖。电子显微镜是一种电子光学微观分析仪器，以电子束代替光镜中的光束，以电磁透镜代替光镜中的玻璃透镜，将聚焦很细的电子束发射到样品上一个微小区域内，产生不同的信号，并对这些信号进行收集、整理和分析，得到材料的微观形貌、结构和化学成分等信息。电镜的问世，为细胞生物学的研究打开了崭新的局面。尤其是 1953 年，瑞典学者成功制造出的超薄切片机以及随后相继出现的各种电镜染色技术，使超薄切片技术得到快速发展和完善，从而推动了电镜在生物学研究领域中的广泛使用。

（一）电子束的产生及其波长

作为入射光的电子束是由电子枪产生的。电子枪通常是用 V 形钨丝作为电路中的阴极，用其他的金属作为阳极，而在两个电极上加上一个很高的电压，称为加速电压（V）。阴极钨丝因为受热而发射电子，这些电子经电磁透镜作用会聚为电子束。随着物理和材料学的发展，多种新型电子枪得以发展，如目前电镜常用 LaB_6 电子枪或场发射枪代替钨丝产生电子束。电子具有波粒二重性，电子束的波长由加速电压的大小所决定。当电子的加速电压超过 100 kV 时，应考虑相对论效应，电子的波长 λ 表达为

$$\lambda = \left[\frac{1.5}{V\left(1+0.9788\times10^{-6}\right)}\right]^{1/2} \tag{2-3}$$

当电压较低时，不必考虑相对论修正，此时 λ 表示式可简化为

$$\lambda = \left(\frac{1.5}{V}\right)^{1/2} \tag{2-4}$$

式中：V 为电子加速电压，当 V = 100 kV 时，λ = 0.0039 nm。如果将该值代入式（2-1）中，且取 $n\sin\alpha$ = 1，则显微镜的分辨率为 0.002 nm，可见电镜的分辨率比光镜的要高出许多。电镜的分辨率不仅与入射电子束的波长有关，还与电镜中磁透镜的球差系数有关。它们之间关系如下：

$$\delta = BC_s^{1/4}\lambda^{3/4} \tag{2-5}$$

式中：B 是常数，一般在 0.56~0.43 之间，C_s 是电磁透镜的球差系数。

（二）电磁透镜

电磁透镜的本质是一个通过直流电的线圈所产生的磁场，使经过其磁场范围的电子束

因受到磁场力的作用而改变其运动方向和速度，从而像光束通过玻璃透镜之后一样，最终会聚到一个焦点上。加速电压越大，则电子运动越快，故焦距越长；电磁透镜的磁场强度越大，电子受到的磁场力就越大，则会聚后的焦距越短。磁场力使电子束会聚，得到对应于被观测点的放大的图像，该图像可直接观察或拍照成为电镜照片。所以，电磁透镜的主要功能是通过改变磁场强度而改变电子束会聚后的焦距，从而调节显微镜的放大倍率。电磁透镜的成像公式与光学透镜的一样，即

$$1/a + 1/b = 1/f \qquad\qquad (2-6)$$

式中：a 为物到透镜中心的距离即物距；b 为像到透镜中心的距离即像距；f 为透镜的焦距。像的放大倍率为

$$M = b/a \qquad\qquad (2-7)$$

电子枪发射的电子束是波动前进的，经过电磁透镜后则变成向右呈螺旋状依光轴前进。电磁透镜存在像差，像差是指因磁场不绝对理想而导致的图像不清或与原物的几何形状不完全相同的现象。根据磁场不绝对理想的情况，像差主要分为球差、畸变、像散和色差四种。球差是指远轴和近轴电子不会聚到同一点的现象。离轴较远的电子会聚的焦点离轴较近，而离轴较近的电子会聚的焦点则离轴较远，因此，电子束会聚所形成的焦点实际上是一个球形的"散焦盘"，因而称为球差。可通过缩小孔径角的方法来减小球差，即尽量使电子束近轴。畸变是指像与物的几何形状不完全一致的现象。其原因是像的边缘和中心被放大的倍数不一致。在高倍下畸变相对较小。像散是指磁场不绝对对称而导致透镜的焦距在一个方向与另一个方向不同的现象。可以通过消像散器在一定程度上降低像散。色差是指由电子束波长变化而引起的图像不清晰的现象。由于电磁透镜中的光源实际上是电子束，其波长与加速电压有关，若加速电压不稳定，则波长就有细微的变化，从而导致色差，可通过稳定加速电压而减少色差。

经电磁透镜会聚后的电子束可直接打到被观测的样品上，电子束与样品表面或内部的电子或分子相互作用，从而产生新的信号，通过一定方式收集、处理这些来自样品表面或内部的信号，即可获得样品表面或内部的信息，包括结构、组分、电或磁等特性。

(三) 电子束与固体物质间的相互作用

当一束高能量入射电子轰击样品表面时，如果能量足够大则可穿过样品，形成透射电子；若入射电子束的能量不足以穿过样品，则因受到原子的库仑电场的作用，入射电子的运动方向发生变化而产生散射，形成散射电子。电子与物质相互作用产生的信号如图 2-1 所示，主要种类有：①透射电子：当样品的厚度小于入射电子穿透的深度时，一部分入射电子穿透样品而从下表面射出。透射电子穿过样品内部，因此带上样品内部细节的信息，可用于分析样品的内部结构。②背散射电子：入射电子穿透到离原子核很近的地方被反射，而没有能量损失；反射角的大小取决于离核的距离和原来的能量，实际上任何方向都有散射，即形成背散射。它的能量较高，基本上不受电场的作用而呈直线运动进入检测器。背散射强度的大小取决于原子的原子序数和样品的表面形貌。③二次电子：入射电子轰击样品后，激发样品表面原子的外层电子，发射出能量较小（仅在 $0 \sim 50$ eV 之间）的二次电子，其发射区域在样品表面 $50 \sim 100$ Å 深度内，它在电场的作用下可呈曲线运动，

最终进入检测器，因而使表面凹凸的各个部分都能清晰地成像，即二次电子像。二次电子的强度主要与样品的表面形貌有关。④X-射线：射入固体表面的电子能量超过样品中某元素的原子外层的激发能时，则外层电子吸收入射电子的能量而发生能级跃迁，同时伴随X-射线光子发射，可用于元素分析，即由电子探针显微分析得出元素及其分布的波谱图和能谱图。⑤吸收电子：入射电子及二次电子在样品中经过多次非弹性散射后，一部分电子的能量完全损失，不再产生其他效应，即被样品吸收，并可用毫微安表（10^{-9} A）测量样品的吸收电流值。利用吸收电子成像称为吸收电子像。⑥俄歇电子：如果入射电子把原子的外层电子激发进内层，则原子被激发，并电离出次外层电子，叫俄歇电子。它主要用于轻元素和超轻元素（除 H 和 He）的分析，称为俄歇电子能谱仪。⑦荧光：如果入射电子使样品的原子内层电子发生电离，使高能级的电子向低能级跃迁时发出的光波长较长（在可见光或紫外区），但它非常微弱，可用作光谱分析。

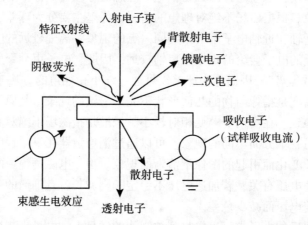

图 2-1　电子束与样品的相互作用及其产生的信号电子

上述各种信号被收集、处理后均可能提供样品的不同信息，电子显微镜就是利用这些信息来对试样进行形貌观察、成分分析和结构测定的，因而产生了对应于不同信号及功能的电子显微镜。

三、电子显微镜种类

电子显微镜有很多类型，由于不同类型的电镜在结构和使用方法上或多或少都有一定程度的交叉或重叠，因此要试图把所有各种各样的电镜进行完全合理的分类是十分困难的。但就目前来讲，根据电子束和样品之间作用方式的不同对电镜进行分类是相对比较合理的一种方法。电子束和样品之间相互作用产生的信号电子可分为透射电子、发射电子、反射电子和吸收电子等四种，所以据此可将电镜主要分为透射电子显微镜（简称透射电镜，TEM）和扫描电子显微镜（简称扫描电镜，SEM）两大类型。而扫描透射电子显微镜（简称扫描透射电镜，STEM）则兼有两者的性能。透射电镜应用非常广泛，既可以用来分析生物组织的内部结构，又可以用来研究金属内部的晶体结构，是当今世界上所用电镜中数量最多的一类。扫描电镜可以用来观察复杂的表面图像，其焦深和分辨率不但比光镜高出很多，而且还能显示出样品表面的立体形象。为了进一步表征仪器的特点，有以加速电压区分的，如超高压（1MV）和中等电压（200~500 kV）透射电镜、低电压（1 kV）扫描电镜；有以电子枪类型区分的，如场发射枪电镜；有以用途区分的，如高分辨电镜、分析电镜、能量选择电镜、生物电镜、环境电镜、原位电镜、测长 CD-扫描电镜；有以激发的信息来分类的，如电子探针 X-射线微区分析仪（简称电子探针，EPMA）等。

四、电子显微镜发展简史

电镜的产生要追溯到 19 世纪，Abbe 建立了显微镜分辨理论，认为用显微镜看不到比显微镜的光源波长还小的物体，但如果能找到一个比光波还短的光源，就能提高显微镜的分辨率。1924 年，De Broglie 提出波粒二象性假说；1926 年，德国 Busch 发现了旋转对称，不均匀的磁场可以聚焦电子束；1932 年，柏林大学的 Ruska 和 Knoll 研制出第一台电镜，其点分辨率于 1934 年达到 50 nm；Ruska 因此获得 1986 年诺贝尔物理学奖。1939 年，德国西门子公司生产出第一批商用透射电镜（点分辨率 10 nm）；1950 年，开始生产高压电镜（点分辨率优于 0.3 nm，晶格条纹分辨率优于 0.14 nm）；1956 年，Menter 发明了多束电子成像方法，开创了高分辨电子显微术。电子显微镜的诞生，首先在医学生物上得到应用，随后用于金属材料研究。1965 年，扫描电镜商品化。1968 年，De Rosier 和 Klug 第一次用电子显微镜对生物大分子的结构（T4 噬菌体的尾部）进行了解析。1970 年日本学者首次用透射电镜直接观察到重金属金的原子近程有序排列，实现了人类直接观察原子的夙愿。随着生物大分子样品制备技术的完善，电子显微镜在设备和技术上的进步以及计算机与图像处理技术的发展，逐渐发展形成解析生物大分子空间结构的重要学科分支——生物电子显微学。目前电子显微学已经成为一种公认的研究生物大分子、超分子复合体及亚细胞结构的有力手段。

中国科学院长春光学精密机械研究所在 1958—1959 年期间成功研制我国第一台电子显微镜，并率先自行设计研制完成 100 kV 大型电子显微镜。根据 1996—1997 年国家科委组织的一项调查，当时我国拥有 2021 台电子显微镜，包括透射电子显微镜 756 台，扫描电子显微镜 1165 台。其中，进口 915 台，占 47.6%；国产 1006 台，占 52.4%。目前，国内电镜几乎均为进口。

（陈　云）

第二节　透射电子显微镜

一、仪器结构

透射电子显微镜（transmission electron microscope，TEM）包括三大系统：电子光学系统、真空系统和电子学系统，其结构示意图以及与光镜的对照示意图如图 2-2 所示。

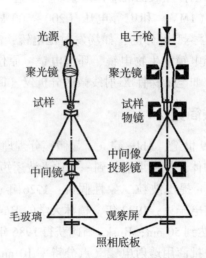

图 2-2　光镜与电镜原理及主要结构的比较示意图

（一）电子光学系统

电子光学系统相当于光镜中的光源，也称为照明系统，目的是提供具有一定能量的电子束。照明系统主要包括电子枪、聚光镜和光阑等。电子枪由阴极、阳极和栅极组成，阴极和阳极间有一定的电压，称为加速电压。阴极受热发射出电子，电子的能量或波长由加速电压的大小决定。阴极和栅极之间有一电压，称为栅偏压，其作用是使电子初步会聚，并控制电子束的电流、最小交叉截面直径和张角的大小。该电子束经过多级聚光镜即电磁透镜会聚后成为具有很小直径的电子探针，电子探针与样品相互作用而产生信号。在电磁透镜的下面有光阑，其作用是挡住部分电子，控制电子束的直径。光阑分为固定光阑和可动光阑，前者的孔径是固定的，后者可根据实验要求而选择适当的孔径。不同孔径对电镜成像的亮度、分辨率等有一定影响。

（二）成像部分

成像系统包括样品室、物镜、中间镜和投射镜。样品室是放置样品的地方。物镜位于样品下面，是透射电镜中最关键的部分。物镜及位于其下面的可动光阑的作用将在透射电镜成像原理中介绍。中间镜的作用是把物镜形成的一次放大像或衍射花样投射到投射镜的物平面上，再由投射镜放大投射到荧光屏上获得最终成像。电镜总放大倍率为物镜放大率、中间镜放大率和投射镜放大率三者的乘积。

（三）观察与记录系统

观察和记录系统用于电镜最终成像的观察、记录和拍摄。随着计算机技术的发展和应用，图像记录已由计算机和软件代替原来的人工照相。

(四) 真空系统

其作用是提供高真空度，保证电子枪不被氧化烧毁，保证入射电子和信号电子的能量不受损失。

二、成像原理

(一) 透射电镜反差的形成

人眼能分辨出同一图像上相邻的两个细节的前提是这两个细节之间反射到人眼的反射光的强度要有足够的差异，也就是形成一定的反差。这种光强度的差异称为反差，或称为衬度、振幅反差等。在电镜中，电子束通过样品时和样品发生相互作用，通过样品后携带着有关样品的信息，然后必须经过某种处理使信息转变为振幅反差，才能为眼睛观察到并分辨它们。

电镜中反差的形成是通过入射电子与样品相互作用而形成的，这种相互作用体现为样品对入射电子的吸收、干涉、衍射和散射四种物理过程。样品吸收电子会产生热量，如果要使样品对入射电子吸收这一过程产生足够强的反差，则会伴随样品温度显著升高，并使透射电子能量严重分散。前者使样品膨胀从而发生样品漂移并造成像的模糊，甚至使样品因热而破裂；后者将产生色差而使分辨率下降。为了将样品对入射电子的吸收减少到最低限度，电镜的样品制备为很薄的薄片，即超薄切片。

当入射电子到达这种超薄切片表面时，由于样品很薄，部分电子可以直接透过样品，从而形成透射电子。与此同时，入射电子也会受到样品中原子的核和核外电子的静电场的作用，其运动方向和速度发生变化，这些电子被称为散射电子。其中，如果入射电子与核发生碰撞（即受核静电场作用），核的质量远远大于电子，电子能量损耗极小，速度基本不变，因而散射角较大，这种散射称为弹性散射或相干散射。如果入射电子与外层电子碰撞，由于两者的质量相同，入射电子能量损失较大，速度降低而散射角较小，这种散射称为非弹性散射。因此，入射电子与样品相互作用后产生了透射电子和散射电子，散射电子又分为弹性散射电子和非弹性散射电子。在样品下方有一个可动光阑，透射电子可通过光阑中心直接到达荧光屏，角度较小的非弹性散射电子也可通过光阑孔而到达荧光屏，而角度较大的弹性散射电子被光阑挡住，不能到达荧光屏。在荧光屏上，有电子的地方显示为亮点，而没有电子的地方为暗点，电子数目的多少决定其明暗程度，这样就得到了具有不同明暗程度的透射电镜图像，图像上不同的明暗程度就形成了像的反差。

由此，透射电镜就是利用透射电子和部分散射电子成像，这些电子称为成像电子。电子束打到样品上某一个点之后，得到成像电子的多少与该点样品的性质如内部结构和元素组成等有关，尤其与该点的密度 ρ 和厚度 t 的乘积（即质量厚度 ρt）有关。样品中某一点的密度越大或厚度越大，则透射电子和小角度的散射电子数越少，像中对应的区域显得越暗；反之，质量厚度低的地方，电子易透过，像中对应的区域显得较亮。这就是透射电镜图像中反差的形成及其与样品内部结构的关系。

在透射电镜样品制备和仪器操作过程中，要通过不同方法尽量提高图像的反差。

（二）提高反差的方法

只有具有足够的反差，人眼才能分辨出像的差异。所以，要通过多种方法来提高透射电镜像的反差。

（1）从样品本身着手。生物样品主要由 C、H、O、N 等轻元素组成，这些元素原子对电子的散射能力很弱，相互之间的差别也小。通常生物样品又是包埋在树脂一类的有机物中制备为超薄切片，这些包埋介质对电子的散射能力与样品本身差别很小。因此，电镜下样品中相邻点（假设为 A、B 点）之间的质量厚度大体差不多，即图像的反差不大。如果把某些重金属离子人为地吸附在样品上，则相邻的点 A 与 B 就会因对同种或不同种重金属离子的吸附能力不同而吸附不同种类或不同量的重金属离子，从而使相邻的 A 与 B 点的"质量密度"不同，A 与 B 点对应的像的亮度差异就会增加，即提高了像的反差。这种方法称为染色。通常是用醋酸铅、枸橼酸铀等对细胞进行染色，细胞核易吸附铀，细胞质易吸附铅。

（2）除对样品进行染色外，还要从电镜的操作着手提高反差。该类方法可分为缩小孔径角法、离焦观察法、暗场观察法和降低加速电压法等。当光阑孔径减小时，透射电子数目不变，而穿过光阑参与成像的散射电子数目减少，透射电子的相对比例增大，从而使像点变亮背景变暗，即反差增大，此即缩小孔径角法。精确聚焦时，称为正焦，而差一点聚焦时称为欠焦，聚焦过头称为过焦，当欠焦时，图像反差最大，此即离焦观察法。正常观察时，质量密度小的地方亮，质量密度大的地方暗；如果反过来，让弹性散射电子成像而挡住透射电子和小角度散射电子，则此时的像的明暗与先前的完全相反，原来亮的变暗，原来暗的变亮，这种方法叫暗场观察法，可以提高图像反差。

（3）降低加速电压在一定程度上可提高反差，但降低加速电压太多，则透过的电子数太少，图像分辨率会降低。

透射电镜制样操作流程及透射电镜在生物医学上的应用参见后面相关章节。

（陈　云）

第三节　扫　描　电　镜

1935—1938 年间，M. Knoll 和 M. Von Ardenne 等研制出第一台扫描式电镜。它是在透射电镜的基础上增加了一组扫描线圈，但还不能直接观察厚样品的表面形貌，因而严格地讲，只能称为扫描式透射电镜。1942 年，美国的 V. K. Zworykin 和 R. L. Snyder 等研制出一台可用于观察厚样品表面形貌的扫描电镜，但信号检测技术不完善。直到 1948 年，英国剑桥大学的 C. W. Oatley 把扫描电镜研制作为研究生的课题，开始了对扫描电镜设计长达十多年的系统的研究，并终于在 1965 年推出了商品化扫描电镜。

一、扫描电镜的基本原理

（一）仪器结构

扫描电子显微镜（scanning electron microscope，SEM）的基本结构如图 2-3 所示，主要包括电子光学系统、样品室、信号处理与显示系统和真空系统四部分。

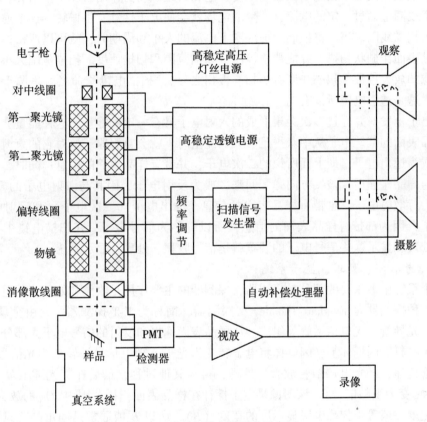

图 2-3 常规扫描电镜结构示意图

1. 电子光学系统

与透射电镜的电子光学系统一样，电子光学系统是供给电子运行的通道，它主要包括电子枪（由阴极、阳极和栅极组成）、聚光镜、光阑和扫描线圈。其中，电子枪的加速电压比透射电镜的小，一般为 1~40 kV；通常使用两到三个电磁透镜，使电子束直径缩小 100~2000 倍；最末一个聚光镜称为物镜，物镜到样品表面中心的距离称为工作距离；光阑的作用是挡住多余的电子，控制电子束的直径，分为固定光阑和可动光阑；电子束经多个电磁透镜会聚后成为具有很小直径的电子探针，电子探针可直接打到被观察样品表面并与之相互作用而激发信号电子的产生。假如电子探针直接作用在样品表面这一点为 A 点，则 A 点的信息立即在信号显示系统的荧光屏上显示为 A' 点；假如这一点为 B 点，则在屏幕上显示为 B'点。我们所要观察的并不仅仅是样品上的 A、B 这样一些独立的点，而是由若干个 A、B 这样一些点所组成的样品表面，因此，就要设法让电子束在样品表面逐点照射，从而逐点成像。所有的点的图像组合起来，即为样品表面的图像。电子束在样品表面逐点照射称为扫描：从左到右的扫描称为行扫，从上到下的扫描称为帧扫，同时实现行扫与帧扫的扫描称为栅状扫描。电子探针在样品表面作栅状扫描时，荧光屏上即同步出现样品的表面形貌。要实现电子探针的栅状扫描，则需要一种新的装置：扫描线圈。因为电子束由电子组成，而电子在电场或磁场中受到电场力或磁场力作用会发生偏后转，所以，只要在一个线圈上通过一定的电流，产生的电场就会使电子探针发生偏转。这个通电的线圈就被称为扫描线圈。当严格控制扫描线圈上电流的大小和周期时，就可以严格控制电子探针在样品表面作栅状扫描，并能严格控制其扫描范围和扫描速度。扫描范围大小可以决定所得图像的放大倍数。扫描速度有快扫、慢扫之分。"扫描电镜"命名就是源于应用了扫描线圈，这是透射电镜所没有的。

由电子枪发射并经过多次会聚形成的入射电子具有一定的能量，这种能量会传递给样品，样品表面的某些电子从中获得足够大的能量时，就会克服原子核对它的束缚而逸出样品表面成为逸出电子，即上面所说的二次电子，并带有样品表面的信息；同时，一部分入射电子与样品碰撞后，被反方向弹了回来，成为反射电子，因其与散射电子的方向相反，所以称为背散射电子，也带有样品表面的信息。逸出电子（二次电子）和反射电子（背散射电子）因为都带有样品表面的信息，所以统称为信号电子，在扫描电镜中专门用于收集、处理和显示这些信号电子的装置就是信号收集、处理、显示系统。

2. 信号收集、处理、显示系统

这个系统中最重要的部分是探测器，探测器的主要作用是收集和处理信号电子。其中常用的一种探测器是 Everhart-Thomley 型探测器，简称为 E-T 探测器。它由金属屏蔽罩、闪烁体、光导管、光电倍增管等组成。从样品表面逸出和反射的信号电子大部分能进入金属屏蔽罩并打在闪烁体上，闪烁体将电子转变为光子（即电信号被转变为光信号），光子沿光导管传递，经光电倍增管放大、处理，再经其他过程，最后在荧光屏上显示为图像（即最终转变为视频信号）。该图像是电子探针在样品表面扫描范围内对应的放大的图像，图像的宽度一般等于扫描电镜显示屏的宽度（B），所以 B 值通常是固定的，只要改变扫描范围（b）的大小，就可以达到改变放大倍数（M）的目的，而 b 的大小是受扫描线圈上电流的大小和周期控制，即放大倍数为

$$M = B/b \qquad (2-8)$$

扫描电镜与透射电镜中的放大原理不同，透射电镜所获得的是对原像的放大，是实像，而扫描电镜是将电信号转变为光信息，再转变为视频信号，图像放大实质上是对信号的放大而获得的，所以获得的图像是模拟图像。

3. 样品室

样品室就是放置样品的地方，也是安装各种探测器的地方。它比透射电镜样品室的空间大得多，样品可在其间一定范围内进行 X、Y 和 Z 轴方向的运动。这儿是入射电子的终点，也是信号电子的起点。

4. 真空系统

同透射电镜一样，扫描电镜对真空系统也有严格的要求，目的是避免电子束在前进过程中因碰撞气体分子而失能，从而丧失了激发信号电子的能力；与此同时，高真空度也是为了延长灯丝的寿命。

（二）成像原理

1. 扫描电镜中的成像电子

电子探针与样品表面作用时产生了透射电子、二次电子、背散电子、特征 X-射线等信号电子，所有这些信号电子都是混在一起的，只有从其能量和产生的机理上加以区别。扫描电镜主要利用二次电子和背散射电子成像。

如前所述，受入射电子激发后获得足够能量而逸出样品表面的电子称为逸出电子，逸出电子的能量一般都低于 50 eV，因此习惯上把能量低于 50 eV 的信号电子统称为二次电子。二次电子的能量较低，故比较容易来自于样品的最表面，也就是说，它们最能反映样品表面的形貌特征。由二次电子信号转变而来的图像称为二次电子像，二次电子像的质量与二次电子的产率相关。二次电子的产率是指发射一个入射电子之后，可以产生一个二次电子的概率，也就是指二次电子的数目占入射电子总数的百分比。其数学表达式为

$$二次电子的产率 \delta = 二次电子数 / 入射电子数 \qquad (2\text{-}9)$$

二次电子产率的大小与加速电压、样品形貌和样品的元素组成等因素有关。实验表明，电子束的初始能量 E_0（E_0 的大小是由加速电压决定的）必须达到一定的值才能激发出二次电子，否则二次电子的产率为零；随着 E_0 的增加，二次电子产率也增加，但达到一定值后，二次电子产率随着 E_0 的增加反而减少。所以，要获得高质量的二次电子图像，必须选择适宜的加速电压。

样品表面有许多凹凸不平的细节，当入射电子打到样品上不同的点时，产生的二次电子与过入射点的法线方向形成一定的夹角 θ，这个夹角大小决定于样品该点的几何形貌。实验表明，二次电子产率与 $(\sec\theta)^n$（$n = 0, 1, 2, \cdots$）值成正比。所以，不同位置的不同细节决定了不同的二次电子产率，从而对应的像的亮度不同，相邻点因其亮度不同呈现反差而得到分辨。这就是二次电子能反映样品表面形貌差异的基本原理。

此外，二次电子产率还与电子探针在样品上的作用点的元素组成有关：随着该点原子序数的增加，二次电子产率略有增加，其原因是与原子核对核外电子的吸引力大小有关。

正是因为二次电子产率与加速电压、样品形貌、元素组成等因素有关，而后两者即是样品的特性，所以二次电子像的功能即是反映样品的表面形貌和表面元素组成，同对还可用于研究半导体材料和磁材料的特性。

入射电子与样品表面相互作用，除了激发二次电子外，还有部分入射电子在样品中受到大角度散射后被反方向弹出而成为反射电子，反射电子的能量一般都大于 50 eV，习惯上把能量大于 50 eV 的信号电子统称为背散射电子。背散射电子的数目占入射电子总数的百分比用背散射电子产率 η 来表示，它随样品中原子序数的增加而快速上升，因而它主要用于反映样品的元素组成。同时，它也与样品的表面形貌、样品中的结晶程度、样品的电磁特性等有关，这决定了背散射电子的功能是分析样品的元素组成、观察样品的表面形

貌和研究材料的结晶学特性与磁特性等。

2. 成像原理与过程

扫描电镜图像是按一定时间空间顺序逐点扫描形成，并在镜体外的显像管上显示出来，模拟而成的虚像。二次电子像是扫描电镜中应用最广泛、分辨率最高的一种图像，其成像过程为：由电子枪发射出 $20 \sim 50 \, \mu m$ 直径的电子束，在 $1 \sim 40 \, kV$ 电压的加速下射向样品，途中经聚光镜将它会聚缩小至纳米级直径的电子探针，并在扫描线圈的作用下，在样品表面作兼有 X 和 Y 轴方向的栅状扫描运动。这样轰击到样品表面上的入射电子束密度高、能量大，大约在 $100 \, Å$ 的表面层内与样品相互作用，并激发出二次电子。二次电子收集极将各方向发射的二次电子汇集，经加速极加速后打到闪烁体上转变成光信号，然后通过光电倍增管及视频放大器放大，在荧光屏上呈现出明暗程度不同的二次电子图像。此外，扫描电子束入射样品时产生的背散射电子、吸收电子、X-射线，对微区内原子序数的差异相当敏感，均可分别用于成像。

综上，扫描电镜的工作过程为：在一定的真空度下，电子枪发射具有一定能量的电子束，电子束经三级透镜和光阑后，会聚为直径只有 $5 \sim 50 \, nm$ 的电子探针，电子探针受扫描线圈作用，在样品表面作栅状扫描；同时，电子探针与样品相互作用而产生多种信号电子；信号电子被探测器收集、处理，得到荧光屏上显示的样品表面的放大图像。整个过程中，电子探针在到达样品表面之前，与透射电镜具有相同的原理，但此后的成像原理则不相同，由此也决定了扫描电镜与透射电镜具有不同的功能和用途。

二、扫描电镜的特点

从二次电子像可以看出，扫描电镜的图像具有很强的立体感，即图像的景深长，而且这种立体感与样品整个的厚度和大小没有关系。

扫描电镜的放大倍率可变范围大，可以从几十倍调到几万倍，并且都能保持较高的分辨率。

扫描电镜的分辨率是指从二次电子图像上能分辨出两个结构细节间所对应的样品上的最小距离。它的测量方法是：以镀金磁带为标准样品，在一定操作条件下，拍摄几张图像，然后从照片上寻找金属颗粒间的最小隙缝，并测出宽度 B，计算出这个宽度对应着样品上的宽度，即为分辨率。假如此时的放大倍率为 M，则分辨率计算公式为

$$R = B/M \tag{2-10}$$

从理论上讲，分辨率与放大倍率无关。影响分辨率大小的因素主要是电子探针的直径和样品本身的特性。扫描电镜的分辨率一般为纳米级，优于光镜而不及透射电镜。

与透射电镜相比，扫描电镜的制样比较简单，一般不需要染色和切片，有的非生物样品可以直接观察，少去许多制样过程。尤其是观察粗糙表面和断面时，不需研磨并呈现极强的立体感。由于采用的加速电压比较低，所以电子束对样品的热损伤和污染程度都很小。

此外，扫描电镜能同时产生多种信号电子，因此可以实现多功能分析，如可同时观察样品的表面形貌和进行元素分析等。它还能与其他仪器联机使用，比如与能量谱仪、图像处理仪等联机，大大扩展了扫描电镜仪的应用范围。

扫描电镜也有一些缺陷。它的分辨率虽然比光镜提高了几百倍，但与透射电镜相比，还相差较大。而且，扫描电镜不能直接显示样品的内部细节，也不能反映样品的颜色。为了最充分地体现扫描电镜的优点和克服其缺点，应在实际操作中把握一些基本的操作要点。

三、扫描电镜的操作要点

(一) 加速电压的选择

扫描电镜的加速电压范围在 $0\sim40$ kV 之间，改变加速电压可以改变入射电子束的能量，从而改变二次电子和背散射电子产率：加速电压增加，二次电子产率先升后降，背散射电子产率先降后升，薄样品的透射电子产率则逐渐增加，仪器的分辨率也逐渐增加。但加速电压太大，则会导致电荷累积在样品表面难以扩散，从而出现"充电"现象，并引起电子束对样品分子的热损伤。

(二) 工作距离的选择

扫描电镜的工作距离为 $-2\sim60$ nm，其大小可影响图像的分辨率和立体感。工作距离小，分辨率提高；工作距离大，图像立体感强、层次清晰。

(三) 可动光阑孔径的选择

可动光阑有几个孔径不同的小孔，孔径越小，电子探针越细，仪器分辨率越高，但通过小孔到达样品的电子数目越少，因而又可能降低仪器的分辨率。

(四) 其他条件的选择

比如可以通过倾斜样品来提高二次电子的产率，通过缩短观察时间来降低电子束对样品的热损伤和污染程度。只要基本做到以上几点，就能将扫描电镜广泛应用到生物医学各学科。无论在组织学、病理学、细胞生物学、植物学、动物学等基础学科的理论研究中，还是在临床诊断、病理诊断及治疗等实际应用中，都已成为一种重要的手段。如果结合X-射线能量谱仪，则能进行超微结构的元素定性和定量分析。

扫描电镜的样品制备及其在生物医学领域的应用参见后面相关章节。

（陈　云）

第四节　X-射线能量谱仪

一、特征 X-射线

X-射线是一种电磁辐射，其波长范围在 $10^{-2}\sim10^{2}$ Å 之间。按其产生原理，可分为特征 X-射线和连续 X-射线。分子由原子组成,原子由原子核和核外电子组成。每一个电子都处在一定的电子层上。电子层可分为 K、L、M、N、…层,每一层又可分为不同的亚层,如 K 层有 s 亚层,L 层有 s、p 亚层,N 层有 s、p、d、f 等亚层。当外界电子轰击到样品原子的内层电子时,有的内层电子获得足够能量逃逸,这时就会出现一个空穴,而外层电子会自动跃迁填补这个空穴,同时释放能量产生的 X-射线就是特征 X-射线。比如某原子的 K 层上一个电子被轰击逸出,就在 K 层上留下一个空穴,L 层、M 层的电子都可能自动跃迁填补这个空穴;如果 L 层电子首先抢占空穴,则发射一条特征 X-射线,若是 M 层电子跃迁填补,则发射另外一条特征 X-射线。将来自不同的电子层、电子亚层的特征 X-射线进行分组和命名,得到不同的特征谱线。比如,电子空穴始态的位置位于 K、L、M、N 层的电子层的谱线分别称为 K 线、L 线、M 线和 N 线,然后根据电子空穴终态所处的电子层(如 L 或 M 层)和电子亚层(如 s、p、d 亚层)的位置又可将 K 线分为 Kα(Kα$_1$,Kα$_2$)或 Kβ(Kβ$_1$,Kβ$_2$,Kβ$_3$)等。以 Kα$_1$ 为例说明其意义:K 表示电子空穴的始态位置是 K 电子层;α 表示电子空穴的终态位置为 L 电子层;1 表示电子空穴终态位于 s 电子亚层。谱线的能量决定于电子空穴终态与始态的电子能级,该能量大小只与元素种类有关,因此可用于元素定性分析。

同时,入射电子在样品原子的库仑场(电场)中运动时将被减速,且因减速而释放能量,从而产生 X-射线,其能量范围为从 0 到 E_0(E_0 是入射电子束的初始能量)的连续任意值,所以称为连续 X-射线。特征 X-射线和连续 X-射线同时存在,可通过其相对强度进行区别。X-射线能量谱图是将特征 X-射线和连续 X-射线的能量大小及其相对数量在同一坐标中显示出来的图谱。特征 X-谱线体现为高度不一致的一组一组的峰,称为特征峰;连续 X-谱线体现为高度基本一致、依次连续排列的谱线,形成谱线的背底。峰与背底的比值称为峰背比(P/B)。根据横轴上显示的特征谱线的能量大小可以确定元素种类,而根据纵轴上各谱线相对强度分析元素的相对含量。

二、X-射线能量谱仪的结构与原理

传统 X-射线能量谱仪由 Si(Li)探测器(锂漂移硅型探测器)、前置放大器、主放大器和多道脉冲幅度分析器等组成。Si(Li)探测器(锂漂移硅型探测器)包括金属层、铍窗和灵敏区,金属起导电作用,铍窗具有保护作用,灵敏区(即 Si(Li)二极管)起检测作用。在硅半导体中加入适量杂质硼和锂,由于 Li 的性质很活泼,有一个十分自由的电子,因而容易在半导体内移动,所以称为锂漂移硅型探测器。当入射电子轰击样品表面原子的内层电子时激发产生 X-射线光子,这些光子首先通过铍窗,进入探测器后被硅原子俘获,产生高能电子,高能电子在硅中移动并同时产生电子-空穴对,电子-空穴对被记录后,送到后边的放大器。前置放大器将电荷脉冲信号积分为电压信号并初步放大,主放大器将电压信号整形并进一步放大。多道脉冲幅度分析器将传来的电压信号转化为道址数,并对光子进行分类和累计,最后以能量值(由道址数转化而来)作横轴,以计数率(光子数目分类和累计而来)作纵轴,获得能谱图。

可以用一个简单的例子来说明能谱图的获得过程:假设主放送达到多道脉冲幅度分析器的电压幅度是 8 V,把它分为 8 等份,每一等份对应于多道脉冲幅度分析器上的一道:

0~1 V 为 0 道，1~2 V 为 1 道，依此类推。当 Si（Li）探测器开始工作时，假设先后共收集到 6 个光子，各个光子的电压分别是 2.5 V、3.7 V、3.2 V、5.3 V、3.8 V 和 5.5 V，则它们依次属于 2 道、3 道、3 道、5 道、3 道和 5 道，这样，每个光子的电压值 V 就与道址数 n 相对应起来。然后，分别计算同一道址上的光子数，上面 6 个光子进入各自的道址后，0 道、1 道、4 道、6 道、7 道中都只有 0 个光子，而 2 道中有 1 个光子，3 道中有 3 个光子，5 道中有 2 个光子，现在再以道址为横轴，光子数为纵轴作坐标图。由于道址实质上是与能量值（或电压值）相对应的，因而把上述坐标中的横轴道址数换算为能量值，就成了最基本的能谱图。实际过程中光子数成千上万，因而能谱图的蜂几乎是一组一组地紧密排列而成的。

三、X-射线能量谱仪的功能

X-射线能量谱仪的主要功能是根据能谱图对被扫描范围的样品微区进行元素定性和定量分析。微区可以是电子束所接触到的一个点，或一条扫描线，或一定的扫描面，此时分别称为点扫、线扫或者面扫。它可以同时分析扫描范围内的所有元素种类，也可以只分析部分感兴趣元素。目前是进行微区元素原位分析的重要手段。

四、能谱仪的特点

能谱仪分析速度快，可同时进行多元素分析，Si（Li）探测器一般能分析原子序数在 11~92 间的元素，新型能谱仪是已是电动制冷，不需要液氮制冷。现在可实现铍（原子序数为 4）以上元素的分析，且灵敏度高，稳定性好，并适宜于计算机控制。

（陈 云，田卫群）

第五节 超微结构病理概要

超微结构病理是研究细胞在病理状态下出现的各种微细结构的改变，主要是用透射电子显微镜观察细胞器、大分子及其生化代谢的改变，并分析各种病变变化间的连续及因果关系。这些形态改变，远比光学显微镜所见细致，但其意义必须联系组织学变化、细胞生理及生化功能来理解，并与整体疾病相联系，才具有科学价值。

一、细胞核

人体的细胞，除了成熟的红细胞及血小板外，均有细胞核，核内的染色质储存着各种遗传信息，决定细胞的代谢、分化与增值。没有细胞核，细胞内蛋白合成也随之停止，细胞不能长久生存。细胞核的微细结构的研究比细胞其余部分落后，染色质为线形结构绕曲而成，超薄切片中只能看到其断面，呈颗粒状或短线状，有病理变化时，观察与分析都比较困难。常见的核的病变主要包括：

（一）核体积与外形的改变

一般正常细胞核浆比例小于1。在增生活跃的细胞内，核体积增大；恶性肿瘤细胞的核也较大，核浆比例常常大于1。核一般呈圆形或椭圆形，核被膜略有曲折，常随细胞的机能状态而有一定的变化。例如，小血管收缩时内皮细胞的核有明显的齿状曲折，肌细胞收缩时，核形显得不规则。这完全是因细胞外形改变促使核变形。在恶性肿瘤中由于异型性变，核可以显得十分畸形，甚至呈分叶状，叶间仅核桥相连。畸形核一般与扩大核表面积、加强核与细胞质间的物质交换有关。但在正常组织或良性肿瘤及增生细胞中，也可出现少数或个别的畸形核。

（二）核被膜的改变

核被膜是双层膜。外膜表面有核糖体，与粗面内质网相连；两层核膜间为核周间隙，与粗面内质网扁腔相通，核被膜上有核孔，内外两膜在核孔边缘合拢。核被膜有以下病理性改变：

（1）假包涵体。由于核被膜曲折，凹陷较深，胞质随凹陷的核被膜下陷，因而在核内形成一团由双层核被膜反包的胞质，其中可见细胞器及包涵物（糖原、脂滴等）。

（2）单层膜假包涵体。此种假包涵体只有一层核膜（内膜）相包。可能是粗面内质网腔内合成的物质逆行到核周间隙内，再随核内膜陷入核内。

（3）核突和核袋（nuclear projection and pocket）。核突起在核表面呈锤、结节、棒状等形状，可附有蒂、外围有核膜，内容有核质。核袋则是核被膜下陷形成，其内容可为胞质的一部分，宛如假包涵体。不同的是，这种凹陷紧邻于核被膜边缘部分，核袋外侧绕以染色质带，该带宽恒定为 400 Å。

（4）病毒引起的核被膜改变。可见核膜出现反应性增生，使核被膜曲折凹陷不平，可向外鼓出或向核质内下陷。核被膜有时围绕成层状小体，病毒最先在核内形成核衣壳，然后向胞质释放，通过核被膜形成病毒粒子的外衣。它的动态过程是核衣壳首先向核被膜靠拢，核被膜局部增厚，核被膜及核衣壳外突成芽苞状，核被膜全部包绕核衣壳，并与其余核被膜分离，此种过程称为芽生。

（三）染色质的改变

染色质的改变在坏死的细胞内表现得比较明显。如核固缩时，核内染色质因酸度增加而变致密，核体积缩小，电子密度加大。核破碎时，密集染色质分成若干小块，核被膜破裂。核溶解时，核被膜外形仍保存，核内染色质分解消失。染色质边集也是核坏死的一种表现，异染色质密集于核被膜邻近，核中心电子密度低，看不到异染色质，使核呈圈状。染色质均匀化时核内呈均匀的中等电子密度，看不到染色质，此时核皱缩呈齿状不规则，也是核坏死的一种表现。某些细胞内的染色质周颗粒或染色质间颗粒可见密集增多，往往意味着核蛋白的合成增强。

（四）核质内的改变

（1）核内小管、小泡及板层：核内可见小管直径 30~300 nm，也可见小泡及板层。板层仅为两层膜之间的裂隙。小管的纵剖面与板层相似，但一定要同时看到圈形的横断面才能确定为小管。核内小管、小泡及板层的产生可能都与内层核膜有关，总称为核内膜状结构，常见于肝癌、淋巴结、肥大心肌、肾上腺及垂体细胞等，可能均与加强核浆的物质交换有关。

（2）核小体：核小体为由 5~7 nm 的微丝盘绕而成的圆形小体，即光镜下所见的核内小结。其周围常有一很窄的亮带。有时在微丝环状中心、可见颗粒、小泡、小管或脂滴等结构。

（3）核内纤维：为紧附于核膜内层的中等电子密度的细丝网状带，宽达 900~20000 Å。有时切面呈垂直于核膜的多数圆柱或蜂房状外观，常见于纤维母细胞、雪旺氏细胞、平滑肌细胞、各种瘤细胞及损伤的细胞内。伴随修复反应，可使其板层加厚，其作用可能为增强核膜的骨架支持力量。

（五）核仁的变化

核仁变化较多，有以下数种：

（1）核仁肥大。是形成胞质内核糖体的前体物质增多，也是蛋白质合成机能旺盛的标志之一。表现在新生的细胞、功能旺盛的细胞、胚胎组织的细胞及恶性肿瘤细胞。

（2）核仁边集。核仁一般位于细胞核中央，有时紧接核被膜或邻近被膜凹陷，这可能是加强核仁物质与胞质的交换，也是蛋白合成机能旺盛的标志之一。例如，再生肝细胞有 50% 可见核仁边集。

（3）圈状核仁。核仁物质形成圈状或薄壳状，中心为电子密度低的核质。核仁物质内主要由原纤维成分组成，颗粒成分少。这是核仁的一种蜕变，核蛋白合成受阻，因而也使核仁物质减少。

（4）核仁离解。核仁内原纤维成分与颗粒成分分开，原纤维成分形成电子密度很大的团块，有时是新月状，位于电子密度较小的一侧，形成核仁帽；有时解离成多数放射状远离于颗粒中心部位的原纤维小团，状如崩裂。这也是核仁的一种蜕变。由于 DNA 模板作用的丧失及 RNA 多聚酶活性的降低，故蛋白合成受阻，常见于药物中毒及致癌物质的作用之后。

（六）核内包涵物

核内包涵物是真包涵体，此类物质游离于核中，无膜包绕，有以下数种：

（1）糖原。聚集成团或分散，多半由 β-糖原粒子组成，此种糖原可能是核内合成。

（2）脂滴。在核内呈圆形小滴，电子密度大小不一，可能由假包涵体发展而来，包绕的核被膜已完全消失。

（3）晶体及纤维。晶体为具有晶格条纹的蛋白物质，有时也可见到成束微丝。

（4）病毒。病毒粒子的形态根据病毒类型而有所不同，如疱疹病毒可见核心颗粒，麻疹病毒及副粘病毒形成一堆微管，腺病毒由六角形颗粒组成的品格排列，也有由棒形或线形组成的虫样小体。

（5）铅与铋的包涵物。铅与铋均可在核内形成圆形电子密度大的包涵体。二者的区别：铋包涵体周界整齐，呈单个或双联小体存在；铅包涵物周围界限不清晰，有时核心部分与外周部分电子密度不一，略似同心圆小体。

二、线粒体

（一）一般形态及功能

线粒体是由双层膜构成的囊状小体，即外膜内膜，膜的厚度分别为 7 nm 及 5 nm。内外膜之间的空隙称外腔；内膜包绕的空隙称内腔，内膜向内腔突起称为嵴，内腔内有基质及基质颗粒。线粒体的大小、多少及分布的情况与细胞的种类、功能状态及病理改变有密切关系。线粒体的主要功能是使底物（如葡萄糖、氨基酸、脂肪酸等）氧化并释放能量，即进行氧化磷酸化的过程。以葡萄糖为例，先在胞质中分解成丙酮酸，然后进入线粒体形成乙酰辅酶 A，进入三羧酸循环，脱羧脱氢，脱出的氢及电子经载氢辅酶及细胞色素还原酶，氧化酶的传递，最终将电子传给氧，与氢质子结合成水。在电子传递过程中释放能量，并将能量储存在 Pi 与 ADP 结合的 ATP 内，整个过程称为氧化磷酸化。三羧酸循环的酶除了琥珀酸脱氢酶以外，都溶解在基质中。电子传递系统及磷酸化过程中的酶都在线粒体嵴上。基质颗粒直径为 25~50 nm，含 Fe^{2+} 及 Ca^{2+} 等二价阳离子，与线粒体内水分与金属离子代谢有关。

（二）病理性变化

1. 肥大及增生
线粒体肥大是指它的体积增大，可达正常的 2~3 倍，其嵴的数目正常或增多。线粒体增生是指它的数目增多。在心肌、子宫平滑肌及骨骼肌因功能增强而细胞肥大时，可见细胞内线粒体数目增加，体积增大。在唾液腺、甲状旁腺、甲状腺及胰腺可出现大嗜酸粒细胞（oncocyte），光镜下可见胞质中有大量嗜酸性颗粒，电镜下即是大量线粒体。此种线粒体内缺少基质颗粒，有时可见脂质或糖原的包涵物。

2. 肿胀及水性变
在线粒体内有过多的水潴留，使线粒体体积增大，内部变空。轻度肿胀的线粒体略有增大，基质均匀变浅，嵴在内腔边缘部分变短变少，方向不规则。重度肿胀的线粒体体积明显增大，可达正常 10 倍以上。基质内出现多个亮区或全部变空，基质颗粒消失，嵴少甚至很难见到，外膜有时破裂。如水主要潴留于外腔，嵴呈气球样膨大，称嵴内肿胀。线粒体肿胀多发生在缺血、缺氧及中毒的组织。在用低渗溶液固定时，也可出现人为肿胀，因此固定液必须是等渗溶液。固定不佳及固定不及时均出现类似的人为改变。线粒体肿胀导致产生 ATP 的功能受到抑制，依赖 ATP 的钠泵受到损害，大量水钠进入细胞，引起整个细胞的肿胀及水性变。引起线粒体肿胀的因素得到纠正时，这种改变一般是可恢复的。在光镜下由于细胞内线粒体肿胀，呈现混浊不清的颗粒；加以内质网扩张，囊泡化，使细胞肿大，称颗粒性变或浑浊肿胀。

3. 固缩

线粒体变小，基质变深，其嵴紊乱，有趋向融合者，这种线粒体动能降低或丧失最终将被清除。心肌细胞内多数固缩线粒体的出现，常为心力衰竭的指征。此外，也常见于肝炎饥饿状态，凝固性坏死组织及癌细胞内，其发生可能由于基质的脱水所致。

4. 线粒体间的桥及疝形成

由于线粒体局部的膜受损，相邻膜鼓出突入另一线粒体内。疝入部分的膜性物质分解，呈嗜锇性同心圆状的膜小体（髓鞘图像）或呈旋涡状小体。常位于线粒体间，也可位于线粒体内，但往往靠近线粒体膜。有时内质网在附近者也可一同疝入。此种病变可见于维生素 E 缺乏及肝癌患者。

5. 线粒体内灶性絮状致密化改变

在基质内，位于嵴膜附近，可见电子致密的无定形絮状物质。其周界不清，大小不一，往往预示细胞的不可逆改变，为早期坏死的亚显微结构特征之一。它反映酶蛋白化学组成的严重变化，或为嵴膜破坏的脂蛋白产物。

6. 线粒体嵴的改变

一般线粒体的嵴呈板状嵴，嵴与线粒体轴垂直。也有的嵴呈管状，其横断面呈圆圈状，此种线粒体与产生甾醇类物质有关。如肾上腺皮质细胞、卵巢黄体细胞、睾丸间质细胞。在病理状态下线粒体的嵴可见以下改变。

（1）同心圆嵴。嵴呈同心圆排列层层围绕，多出现在线粒体功能增加的情况下。

（2）之字嵴（zig-zag crista）：嵴曲折如"之"字形，也是线粒体功能活跃的表现，有时称为高效线粒体。

（3）穿孔嵴（fenestrated crista）：在线粒体嵴膜上有孔贯穿。平行于嵴的切面如筛状，垂直于嵴的切面呈断嵴状，也是在线粒体功能增加时出现。

（4）梭形嵴。线粒体嵴的横断面呈三角形或菱形。

（5）纵向嵴。嵴与线粒体长轴平行，线粒体内细胞色素氧化酶活性降低时出现。

（6）线状致密变嵴。有人称之为杆状变性，可见线粒体嵴内腔充以电子致密物质，电子致密物质呈黑色实变状态。可仅涉及一根嵴的一段，也可同时侵及数个嵴发生致密改变。有时在变性嵴的中央尚隐约可见与其长轴平行的电子致密黑线，或认为此种变性致密物为蛋白性酶的复合物沉着，或认为嵴内腔某些变性产物的储积。常见于心肌梗死、细胞蜕变的线粒体内，也是细胞不可逆病变的标志。

7. 巨大线粒体及畸形线粒体

（1）巨大线粒体。在某些病变情况下，细胞内可出现 1~2 个巨大线粒体，与邻近正常体积的线粒体相比，可大几十倍，长达 8~10 μm。这种线粒体可以由数个线粒体融合而成，或由单个线粒体发育而成。可在光镜切片中见到呈红色球形或棒状。巨大线粒体常伴有畸形，外形不规则，内部结构也有改变：嵴增多，但方向混乱；有时变性出现髓鞘图像，基质颗粒明显；有时嵴少，基质充有深浅不等的微粒，或有晶体及脂质包涵物。形成巨大线粒体因素很多，其中有体液因素（激素），与线粒体有关的蛋白及维生素的缺乏，慢性酒精中毒及营养不良等。在有病变的心肝细胞中多见，可能表示细胞内的代谢异常。

（2）环状及杯状线粒体：线粒体呈 C 形、U 形、O 形等畸形。这些形状不仅在病理状态下出现，正常组织中有时也可见到。C、U 及 O 等不同的形状，有人认为是同一线粒体改变的不同几何切面，如一杯形线粒体，横切呈 U 形，斜切呈 C 形。线粒体出现这种畸形的意义尚不清楚，可能与细胞中毒、变性有关。

（3）球形线粒体：常见于有杯状线粒体的细胞中。当多个杯状线粒体堆集时，彼此环绕构成一个巨球形线粒体。其嵴呈同心圆排列，中央区有其线粒体。此种改变意义不明，可能是一种趋向髓样结构的变性，或为一种可逆的反应性改变。常见于副肾皮质、睾丸、服药后肝细胞内，浆细胞瘤的细胞及其他多种瘤细胞。

8. 线粒体基质颗粒的变化及钙化

正常线粒体基质内有大小为 20~50 nm 的致密基质颗粒，内有 5~7 nm 的亚单位。系属 Ca、Mg、P 及无机物、脂质等，病变时发生以下改变：

（1）颗粒消失。这种情况发生在缺血性改变后的组织，组织胺刺激胃的壁细胞，胰酶刺激胰腺组织，部分肝切除后的肝细胞等细胞内的线粒体。

（2）颗粒增多。贫血时心脏、肝脏及肌肉中毒时的肌细胞内均可见此改变。

（3）钙化。在线粒体基质内有无定形或针状结晶的钙盐沉积。多发生在高血钙时肾小管细胞的线粒体，往往同时并见胞质内及基板内钙化。给小鼠以副甲状腺素后，肾曲管上皮的线粒体内，基质颗粒即见增大、增多，这可能为细胞内钙化的最早起源。

9. 线粒体内的包涵物

（1）糖原包涵物。β 及 α 糖原粒子均可见到，形成真或假的包涵物。假包涵物有双膜包着。真包涵物可以有三种形式：①在扩张的嵴内；②有单膜包裹；③游离在基质内。包涵物发生机制可能有两种：一种是胞质中的糖原被线粒体吞噬或包裹形成；另一种是线粒体外膜透性增加，可溶性糖原合成酶扩散进入线粒体内使葡萄糖合成糖原，常见于各类心肌细胞内。

（2）脂质包涵物。在线粒体基质中可见脂质小滴，无膜包绕，电子密度大小不一。线粒体也可发现脂质假包涵物，脂质外有膜包裹，可能是细胞质内的脂质陷入线粒体内形成。线粒体内的脂质，也可由分解的膜脂蛋白形成，呈深致密物质，周界不清，多出现在坏死的细胞，也可见于恶性肿瘤细胞内或以乙硫氨酸饲养大鼠后的肝细胞内。心肌缺氧损害时心肌细胞的线粒体基质内可以见到约 800Å 的电子致密小体（内含一定量脂类及钙），说明细胞已进入不可逆性的损害。

（3）结晶包涵物。由蛋白构成的晶体或副晶体，其纵切面，可排列为高低平行条纹，横切面呈点状排列，斜切面呈蜂窝状或网状，可位于嵴内腔或基质内。这种结晶包涵物具有不同意义：①冬眠动物细胞线粒体内结晶具有储备作用；②在肝炎的肝细胞中的巨线粒体内，是一种蜕变的表现；③此外在线粒体内酶可形成结晶，常见于萎缩细胞的老化线粒体内；④有人认为是细胞线粒体的不典型嵴的衍生物。

（4）铁包涵物：在高铁性幼红细胞贫血时，常在原红细胞及幼红细胞中出现。线粒体排列在核周围呈圈状。线粒体中有铁氧化合物的颗粒，位于嵴间的基质内，呈致密电子微粒群；也可散在于基质中。它的形成机理是：由于缺少酶而致卟啉与铁不能结合成血红素，在线粒体内形成含水氧化铁。又由于线粒体用普鲁士蓝染色，在核周形成蓝色环状，故称为环形含铁粒幼红细胞。

三、内质网

(一) 一般形态与功能

内质网分为粗面及滑面内质网两种。粗面内质网是扁平的囊，可以是单个分散或紧密排列呈层状。有时微弯，排列成同心圆状。粗面内质网的膜与核外膜相连，在有丝分裂的细胞中，可以看出核被膜由粗面内质网形成。在合成外输蛋白功能旺盛的细胞内，粗面内质网十分丰富。合成脂蛋白的肝细胞，粗面及滑面内质网均丰富，神经细胞内的尼氏小体，亦系由粗面内质网形成。初级溶酶体虽非输出蛋白，此种酶蛋白也在粗面内质网内合成。滑面内质网呈分支小管及小泡结构。滑面内质网的作用：①与固醇类物质合成有关；②药物的去毒及分解，激素的灭活，胆固醇及糖原的代谢；③肌肉的肌浆网则与钙的释放及回收功能有关；④胃壁细胞内氯离子的释放；⑤肠上皮细胞内脂质的运输。

(二) 病理变化

1. 增生往往同时伴有该细胞的肥大

（1）粗面内质网增生。细胞内粗面质网增多，表明合成外输蛋白的功能增高，有代偿作用。呈密集、增长并可伴有小池扩张。例如，抗原刺激 β-淋巴细胞转化成浆细胞，浆细胞内具有丰富的粗面内质网以合成更多抗体。

（2）滑面内质网增生：细胞内滑面内质网增生主要是药物及致癌剂引起的解毒性反应。此时滑面内质网呈分支或小囊状，如呈灶性增生聚集，则可形成光镜下的嗜伊红小体。滑面内质网增生常因使用苯巴比妥、黄曲霉素、dielarin（杀虫剂）、四氯化碳以及在有肝炎、肝外胆汁潴留等病变时出现。

2. 扩张及囊泡化

水进入内质网扁囊即可使之扩张。轻度的扩张是可逆的。如进一步发展可形成若干孤立的小泡，即囊泡化，常与线粒体肿胀同时存在，形成光镜下见到的细胞浊肿或颗粒性变。内质网扩张也不一定全是因水进入的一种蜕变，也可能是由于功能障碍造成的分泌潴留。此种腔内容物有一定的低电子密度物质。常见于炎症、缺氧、中毒及营养不良等情况以及有些瘤细胞内，粗面内质网常伴有脱粒改变。

3. 粗面内质网的脱颗粒及解聚

如肝细胞中毒时，核糖体从粗面内质网膜脱落，使膜旁颗粒减少。

多聚核糖体分解成为单核糖体称为解聚，这样便失去合成蛋白的功能。例如在四氯化碳中毒或病毒感染时，肝细胞内脱粒及解聚同时并见，说明蛋白质合成功能严重障碍。

4. 核糖体板层复合体

此种复合体呈筒状，通常长为 $2\sim5~\mu m$，也有较长的为 $10\sim13~\mu m$，直径为 $0.5\sim1~\mu m$。横断面呈同心圆层状结构，实乃由平行长轴的微丝组成板层。厚 2nm 板层间夹以核糖体，复合体中心可有线粒体、内质网、溶酶体及脂质等。

5. 同心性膜性小体又名同心性板层状小体

由成对的膜围绕成同心圆小体有三种亚型：①由 RER 围成；②由滑面内质网圈成；③由滑面内质网夹以糖原颗粒围成，后者又称糖原小体。小体中心常围有线粒体、脂滴及溶酶体等。光镜下位于核旁的嗜碱性小体，即由粗面内质网围成；而细胞内的嗜酸性小体则多由滑面内质网围成。这些小体最终均可形成同心圆性的髓样结构。

6. 池内隔离

粗面内质网扁囊壁内突时，也有其他细胞器（如溶酶体、线粒体等）及包涵物（糖原、脂质等）随同突入。此种内突的内质网及胞质内有时可见有蒂与外部细胞质相连。有时因切面的关系，在扩张的扁池中，可见有由粗面内质网膜反包的一团孤立的细胞质。被隔离的物质常发生变性分解。注意核糖体紧附于囊之内面为其特征。此种现象目前多认为是消除多余细胞器的一种方式，在萎缩、变性、老化、坏死的细胞中多见；也有人认为是粗面内质网过度增生而发展成蜕变，在肝癌细胞中较常见。

7. 对合扁囊或称为双池

由两层粗面内质网背靠背紧密平行排列形成的多层膜样结构。其紧邻的两层膜间无核糖体，似有电子密度物质存在。双侧的外层膜可有核糖体依附。此等结构可与核膜或粗面内质网有所联系，可呈 O 形、C 形及 L 形不等，常发现于分裂旺盛之细胞，瘤细胞及病毒感染的细胞。

8. 内质网内的包涵物

内质网内的包涵物可以有糖原、脂质及蛋白等，分述如下：

（1）糖原。α、β 糖原颗粒都可以包含在内质网池内，而细胞质中却极少糖原可见，常见于浆细胞瘤，附睾上皮及呼吸道腺上皮细胞内，一般认为这可能与糖原的异位发生有关。

（2）脂质。一般脂滴无界膜包绕，但位于内质网内则宛如有膜之脂滴，称为脂质小体。也可溢出游离在胞质中而无界膜。常见于脂肪肝及小肠上皮吸收脂质时。

（3）蛋白质。由于粗面内质网的功能障碍，其小池内常伴蛋白质分泌物之潴留呈电子密度的微粒。在浆细胞内粗面内质网池中充有糖蛋白小体，呈高电子密度的圆球状即 Russell 氏小体，大的在光镜下可以见到，有时蛋白包涵物呈平行纹理状结晶与内质网的纵轴一致，常见于低蛋白血症，骨髓瘤及营养不良症等。

（4）板层包涵物。在粗面内质网池内可见浓淡交替，周期为 100~150 nm 的板层状包涵物，又称为弯曲板层小体，其性质可能为异常的脂蛋白或糖蛋白，或者呈电子致密颗粒或网状，常见于软骨细胞内，与胶原前身的蛋白多糖可能有关。

四、溶酶体

（一）生化及功能

溶酶体是由膜构成的囊，囊内有 60 余种水解酶及其他因子，普遍存在于各类细胞中，尤以吞噬细胞中最多，溶酶体中的酶主要是水解酶，如酸性磷酸酶，还有酶的激活剂（如对纤维蛋白溶解酶的激活）、杀菌酶等。

溶酶体的酶未与底物接触及发生酶的活性前，称为初级溶酶体，呈圆形均质状中等电子密度，酶处于稳定状态。溶酶体周围环境中有促使溶酶体不稳定的物质为不稳定剂。不稳定剂促使溶酶体破裂，酶从囊中溢出，使酶活化，发挥其消化作用，如酸度增高、缺氧、高氧、X-射线、超声波、细菌毒素、光敏卟啉、维生素过多等都属不稳定因子。促使溶酶体稳定的物质称稳定剂，使酶保持在囊中，膜不易破坏，如皮质激素、水杨酸及氯奎等都属于此类。

缺氧的因素可以使溶酶体不稳定，膜破裂、酶溢出。因此过去有人认为溶酶体破裂是缺氧细胞死亡的原因。实验证明缺氧细胞其他细胞器如线粒体、内质网及细胞膜的改变都发生在溶酶体破裂之前。溶酶体的破裂是在细胞死亡后，主要起到消化溶解坏死细胞的作用。

溶酶体主要功能有：①清除消化异物，如细菌及尘土等；②清除及消化细胞本身衰老破损的细胞器及过剩的分泌产物；③参与细胞内正常物质的代谢，如消化利用糖原及脂质等。

（二）异噬作用及异噬溶酶体

细胞吞噬细胞外的物质称异噬作用，形成由膜包绕异物的小泡，即异噬泡。溶酶体向异噬泡靠拢、融合、其所含的酶对异物发生作用，此时称异噬溶酶体，属于次级溶酶体的一种。异物在溶酶体内的遭遇，有以下三种结局：①被完全彻底消化，消化后分解成葡萄糖、氨基酸、脂肪酸等，可被细胞作为原料重新利用；②未能被酶消化的物质，形成残质体被排出细胞外；③残质未能排出，积存在细胞内。

在吞噬异物及消化异物的使用中，各类白细胞内的颗粒都起着溶酶体的使用，尤以中性粒细胞及大单核细胞作用最大。中性粒细胞能吞噬抗原抗体复合物、细菌、霉菌及纤维素等。在中性粒细胞中有两种颗粒，嗜天青颗粒及特殊颗粒。前者较大，直径为 $0.4~\mu m$，圆形，色深，其内容物相当于其他细胞的溶酶体；后者较小，直径为 $0.3~\mu m$，色浅。

大单核细胞能吞噬细菌、病毒、抗原、抗体复合物、无机物、金属及矿物等，金属如铁（Fe）、铍（Be）、金（Au）、钚（Pu）及铂（Pt）；矿物质有石棉、硅（SiO_2）。大单核细胞内的颗粒大小、形态及深浅均极不一致，主要有两型颗粒：第一型主要在早幼单核细胞，具有嗜天青颗粒的性质，内含酸性磷酸酶、芳香硫酸酯酶、过氧化物酶；第二型主要在成熟单核细胞，电子密度致密，其内含酶类尚不清楚。

（三）自噬作用及自噬溶酶体

细胞消化自身陈旧破损的细胞器，称自噬作用，被噬的细胞器先由滑面内质网包裹，形成自噬泡，溶酶体向其靠拢并融合，形成自噬溶酶体。自噬溶酶体的命运与异噬溶酶体十分相似，被噬细胞器全部被消化或部分被消化，未消化部分形成残体排出细胞或长期储存在细胞沟。后者最常见的是脂褐素，髓鞘样小体，含铁血黄素（或称含铁小体）。脂褐素在光镜下可见是细胞内的棕褐色细小颗粒，常出现在衰老萎缩的脏器中，多见于心肌细胞、神经细胞及肝细胞。电镜下为包含未被消化脂质的终末溶酶体或残体，这种小体由电子密度小的脂质与电子密度大的脂色素、蜡质等混合在一起。髓样小体，系由膜包绕的小体，内有膜样结构呈同心圆排列。这种膜样物质是膜结构中的磷脂分解后重组的结果，与髓鞘图像相似。不同的是外有单位膜包裹，在一个小体内有时也可有数个大小不等的同心圆膜样小体。分解的磷脂有时并不组成膜样结构的同心圆小体，形成有波折条纹小体，称为斑马纹状小体。较大的髓样小体在光镜下呈嗜酸性颗粒。含铁小体，系在溶酶体内含有高电子密度为 50~60Å 微粒的含铁蛋白粒子，多出现在出血或高铁蛋白性贫血的吞噬细胞内。

自噬作用常出现在以下情况：①饥饿时的器官或组织；②复旧的器官，如怀孕后的子宫、哺乳期后的乳腺；③改建的组织，细胞遗传指令改变，更换细胞器结构以适应新的需要，如胚胎发育中的器官或组织；④细胞亚致死性改变，部分细胞器损伤后无法恢复，必须去除损伤部分更新；⑤某些化学试剂的作用，如高血糖素可使肝细胞内对线粒体产生自噬作用，根皮苷可以加强对糖原的自噬作用。

（四）多泡小体

它是溶酶体的一种特殊形式，为单位膜包绕的多数小泡集体，其直径一般在 200~1500 nm 间，内含小泡的直径均在 500 Å 左右。小泡间的基质亮暗不等，各类细胞均可见到这种结构，尤以单核细胞及瘤细胞多见。其发生起源说法不一，或谓来自异噬泡或谓来自自噬泡；其内部的小泡或为外周膜的芽生性嵌入；或为高尔基氏器发生的小泡群为滑面内质网所包围；或为一簇吞饮泡为滑面内质网包围而成。小泡内可能含各种醇类，其具体功能不详。有人认为小泡内含细胞自噬物质，小泡外的物质则含细胞异噬物质。小泡破裂则多泡小体即变成残体，最终可以变为髓样小体。

透射电镜下观察到的组织和细胞的超微结构病理变化远不止于上述内容，可参照相关专著和文献。

（陈　云，梁　慧，雷森林）

第六节　电子显微镜在生物医学领域的应用

一、电镜在医学科学研究中的应用

（一）细胞及组织形态学检测

利用电镜可以观察人体及动物模型的各种细胞、组织的大体形态和超微结构以及细胞间的连接结构，如血细胞，神经组织中的神经元细胞、突触、髓鞘、胶质细胞，消化道平滑肌细胞及间质细胞等。

细胞凋亡是发生于众多疾病病理过程中的细胞死亡现象，细胞凋亡的检测是基础及临床研究中常用的指标。细胞凋亡过程中伴有特征性形态学变化，这些变化主要体现在超微结构上，如核固缩、碎裂，胞膜出泡及凋亡小体形成等。电镜形态学观察是判断凋亡的经典方法之一，如透射电镜可清楚地观察到细胞超微结构在凋亡不同时期的变化。通过对培养的细胞或组织中细胞凋亡的电镜检测，对研究疾病的发病机制、评估细胞的损伤或病变程度及药物的治疗效果具有重要意义。例如，研究抗肿瘤药对肿瘤细胞的杀灭效果时，肿瘤细胞的凋亡是其中重要的检测指标。

除细胞水平形态学观察外，电镜还可以直接观察包括牙及血管内血栓在内的各种组织的结构。在组织或器官移植中，电镜特别是透射电镜具有重要作用，可通过透射电镜观察供移植角膜的功能状态，评判角膜保存液的适用性，并为移植后患者的预后提供参考；在皮肤移植后，通过对移植部位组织的透射电镜分析，能观察到局部细胞组成结构及血管新生情况。另外，可应用扫描电镜观察研究血管铸型，探讨器官内微血管的立体构筑形式。迄今为止，利用电镜已经观察到了人体与部分动物的脑组织、耳、眼球、胃、十二指肠乳头与胆管、小肠、大肠、脾、睾丸、卵巢肺、肝、肾、肾上腺、心脏、上肢及下肢等器官微血管的构筑形式，并且能进一步结合血管分色铸型技术，清晰显示脑血管在脑实质内的走行与分布范围，从而对脑部疾病的诊断及外科手术起到一定参考作用。

（二）微生物的检测

通过电镜能观察到普通光镜难以确定的微生物。

（1）细胞培养中细菌污染的早期快速检测。细胞培养中某些细菌污染早期常不伴有培养基的浑浊，因此普通光镜难以确定细菌污染的存在。通过对可疑污染的细胞冻融物样品进行电镜检测，能快速确定是否存在细菌污染。

（2）病毒检测。病毒是最小的生命形态，应用电镜能直接检测到病毒并对其进行分类、鉴定。理论上，电镜可以检出任何在体外培养的细胞中或体内组织细胞内复制、增殖的病毒及其感染所致的细胞病变，并提供有关病毒与宿主相互作用的超微结构信息。病毒学研究也是在整个生物医学界中利用电镜研究受益最多的领域。如，利用电镜负染技术及免疫电镜技术等可以从不同临床样品（如血清、粪便、痰液、咽拭液及病变组织匀浆液等）中快速高效地检出病毒颗粒，并根据其形态结构特征对疾病做出早期诊断，特别是那些需要复杂培养条件和尚不能在体外培养中繁殖的病毒。

（3）利用电镜也可观察其他微生物，如通过透射电镜观察生殖道细胞内的沙眼衣原体感染情况，通过扫描电镜能观察人附红细胞体对红细胞的感染等。

（三）医学生物材料性能的评价

电镜是生物材料研究中必不可少的工具。利用扫描电镜可以观察材料表面形态变化，利用透射电镜观察材料内部结构，如对医用纳米材料表面及内部超微结构进行观察。同时，还可通过电镜能观察培养于生物材料中的细胞生长增殖状态，从而对培养条件的优化及生物材料性能的改进提供重要的参考依据。在多孔微载体细胞培养中，扫描电镜亦能清晰观察到培养细胞在微载体上的黏附和伸展状况、细胞生长增殖情况及是否脱落等。此外，应用扫描电镜结合 X-射线衍射技术能对多孔人工关节中骨长入情况、口腔生物材料与牙齿相互作用等进行分析。

（四）寄生虫超微结构观察

通过电镜观察寄生虫的超微结构，可用于虫种的鉴定及临床前药物研究。如应用电镜进行活体检查寄生于十二指肠黏膜的鞭毛虫虫体，进行超微结构研究，有利于探讨其致病机制及开发更好的治疗药物。槟榔承气汤治疗猪带绦虫病后，扫描电镜见绦虫头节吸盘内有泡状分泌物，颈部上皮糜烂；透射电镜见其皮层严重受损，肌层及实质细胞均有不同程度损伤，线粒体肿胀或空变，神经索受损。

（五）组织内微量元素分析

利用扫描电镜结合 X-射线能谱分析技术，能对小到微米甚至纳米范围的区域进行微观形态观察并进行化学元素成分分析。比如，利用该技术可以观察头发的超微结构变化（毛囊、发干及其连接处）及其局部微量元素的含量变化。X-射线能谱分析方法具有成分分析功能和高分辨率的特点，在材料科学、生物医学和地质等领域得到了广泛的应用。

（六）蛋白及小分子化学物质在细胞内分布及定量分析

电镜酶细胞化学是运用电镜超薄切片技术研究酶细胞化学的一门技术，能检测细胞中各种酶在超微结构水平上的分布及其在细胞中含量的变化。电镜酶技术在肿瘤学及寄生虫病的研究中具有重要作用。如可用于观察不同种类胃癌细胞的标志酶：黏液腺癌细胞有酸性磷酸酶反应而低分化腺癌焦磷酸硫胺素酶则无反应。通过电镜观察组织内阿米巴滋养体的标志酶，发现酸性磷酸酶、胞嘧啶核苷酸酶定位于溶酶体；过氧化氢酶和葡萄糖-6-磷酸酶定位于虫体的微体与内质网。组织内阿米巴滋养体有微体作为呼吸细胞器，若能人为破坏微体或抑制微体内过氧化氢酶，虫体将丧失细胞呼吸作用而死亡，这在抗溶组织内阿米巴药物筛选方面有重要意义。

在神经解剖学研究中，采用包埋前免疫电镜双重染色技术能检测两种物质在同一细胞或其突起内的共存现象，或含不同化学物质的两种结构（递质与递质、递质与受体）之间在超微结构水平上的相互关系。

二、在临床病理诊断和鉴别诊断中的应用

（一）肿瘤诊断和鉴别诊断

1. 白血病

扫描电镜可观察到组织及细胞表面结构，在白血病细胞分类中具有重要作用。如毛细胞白血病，除了在细胞内找到典型的板层体外，可通过扫描电镜观察到细胞表面有大量多而长的微绒毛突起。

利用电镜细胞化学染色技术，能从亚细胞学水平分析白血病细胞内酶及抗原的分布和定位，结合细胞形态学和免疫学检查，能使急性白血病的分型诊断几乎达到100%。有些疾病在光镜和常规电镜的基础上还不能完全确诊，需结合电镜酶细胞化学技术才能明确诊断。如血小板过氧化物酶定位于巨核细胞的核膜、线粒体及致密管道系统，对巨核细胞性

白血病的诊断有重要作用。

2. 其他肿瘤

电镜对神经系统肿瘤的诊断，特别是对新发现的肿瘤和肿瘤亚型，以及确定肿瘤的分化方向和分化程度上，具有免疫组化不可替代的作用。比如，通过电镜可确证脑膜瘤的诊断。外周神经中的雪旺细胞和神经束膜细胞有不同的超微结构特点，因此电镜在鉴别诊断神经鞘瘤、神经纤维和神经束膜瘤方面有重要应用价值。透射电镜在神经内分泌瘤的诊断方面亦也有重要价值，如甲状腺髓样癌细胞电镜下可见胞质内有特征性圆形颗粒。

无色素性肿瘤、嗜酸细胞瘤、肌原性肿瘤、软组织腺泡状肉瘤及神经内分泌肿瘤这些在光镜下很难明确诊断的肿瘤，利用电镜可以明确诊断。

通过透射电镜对细胞超微结构观察可以对一些肿瘤进行鉴别诊断，如鉴别胸腺瘤、胸腺类癌、恶性淋巴瘤和生殖细胞瘤，黑色素瘤和肉瘤以及腺癌和间皮瘤，神经母细胞瘤、胚胎性横纹肌瘤、Ewing 氏肉瘤、恶性淋巴瘤和小细胞癌，纤维肉瘤、恶性纤维组织细胞瘤、平滑肌肉瘤和恶性神经鞘瘤以及鉴别梭形细胞癌和癌肉瘤等，从而针对不同类型肿瘤采取合适的治疗手段。

透射电镜结合免疫电镜技术或免疫组化技术可以有助于对某些肿瘤的功能性分类或来源组织进行鉴定，如垂体腺瘤的功能性分类，肺低分化癌和神经系统肿瘤的鉴定。电镜原位杂交技术还能在细胞超微水平上确切定位靶基因，如某些癌或癌前病变相关的基因、细胞特异性基因及细胞内病毒基因等，从而有利于肿瘤的诊断。

（二）肝脏代谢性疾病、软组织系统疾病的诊断

电镜对影响儿童神经系统代谢储积性疾病的诊断起着重要作用。在肝脏代谢性疾病如Wilson 病中，线粒体在早期的病理变化对病理诊断是非常有价值的，通过透射电镜对肝细胞中线粒体的观察可以为该疾病的诊断提供重要依据。

（三）肾脏疾病的诊断

光镜、免疫荧光（免疫组化）和电镜检查是肾活检病理诊断中三个重要组成部分，通过电镜特别是透射电镜下可看到光镜下所不能看到的超微结构，如各种亚细胞器、病毒颗粒、纤维、电子致密物等。临床上很多肾脏疾病，包括微小病变性肾病、薄基底膜肾病、早期膜性肾病、早期淀粉样变性、Alport 综合征、纤维样肾小球病、免疫触须样肾小球病、胶原 III 肾小球病及 Fabry 氏病等，其病理诊断主要依靠电镜下的有关信息。

（四）消化系统疾病的诊断

如先天性胆总管扩症时，通过对患处组织进行透射电镜观察，能比光镜更早发现异常病变，且能清晰观察到细胞核的异常变化，从而尽早指导临床实施囊肿切除术，以防癌变。

（五）生殖系统疾病的诊断

如通过透射电镜观察精子结构，能区别光镜下难以区分的死精和活动力弱的精子，从

而有助于死精症和弱精症的诊断，防止漏诊和误诊，对临床针对不孕不育的治疗措施选择具有重要指导意义。

（六）其他疾病的诊断

如应用电镜冷冻蚀刻技术对骨骼肌细胞膜及红细胞膜内蛋白颗粒进行定量分析，对肌营养不良的诊断和发病机制研究具有重要意义。

三、在中草药鉴定中的应用

利用扫描电镜观察叶类、果实种子类及花类中药的表面超微结构，对其分种及生药学鉴定具有重要意义。例如，不同种香茶菜叶的角质层纹饰，非腺毛形状、大小、密度、着生状态以及表面雕纹，腺鳞细胞的组成及形状等均不同，通过扫描电镜观察可以进行种类确定。

四、在法医学和刑侦中的应用

扫描电镜能谱仪在毒物检验中具有非常重要作用。在常规的毒化检验中，运用化学方法对无机盐的阳离子进行检验认定，不但操作复杂，耗费大量的人力物力，而且使用的试剂中有很多会对人体造成很大的伤害。而利用扫描电镜能谱仪进行检验，不但操作简单，而且结果快速、可靠、科学。

另外，在刑事科学技术中对爆炸、枪击、凶杀、抢劫、盗窃等各类刑事案件中犯罪分子作案时遗留在现场的，或现场物质附着在犯罪分子身上及作案工具上的微量物证的检验，均可通过扫描电镜及能谱仪进行快速可靠的分析。

（陈　云，李银萍）

第七节　实验：透射电子显微镜的制样技术及样品观察

一、透射电子显微镜生物样品制备与上机观察

【实验目的】

了解透射电子显微镜生物样品制备技术和上机操作技术。

【实验原理】

大多数标本无法在一般的透射电子显微镜下直接进行观察，必须切成厚度为 10～100 nm 的超薄切片，然后进行观察。超薄切片制备方法与光学显微镜石蜡切片制备方法十分相似，但由于电镜分辨率高，样品微细结构被清楚显示的同时常常也可暴露出切片存在的各种人工损伤、污染变形。因此，超薄切片制备过程比普通光镜更为精细和复杂。

【实验对象】

（1）培养的细胞（贴壁或悬浮细胞）和动物组织（如小鼠肾）的透射电镜制样。

（2）透射电镜观察培养的细胞（贴壁或悬浮细胞）内部超微结构及动物组织小鼠肾小体超微结构。

【器材与试剂】

（1）超薄切片机；

（2）烤箱；

（3）冰箱；

（4）固定剂（戊二醛，四氧化锇）；

（5）脱水剂（乙醇，丙酮）；

（6）包埋剂（环氧树脂812#）。

【方法与步骤】

1. 取材

透射电镜技术具有一定的复杂性和特殊性，并且具有"一孔之见"的固有局限性，所以对其透射电镜技术制样的一系列程序都有其严格要求，尤其是取材，在透射电镜结果是否优良上起决定性影响。在取材前，要提前准备好并预冷一系列处理样品的器材，及新鲜的前固定液（4度，2.5%戊二醛）。并且保证需要进行取材的生物样品的正常生理状况。同时一定要明确实验目的，考虑清楚透射电镜观察的样品涉及什么器官或组织，透射电镜观察样品的什么部位等。同时根据材料的不同，取材方法也不同，现以动物组织（如肾）和培养细胞为例。

（1）动物组织（如小鼠肾）的取材。

动物材料（如：小鼠肾）在取材前，必须明确透射电镜超微结构观察是小鼠肾小体。肾脏由皮质和髓质组成，而肾小体位于皮质迷路和肾柱内，因本实验透射电镜观察肾小体，所以取样时选择肾脏的皮质，并且做到准确可靠。先处死动物，然后尽可能在 1 min 内取下需要电镜观察的组织（小鼠肾脏皮质），并迅速放入预冷（4 ℃）的新鲜固定液（2.5%戊二醛）中，用锋利的刀片修成 0.5~1 mm 的小块，放入有新鲜固定液（2.5%戊二醛）的有盖青霉素瓶内。

（2）细胞的取材。

贴壁培养的细胞用橡皮刮子将细胞从管壁上轻轻刮下，连同培养基一起收集到锥形离心管中，1000~2000 r/min 离心 5 min，使细胞离心成团，弃上清，加入新鲜固定液（2.5%戊二醛）。而悬浮培养的细胞需要离心获得细胞的沉淀物，然后弃上清，同固定贴壁细胞方法一样，用预冷的固定液进行固定处理。加入固定液固定贴壁或悬浮细胞时，要沿壁缓缓加入，避免冲散细胞团而影响以后的操作。

2. 固定

固定是电镜样品制作的关键步骤之一。目前常用固定剂有锇酸、醛类和高锰酸钾等。各种固定剂作用特点不同，单独使用时弊病较多，配合应用可取长补短，收到较好的固定效果。

超微结构研究面对各种不同的标本，有人及动植物的组织、培养的单层细胞，也有胸水、腹水或血液，因此，不可能使用任何单一固定模式。常用固定方法如下：

（1）动物组织（如小鼠肾）的固定方法。

①常规组织块双重固定法（通用固定法）：这种固定方式适用于大多数情况。

a. 前固定：样品经 2.5%戊二醛（磷酸缓冲液或二甲砷酸钠缓冲液配制）或用 2%多聚甲醛加 2.5%戊二醛固定液在 4 ℃下固定 1~2 h。

b. 漂洗：在 4 ℃下用配制固定液的同系列缓冲液反复洗涤前固定后的样品 2~3 h（中间换液数次）或漂洗过夜。

c. 后固定：样品经 1%锇酸固定 1.5~2 h。

对大多数生物医学样品来说。适宜的固定温度为 0~4 ℃。温度较高可能促进固定剂的渗透，但同时也增加了自溶速度。较低的温度能减慢自溶并减少抽提，但固定温度不应低于 0℃，否则易形成冰晶，破坏结构。

②灌注固定法。

通过血管灌注适量固定剂，能迅速及时地在原位固定细胞组织，减少离体死亡后缺氧引起的自溶变化，很好地保存组织的微细结构，尤适用于取材修块困难的柔软组织或难以浸透、死后变化快的组织和器官，如中枢神经系统、肾脏、视网膜等。另外，在电镜细胞化学中应用也较广。灌注固定技术，要求操作者事先熟悉解剖位置，选择适当灌注途径和掌握熟练的技巧。

（2）培养细胞的固定方法。

无论贴壁细胞还是悬浮细胞，都需要离心成团，沉淀用 2.5%戊二醛进行前固定30 min~1 h，再用配制固定液的同系列缓冲液洗 1~2 次后，用 1%锇酸固定 30 min~1 h。

3. 脱水

固定后的组织块含有游离水，不能与包埋剂混合，必须用中间介质（脱水剂）脱除水分，以利包埋剂浸透渗入。常用脱水剂为酒精或丙酮。

一般脱水步骤如下：

50%酒精或丙酮	10~15 min
70%酒精或丙酮	10~15 min（或置冰箱过夜）
90%酒精或丙酮	10~15 min
100%酒精或丙酮	二次，每次 10~15 min

脱水一般应在 4 ℃下进行，使用 100%酒精或丙酮阶段可在室温下进行，但空气湿度不宜过大，这一步宜在干燥箱中操作以免脱水不彻底。

4. 浸透与包埋

组织块（样品）在完成脱水后，即可进入渗透阶段。渗透包括两步：第一步是将样品置于 100%脱水剂与等量包埋剂的混合液中；第二步是将样品置于纯包埋剂中。经过上述渗透之后，即可进行包埋。常规的包埋是把经渗透后的样品挑入已装有包埋剂的空心胶囊，并放入标签，放入 37℃温箱过夜。此后，放入 60℃温箱聚合 24~48 小时，制成包埋块。

5. 修块、切片和染色

超薄切片是在超薄切片机上进行。

（1）切片前必需的准备工作：a. 修块；b. 制刀；c. 载网（铜网）和支持膜。

（2）超薄切片：厚度在 60~90 nm。

（3）染色：染色的目的是为了增强图像的反差。方法是样品置于重金属盐进行双重染色（如在醋酸双氧铀和枸橼酸铅中进行染色），即吸附重金属离子增加电子反差。

（4）透射电镜观察、拍照。现在的电镜操作都比较简单易学，主要是对参数选择上要有一定的理论指导和实践经验，拍摄的照片分辨率都非常高，且全部实现电子化和信息化管理。

【注意事项】

1. 取材时的注意事项

取材的要点是快、小、准、冷。

（1）快。要求组织新鲜，如为实验动物，应在麻醉（1%戊巴比妥钠 5 mL/kg 腹腔注射）或断头后 1~2 min 内取材完毕，如材料来自临床外科手术室或活检，也需尽可能缩短取材时间。这一过程稍有延迟则会出现组织自溶，严重者使细胞超微结构受到破坏，失去观察价值。

（2）小。取下的材料应迅速用锋利的刀片修成 0.5~1 mm 的小块，并立即投入有新鲜固定液的有盖小瓶内。取材时要保持样品原有状态，应避免牵拉、挤压。

（3）准。由于超薄切片的面积很小，所以要取材也要切的很小，因此必须找准部位。如要观察病变肾中肾小球的超微结构，必须选取病变部位并含有肾小球的皮质部分。

（4）冷。取材最好在 0~4 ℃低温条件下操作，以抑制溶酶活性，减少自溶。所用器械、容器及固定液应予预冷，修块也应在滴有冷固定液的蜡板或玻片上进行。取材常见失败原因是组织过大和低温操作注意不够。

2. 样品切片与染色时的注意事项

（1）切片反差效果差。可能是切下的样品太大或太厚，锇酸没能完全渗透到组织中；也可能是锇酸配制有误；或染色液如醋酸铀或枸橼酸铅配制时，称量有误或 pH 不准等。

（2）透射电镜观察超薄切片有污染物。可能是切片室内环境卫生差或切片接触到受污染的器皿、镊子、水等；除此以外，也可能是在枸橼酸铅染色过程中，长时间与空气中的二氧化碳接触，在切片上形成黑色颗粒。

3. 透射电镜观察注意事项

（1）透射电镜观察前要多读文献，了解自己研究样品的透射电镜图，方便在透射电镜观察中能快速找到观察内容。

（2）样品在放入透射电镜前，要保证铜网绝对干燥。如果遇到空气湿度比较大的季节，在进行透射电镜观察前，装有样品的铜网应放在干燥箱中保存。

（3）在透射电镜观察时，先在低倍放大的情况下找到样品，适当放大并聚焦找到要观察的位置，确定要观察的位置并且能够看清楚后再放大聚焦，直到期望的倍率，并在此过程中保证要观察的区域处于扫描窗口的中央。

二、电镜细胞化学技术

【实验目的】

了解生物医学电镜细胞化学技术的基本原理及方法。

【实验原理】

细胞中有很多酶，它们的分布不是杂乱的，都有其特定的超微结构位置，这种酶存在的特定部位称为酶的定位，酶的细胞化学技术就是要通过酶的特异细胞化学反应来显示酶在细胞内定位。对酶的细胞化学来说，酶反应的特异性是很重要的。在生物化学中，酶细胞化学方法包括三个基本步骤：

(1) 酶的固定，使酶固定于细胞内所在的部位，防止位移；

(2) 酶的特异性反应；

(3) 使反应产物在电镜下可见。

【实验对象】

生物体的各种细胞、组织的超微结构（如培养细胞、细菌、动植物组织等）。

【器材与试剂】

(1) 震荡切片机；

(2) 固定剂（戊二醛，四氧化锇）；

(3) 脱水剂（乙醇，丙酮）；

(4) 包埋剂；

(5) 酶反应试剂；

(6) 超薄切片机。

【方法与步骤】

(1) 取材与固定。取材与固定的方法与标本来源有关。将实验动物的组织用灌注固定，用低浓度戊二醛与固定液（或1%戊二醛与2%甲醛混合固定液）经血管灌注固定组织，然后取下所需组织，切成长条状组织块；手术标本、血细胞、培养细胞等用直接浸泡固定。固定液浓度和固定时间必须根据酶的性质、组织的种类等因素通过实验来确定。

(2) 漂洗组织。用0.1 mol/L二甲砷酸钠缓冲液（pH7.4）在4 ℃下漂洗组织，洗去固定液。漂洗时间一般在2 h以上，有些酶可以漂洗过夜。

(3) 切片组织。将长条形组织块埋在7%琼脂中，用组织切片机把组织切成厚度25~75 μm的组织片，切下的组织片继续浸在4 ℃的0.1 mol/L二甲砷酸钠缓冲液中。如果没有组织切片机，可用刀片将组织尽可能切薄，但在超薄切片时注意只能使用组织表面30~40 μm的部分。

(4) 置换缓冲液。将组织片置入配制孵育液用的缓冲液中。换液2~3次，每次5~10 min，使组织内部建立细胞化学所需的pH条件。注意缓冲液需保持在4 ℃左右。必要时可将此步改为预先孵育步骤，就是把组织片放在没有底物的孵育液里浸透 20 min 左右，使组织内部建立所需的 pH 条件以及足够的捕捉剂浓度。

（5）孵育。将组织片放在新鲜的孵育液中，在振荡式恒温水浴中孵育。孵育过程中不断振荡孵育液，使其容易透入组织内。孵育温度和时间可根据不同的酶和组织通过实验确定。

（6）漂洗组织。首先用配制孵育液的缓冲液漂洗组织，一般换洗 2~3 次，每次 5 min。然后用 0.1 mol/L 二甲砷酸钠缓冲液漂洗 2~3 次，所用缓冲液保持在 4 ℃左右。漂洗的目的是去除组织中剩下的各种孵育试剂，特别是铅离子。

（7）后固定。用 1%锇酸固定液对组织作后固定，由于组织较薄，在 4 ℃下的固定时间一般不超过 1 h。

（8）脱水包埋。按超薄切片技术中的常规方法进行组织的脱水和环氧树脂包埋。

（9）超薄切片与染色。超薄切片不宜太薄，一般以 70~90 nm（金黄色）为宜。对超薄切片染色要慎重，因为电子染色可能会模糊细胞化学反应的细节，染色液也可能对细胞化学反应产物起作用。因此首先必须观察未经染色的切片，只有确证染色对细胞化学反应产物没有干扰的情况下才能作常规超薄切片染色。

【注意事项】

（1）孵育前标本的固定问题：选择低浓度戊二醛（0.5%~2%）作为基本固定剂，常用的固定方式有浸泡固定和血管灌注固定两种，其中血管灌注固定的效果要比浸泡固定好。一般灌注固定时间以 5~10 min 为宜，浸泡固定时标本不宜过大，时间控制在 30 min 左右。

（2）孵育的条件控制问题：①生物样品的厚度；②孵育前更换缓冲液（pH 值）；③孵育液的配制，孵育液配好后必须再次校正 pH；④孵育的温度和时间。

（3）孵育后标本处理问题：组织经孵育后形成不溶性的最终反应产物。一般情况下，组织经孵育后可按超薄切片技术中的常规方法作后固定、脱水、包埋和超薄切片。

三、免疫电镜细胞化学

【实验目的】

了解免疫电镜细胞化学，即将电子显微技术与免疫细胞化学技术结合起来，从而达到抗原或抗体在分子水平的定位。

【实验原理】

免疫细胞化学是用标记特异抗体对组织内抗原分布进行形态学研究的一种方法。由于抗原抗体结合具有较高特异性，因此，用已知抗原或抗体去查对细胞内的相应抗体或抗原，就具有较高的特异性和灵敏性。然而，抗原抗体的结合是不可见的，必须借助可见的细胞化学手段。例如用酶、同位素、铁蛋白和荧光素等对抗体或抗原进行标记，从而显示抗原、抗体的特异结合部位。免疫细胞化学就是用标记的特异性抗体（也可标记抗原，但标记抗体法应用较普遍），对细胞或组织内抗原（或抗体）的分布进行定位的一种手段。它是由细胞化学技术、免疫学技术与形态学研究相结合而发展起来的一门技术。抗原抗体免疫细胞化学技术可在细胞水平上研究免疫反应。因此，Singer 于 1959 年首先提出了用电致密物质铁蛋白（ferritin）标记的方法，为在细胞超微结构水平研究抗原抗体反应提供了可能。在此基础上，相续发展了杂交抗体技术、铁蛋白抗铁蛋白复合技术、蛋白A-铁蛋白标记技术、免疫酶以及胶体金技术等。虽然不同的免疫电镜技术具有其各自独特的细胞学方法，但一般处理程序均相似，包括：免疫血清的制备、固定和取材、包埋、免疫染色和对照试验等。

【实验对象】

生物体的各种细胞、组织的超微结构（如培养细胞、细菌、动植物组织等）。

【器材与试剂】

（1）震荡切片机；

（2）固定剂（戊二醛，四氧化锇）；

（3）脱水剂（乙醇，丙酮）；

（4）包埋剂；

（5）抗原，抗体试剂；

（6）超薄切片机。

【方法与步骤】

1. 免疫染色

免疫染色分为包埋前染色和包埋后染色。

（1）包埋前染色。即先进行免疫染色，在解剖显微镜下将免疫反应阳性部分取出，修整成小块，再按常规电镜方法处理，经锇酸后固定、脱水、包埋。

包埋前染色法的优点是：①切片在免疫染色前不经过锇酸后固定、脱水及树脂包埋的过程，抗原未被破坏，易于获得良好的免疫反应；②可在免疫反应阳性部位定位做超薄切片，提高电镜下的检出率。特别适用于含抗原量较少的组织，但由于经过一系列的免疫染色步骤，常出现一定程度的超微结构损伤。

（2）包埋后染色：组织标本经过固定及树脂包埋，做成超薄切片后，再进行免疫组化染色。由于是以贴在网上的超薄切片进行免疫染色，故又名之为载网染色。操作中必须注意的是：①后固定中一般以不用四氧化锇为佳；②在免疫染色过程中，选用镍网或金网；③在免疫组织化学处理的全过程中，应注意保持网面的湿润，网面干燥会影响抗体活性。本法的优点是超微结构保存较好，方法简便，阳性结果有高度的可重复性，而且能在同一张切片上进行多重免疫染色。但抗原活性在电镜生物样品处理过程中可能减弱甚至丧失。

2. 免疫电镜样品的包埋

国内现普遍采用的是环氧树脂包埋法。可直接脱水后包埋，另外也可将小片组织或半薄切片贴在载片上，将充满环氧树脂的胶囊翻置于切片上聚合、硬化。为了减少脱水、浸透和树脂包埋过程中对组织抗原的破坏，可应用低温包埋剂。常用的低温包埋剂是丙烯酸类的混合物，商品名叫 Lowicryl K4M，简称 K4M。经戊二醛-多聚单醛固定液固定后的组织，置于含7%蔗糖的 0.15 mol/L 磷酸缓冲液中，0 ℃过夜。次日用 0.15 mol/L 磷酸缓冲液（pH7.2），0 ℃冲洗 30 min。然后进行脱水、浸透和包埋。主要步骤如下：

（1）65%乙二醇，0 ℃，60 min；

（2）80%乙醇，-35 ℃，120 min；

（3）100%K4M：80%乙醇=1：1，-35 ℃，60 min；

（4）100%K4M：80%乙醇=2：1，-35 ℃，60 min；

（5）100%K4M：-35 ℃，60 min；

（6）100%K4M：-35 ℃，过夜；

（7）组织块包埋于盛有 K4M 的胶囊中，在-35 ℃下，经紫外线灯（波长 360 nm）照射聚合 24~48 h，使变硬易于进行超薄切片。

低温包埋剂常用于铁蛋白或胶体金免疫电镜技术包埋后染色。这种包埋剂特别有助于抗原性的完整性的保存和免疫染色的穿透性，使得用环氧树脂包埋难以检出的许多抗原得以显示。

3. 对照实验

为确定方法的特异性，排除非特异性，宜同时进行对照实验，常用的有以下三种：

（1）吸收实验。用过量的特异性抗原吸收相应的第一抗体，然后用吸收后的抗血清作第一抗体孵育切片，结果为阴性。

（2）置换实验。用正常动物血清（动物种属与第一抗体一致）代替特异性第一抗体血清进行孵育，也有用 PBS 代替，结果为阴性。

（3）阻断实验（又叫封闭实验）。用大量未标记的抗体孵育切片，使其预先与组织中特异抗原决定簇结合。此时加入已标记的特异性血清，由于抗原决定簇已被结合而不会再显示免疫反应，结果为阴性。

【注意事项】

每次免疫染色中间的清洗工作应注意彻底，否则非特异性反应物和污染物常难以与真正反应产物相区别。

（方　萍，陈保平，周　颖）

第八节　实验：扫描电子显微镜的制样技术及样品观察

【实验目的】

了解扫描电子显微镜生物样品的技术及上机观察。

【实验原理】

（1）常规扫描电镜不适合观察含水样品，因此需要进行干燥处理；

（2）常规扫描电镜要求样品应具有一定导电性，否则电子探针打到样品表面时易产生荷电现象，所以，需要对其本身不导电的样品进行导电处理，一般是进行金属镀膜处理。

【基本操作】

1. 样品的前处理

扫描电镜样品的前处理主要包括表面清洁、固定、漂洗和脱水等过程。而每一过程的处理方法基本上都是沿用透射电镜样品的处理方法的，这里不一一再作详述。但是，由于两种电镜观察的要求不同，因此，在处理中也有不同之处：

（1）所切取的样品比透射电镜的样品稍大一些，一般为 8~10 mm^2，高度可达 5 mm。

（2）扫描电镜要观察的是一个结构完整而无杂物的清洁的表面，但是在许多样品的表面常附有黏液、血液、组织液及灰尘等杂物妨碍着观察，以致造成对图像的错误解释，所以，在固定前都必须做好表面的清洁工作。

对样品的清洁可根据不同的样品采用不同的方法，其中常用的方法有：

表面正常干燥的样品（如叶、花瓣、茎等蜡叶标本），可用吹气球或除尘器的风吹净，也可用软毛笔轻扫等方法除去表面的灰尘和其他杂物。不要损伤样品，吹风和清扫的力量取决于样品的硬度和污染的程度。

一般动植物组织，可用蒸馏水、生理盐水或缓冲液漂洗或冲洗。对有油脂分泌物和蜡质覆盖层的样品（如毛发、蚜虫）应采用有机溶剂反复浸洗。对一些附有黏液的组织可采用酶解法或其他试剂处理来清洗，如一般组织可用木蛋白酶和淀粉酶（用机械分离的细胞）清洗；肠黏膜可用糜蛋白酶清洗；用胰蛋白酶可分离和清洗胃黏膜的细胞。有些组织也可用试剂进行清洗，如要分离神经细胞可用稀释的乙二胺四醋酸处理，用甘油和稀释的乙醇延长浸渍时间可以从分泌乳腺中除去乳汁等。

对微小的样品要用离心法或放在用镍过滤网制的小容器中清洗。对于特殊的样品还须用特殊的方法进行清洗。

（3）样品的固定、漂洗和脱水等处理所用的试剂和方法基本上与透射电镜的样品相同。

2. 样品的干燥

生物样品经过脱水，只是用脱水剂取代了样品中原来水的位置，这时的样品还被脱水剂浸润着，还不能直接进行镀膜和观察，因此必须设法在样品不受或少受表面张力影响的条件下除去脱水剂，使样品真正干燥。目前常用的干燥方法主要有空气干燥法、临界点干燥法和冷冻干燥法等。

（1）空气干燥法。

空气干燥法又称自然干燥法，就是将经过脱水的样品，让其暴露在空气中使脱水剂逐渐挥发干燥。此法的最大优点是简单易行和节省时间：它的致命缺点是在干燥过程中，组织会因脱水剂挥发时表面张力的增加而产生收缩变形。因此，此种方法一般只适用于外壳（表面）较为坚硬的样品。

为了减少样品的收缩变形，在采用空气干燥时，除使用易挥发和表面张力小的溶剂

（乙醇、丙酮）脱水剂外，还应使样品得到充分固定，特别是须经四氧化锇固定效果才较好。因为它会使组织变得较为坚硬，使收缩变形减少。

（2）临界点干燥法。

临界点干燥法是一种消除了物相界面（液相/气相），也就是消除了表面张力来源的干燥方法。这种方法由于没有表面张力的影响，所以样品不易收缩和损伤。此法所用的仪器结构不甚复杂，操作较为方便，所用的时间也不长，一般约 2 h 即可完成，所以是最为常用的方法。

物质的临界点是 1822 年由 Charles cagridde La Tour 发现的。他将不同的液体分别装进玻璃试管并密封起来，然后一边转动一边加热，这时，他发现随着温度的升高，试管内的液相和气相之间的弯月面开始变得模糊起来，最后，每种液体都存在某一温度，在这一温度时，液相的弯月面完全消失，只有在试管冷却之后，弯月面才又重新出现。

那么，弯月面的消失意味着什么呢？它意味着液相和气相之间的界面没有了，之所以出现这种现象是因为在密封的容器里，液体受热膨胀，而气体本身被压缩，最后在某一特定的温度和压力下，液体由于膨胀，气体由于被压缩而使两者的密度相同，因而相互混合成一种均一的流体，原先存在它们之间的弯月面（即液相）就消失了，表面张力也自然等于零。因此，所谓临界点，就是指使物质的气态和液态两相之间达到相同密度，成为均一流体状态时的温度和压力的总称。此时的温度称临界温度；此时的压力称临界压力。

（3）冷冻干燥法。

冷冻干燥是经冷冻的样品置于高真空中通过升华，除去样品中的水分或脱水剂的过程。冷冻干燥的基础是冰（或固态溶剂）从样品中升华，也就是使水分从固体直接转化为气态，不经过中间的液态，不存在气相和液相之间的表面张力对样品的作用，因此，能较好地避免或减少在干燥过程中对样品的损伤。冷冻干燥方法有两种：含水样品直接冷冻干燥和样品脱水后从有机溶剂中冷冻干燥。

含水样品直接冷冻干燥法：

此法相对于临界点干燥有其明显优点，即能直接使含水样品冷冻干燥，不需要用有机溶剂脱水和置换，避免了无极性溶剂对样品成分的抽提作用，不会使样品收缩和膜结构或表面物质产生穿蚀。如用此法干燥植物叶的样品，叶面角质层能保持自然状态，从而得到好的电镜样品。

含水样品冷冻干燥的步骤如下：

①取材固定。按常规方法进行；

②冷冻保护剂渗透。将样品 10%～20% 的二甲基亚砜水溶液；或 15%～40% 的甘油水溶液；或氯仿中浸泡数小时；

③骤冷。将经保护剂处理过的样品迅速投入已用液氮预冷到 $-150\,℃$ 的氟利昂-12 或氟利昂-22 冷冻剂中，使样品中的水分在片刻间冻结；

④升华干燥。将已骤冷冻结的样品移到冷冻干燥器内已预冷的样品台上（保持 $-70\,℃$ 以下），抽真空（真空度为 $10^{-1}\sim10^{-3}$ 毛），经几小时或数天后，样品即达到干燥；

⑤装台镀膜。先将冷冻干燥器的样品台加热至室温，然后将干燥器放气，取出样品迅速装台粘样，送入镀膜仪中镀膜。

但是这种方法也有其不足之处，就是干燥时间太长，如单层细胞也要几小时才能达到干燥，而几毫米厚的组织块可能要持续干燥一至数天，同时要判断是否干燥也较为困难，冷冻过程中会形成冰晶，使细胞成分因受冰晶挤压而产生移位和变形，造成人为的网状结构。因此必须采取一些防止这一不良情况产生的措施，以使样品的损伤减少到可以忽略的程度。

为了防止冰晶的形成，可采用以下办法：①用骤冷剂提高冷冻速度。常用的骤冷剂有氟利昂-12和氟利昂-22；此外，液态-固态氮的半凝固状混合的温度可低至-210℃，因此可作为骤冷剂。②用冷冻保护剂如二甲基亚砜（DMSO）、甘油或氯仿处理样品，能抑制水分子集合成冰晶和限制冰晶的大小，以保护样品免受冰晶的损伤，尤其以氯仿处理的效果为好，因为氯仿易于挥发，不会留在样品表面而影响观察。

样品脱水后的冷冻干燥：

这种方法是用乙醇或丙酮脱水后过渡到某些易挥发的有机溶剂，然后连同这些溶剂一起冷冻并在真空中升华（直接用于脱水的乙醇作为冷冻干燥剂也有效）而达到样品干燥的目的。这种方法相对于前一种方法有下列优点：即有机溶剂在冷冻时形成非晶体固态，不像水那样结冰时产生膨胀，因此不会产生冰晶对样品的损伤。有机溶剂能以比水快得多的速度从固态中升华，因此干燥时间比上一方法短得多，不需要专用的冷冻干燥装置，只用普通的真空干燥器加一块金属块作样品台即可。但此法也有不足之处，就是有机溶剂对样品成分有抽提作用，易造成部分内含物丢失。

此法的操作程序与前法基本相同，只是无需用冷冻保护剂处理而已。

3. 样品的装台粘胶

将样品装固在样品台上，最好采用导电胶。导电胶分为两类：一种是银粉导电胶。如日本生产的D550，这是一种将很细的银粉拌在低电阻树脂液内制成的胶水，使用较为方便，这种树脂的绝缘电阻低；干后的电阻率仅为$0.02\Omega/mm$，并可以被溶剂溶解还原；也有其他产品的银粉导电胶，如在自干型清漆或聚甲基丙烯酸异丁酯-醋酸乙酯溶液内拌以银粉使用，但其电阻较大。另一种是将石墨粉拌在低电阻树脂液内的碳导电胶，它价格低廉，效果也很好。

对不镀膜而直接观察的样品，必须用导电胶来粘固样品；对于要镀膜的样品，则可以用其他胶水（如万能胶、乳胶等）来代替，微细的样品（如粉末、纤维）也可用双面胶纸来粘贴。

样品底面面积较小的样品（如圆形），装台粘胶时，不能仅用胶水涂样品与样品台接触的那一小部分，这样不仅样品不易装固，而且镀膜时产生死角，金属膜层与样品台不相接，电导性能差，易产生充电现象，从而影响观察和拍照。因此，应多涂点胶，这样就既能保证镀层在最薄的情况下也能与样品台形成连续的导电膜，同时也使样品粘得牢；样品粘好后应待胶水层内外都干透后才进行镀膜和观察，否则会影响镀膜效果，并可能污染电镜镜筒。

对于大块的多角形厚样品，装台时，胶水也应涂成斜面。对纤维类样品，可以像牙刷那样穿在钻有孔的样品台上，齐根处涂胶水加固（观察横切面时）或平粘于样品台上，两端用胶水固定（观察纤维表面时）。

对于微粒、粉末类样品粘贴时应尽量避免成团，以利于寻找典型图样和提高镀膜效果。对于此类样品，可制成稀的悬浮液，然后滴在样品台上，或在样品台上粘上双面胶纸后，用牙签缠上棉花蘸取粉末样品，再用吹气球将样品撒落在样品台上，效果也较好。

总之，不论是哪类样品，都应达到粘贴牢固，便于镀膜和图像背景美观清晰的要求。

4. 样品的表面导电处理

生物样品和其他非金属样品的表面电阻率很高，在电镜观察时，往往容易发生荷电现象。另外，生物样品都是由低原子序数的碳、氢、氧、氮等元素组成，二次电子的发射率很低，难以获得必要的图像反差。因此，为了消除或减少以上不良现象的产生，生物样品和非导电体的样品在扫描电镜观察前，均需进行表面导电处理。

扫描电镜样品的表面导电处理方法主要有金属镀膜和组织导电处理两种。这儿只介绍金属镀膜法。金属镀膜法是采用特殊装置将电阻率小的金属，如金、铂、钯、银及碳等蒸发后覆盖在样品表面的方法。样品镀以金属膜（或碳膜）后，不仅能为入射电子提供通路，消除电荷积累的荷电现象，而且能提高二次电子发射率，增加信噪比，提高图像反差，以便能获得细节丰富和分辨率高的图像。其次，样品经镀膜后，还能提高样品表面的机械强度，增强耐受电子束轰击能力，避免起泡、龟裂、穿孔、分解和漂移等不良现象的产生；此外，通过镀膜能把扫描电镜的信息限定于样品表面，即防止来自组织内部的信息参与成像。

为了取得上述效果，所镀的金属膜应就符合以下要求：

（1）金属膜尽可能保持均匀的厚度；

（2）膜本身没有结构，或者是微细到难以看出的程度；

（3）膜要薄，不会掩盖样品表面原来的细微结构；

（4）二次电子发射率好；

（5）膜本身不因电子轰击而发生变化，在大气中保存样品不易变性（即化学稳定性好）。

根据上述要求，多采用金、钯、铂、金-钯、铂-钯和铂-碳等材料，应用真空镀膜及离子溅射方法镀膜。

（1）真空镀膜法。

真空镀膜法是利用真空镀膜仪进行的。其原理是在高真空状态下（10^{-5}毛），使某些金属物质加热到熔点以上时，蒸发成极细小的颗粒喷射到样品上，由于金属的沉积使样品表面形成一层薄金属膜。

（2）离子溅射镀膜法。

在低真空中进行辉光放电时，由于离子冲击，阴极金属物质有飞散现象称为溅射。利用离子溅射仪对样品进行金属镀膜的方法，称为溅射镀膜法。这种装置很简单，主要由真空部分（真空泵）和溅射部分（真空罩）组成，在真空罩内装有阴极和阳极，阴极对着阳极的一面装有用于溅射用的金属靶（黄金靶、铂靶、白金靶或钯靶等），样品放在阳极的样品座上。当真空罩内的真空度抽到 0.1~0.01 毛时，在阴极与阳极之间加上 1000~3000 V 的直流电压，两极之间产生弧光放电的电场，在电场的作用下，罩内残余的气体分子被电离为正离子和电子，正离子被阴极吸引轰击金属靶，激发出金属颗粒和电子，并被阳极吸引附着在样品表面而形成金属导电膜。

镀膜后的样品即可置入扫描电镜进行观察和拍照。

扫描电镜的样品制备过程可以概括为如图 2-4 所示的流程。

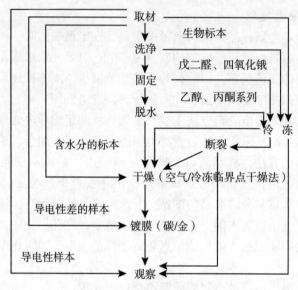

图 2-4　扫描电镜样品制备流程

【注意事项】

（1）临界点干燥仪操作时放气要缓慢；

（2）离子溅射仪操作时注意各旋钮的顺序。

（梁　慧）

第三章 生物分子分离技术

第一节 超速离心分离技术

一、概述

离心技术是借助于颗粒物质在离心机内作匀速圆周运动时受到的外向离心力而将物质分离的一种技术。离心技术已经成为分离、纯化和鉴别各种生物大分子的重要手段。以往，在一般实验室中所使用的离心机多用 30000 r/min 以下的普通离心机，如常用的低速离心机（转速在 10000 r/min）和高速离心机（转速为 10000~30000r/min）。主要用来分离悬浮于液体介质中的固体及各种胶体微粒（即所谓的固-液分离），还可以分离两种互不相溶的液体（即液-液分离）。随着离心技术的发展、离心机和转速的提高，超速离心机应运而生，其转速可达到 30000 r/min 以上，广泛应用于病毒、亚细胞结构、酶、DNA、RNA、脂蛋白等的分离、提纯、浓缩等工作。超速离心技术与超速离心机已逐渐成为分子生物学实验研究的有力手段和设备。

(一) 离心技术的基本原理

将样品放入离心机转头的离心管内，当离心机驱动时，样品就随离心管做匀速圆周运动，同时产生了一个向外的离心力。由于样品中不同颗粒的质量、密度、大小及形状等彼此不同，在同一固定大小的离心场中沉降速度也就不同，由此得以分离。

1. 离心力

物体在围绕中轴旋转时，就会产生一个向外的力，叫做离心力（F_c）。F_c 的大小的描述与运动物体的有效质量（m）及旋转的角速度（ω），离心管与转轴间的距离（r）成正相关性。公式表达如下：

$$F_c = m\omega^2 r \tag{3-1}$$

式中：角速度（ω），指每秒转过的弧度数，1ω 弧度即为弧长，等于半径的圆弧所对的圆心角。即 $\omega = 2RPM/60 = 0.1047 RPM$。其中 RPM（Revolutions Per Minute）为每分钟的转数（r/min）。

2. 相对离心力

由于各种离心机转子的半径不同，样品颗粒所受的离心力也不同。然而做圆周运动的颗粒，除受离心力作用外，还受到重力的影响。因此，对于超速离心国际上近年来采用相对离心力（Relative Centrifugal Force，RCF），也就是离心时所受的离心力和该颗粒所受的地球重力加速度的比值，来表达离心机转速。

$$RCF = \frac{m\omega^2 r}{mg} = \frac{\omega^2 r}{g} \tag{3-2}$$

式中：$\omega = 2RPM/60 = 0.1047RPM$，将其代入（3-2），得到转速（RPM）与相对离心力（RCF）的换算公式：

$$RCF = 1.12r\left[\frac{RPM}{1000}\right]^2 \tag{3-3}$$

任何离心机转子都可以通过公式（3-3）计算出最大半径（r_{max}）、最小半径（r_{min}）和平均半径（r_{av}）或任意位置的相对离心力大小。一般情况下，离心条件选用 r_{av} 时的相对离心力。

在很多文献中，涉及离心技术时，通常用相对离心力来表示，而不用转速来表示，因为单纯转速的大小对颗粒的沉降率并无决定性的影响。

3. 沉降原理

颗粒在重力场中沉降速度与颗粒的密度、大小及形状有关，而且与悬浮颗粒的介质溶剂的黏度、密度及离心加速度有关，其中介质及黏度是影响沉降速度快慢的一个重要因素。

（1）沉降速度。

在离心分离时，物质颗粒在一定的离心力场中，以转轴为中心向外辐射移动，然而辐射移动有快、有慢。这种速度称为沉降速度。沉降速度的快慢与颗粒和介质的物理特性（质量、形状、密度、黏度等）有关，还取决于离心机所提供的相对离心力大小。

根据 Stoke's 定律，颗粒的沉降速度：

$$V = 2r^2 (\rho_1 - \rho_2) \, g/9\eta \tag{3-4}$$

$$V/g = r^2 (\rho_1 - \rho_2) \, g/18\eta \tag{3-5}$$

式中：r 为颗粒半径；ρ_1、ρ_2 分别为颗粒和介质的密度；η 为分散介质的黏度；g 为重力加速度。

（2）沉降系数。

当一个已知大小和密度的球形颗粒悬浮在一种已知密度和黏度的液体中，它的颗粒半径、密度及溶液的密度、黏度、摩擦系数将是一个常数 S，它是沉降速度和 $\omega^2 r$ 的比率：

$$S = V/(\omega^2 r) \tag{3-6}$$

式中：S 是单位离心力场下的沉降速度。S 的单位是"s"，$1 S = 10^{-13}$s；ω 为角速度。

（3）沉降系数与 k 因子的关系。

k 因子是指转头离心效率指标，与转速、转头形状等因素有关，一般由公司提供。

$$k = \frac{2.533 \times 10^{11} \ln(r_{max}/r_{min})}{RPM^2} \tag{3-7}$$

式中：r_{max} 为转头最大半径；r_{min} 为转头最小半径；RPM 为最高转速。所给的 k 值是指装满样品后在最高转速时的 k 值。实际使用离心机时，都是低于最高转速运行的，那么在低转速下的 k 值通过以下公式计算

$$k_{\text{实际转速}} = k_{\text{最高转速}} \times (\text{RPM}_{\text{最高转速}} / \text{RPM}_{\text{实际转速}})^2 \tag{3-8}$$

在离心中，可以根据 k 因子与沉降系数 S 间的比例关系来估算沉降时间，公式如下：

$$t = \frac{k}{s} \tag{3-9}$$

式中：t 为离心时间，h；k 为转头因子；S 为样品的沉降系数。

(二) 超速离心机类型

超速离心机根据其应用的不同，分为制备型超速离心机和分析型超速离心机。

1. 制备型超速离心机

制备型超速离心机是生物工程和分子生物工程研究中最常用的仪器，利用它强大的离心力，从溶液中分离出"专门"的颗粒，"专门"颗粒就是细胞、亚细胞、蛋白质、核酸和病毒等生物大分子。

2. 分析型超速离心机

分析型超速离心机结构比制备型离心机更复杂，由于它装有 Schlieren（条纹）光学系统和电子扫描系统，可用于测定生物大分子的沉降系数和分子量及物理特性，还可用于鉴定分离提纯物的均一性、组成和浓度等。

(三) 超速离心机转头

离心机转头根据其用途分为两大类：一类是分析型超速离心机使用的分析型转头，可用于沉降颗粒的物理性质的测定；另一类是制备型超速离心机使用的制备型转头。

1. 角转头

不论是低速高速还是超速离心机，最常用的是角转头，即离心管与轴垂直方向成固定的角度。多用于适合差速分离的样品。

2. 水平转头

水平转头由吊桶和头两部分组成，离心前吊桶处于垂直位置，加速后它们被甩成水平的位置。可用于适合差速分离，也可用于密度梯度分离。

3. 垂直转头

垂直转头的离心管是严密而垂直的排列在转头边，角度是固定的。主要用于密度梯度分离，并可用于脂蛋白的分离纯化。由于颗粒在梯度中经过的距离只是离心管的直径距离，因此颗粒沉降到离心管壁的时间仅仅是颗粒在水平转头中管顶沉降到管底所需要时间的五分之一，这样就大大节约了离心时间。

4. 区带转头

区带转头又称"无管转头"，转头是一种扁形空腔，腔内轴芯上有块隔板把空腔垂直隔成 4 个小室，每一个小室相当一根独立的离心管，可同时灌注用于分离样品的密度梯度液。主要用于大量样品混合成分的密度梯度分离。

5. 分析性转头

离心杯的上下端有透明石英窗，主要用于生物大分子的分析测定和纯度测定。

（四）超速离心管的选择

超速离心管的正确选用取决于所用的转头类型，样品的性质，容量和离心之后分级溶液所采用的方法。可供制备型转头使用的离心管种类很多，常用的离心管包括：

1. 聚碳酸酯（PC）管

PC 管透明度好，强度大，硬度好，在 65000r/min 的转速下不会破裂，耐温消毒，也可用紫外光和环氧乙烷灭菌。

2. 乙丙聚合物（PA）管

PA 管半透明，化学及温度稳定性好，可采用高温，高压消毒，也可用紫外和环氧乙烷灭菌。

3. 聚丙烯（PP）管

PP 管半透明，化学及温度稳定性好，硬度小，对化学药剂耐腐蚀性差，能经高温蒸汽灭菌，很适用于高温实验条件。但低温下会发脆，不宜在 4℃ 以下使用。多数用于高速离心机。

4. 超净（UC）管

UC 管，可耐弱酸及一些弱碱，但不耐 DMSO 及大部分有机溶剂，不可高压灭菌，不耐油。

5. 石英离心管

有极好的光学特性，透明，有很宽的光谱带，对盐溶液及酸都有很好的耐腐蚀性（氢氟酸、磷酸除外），能在低温和高温条件下实验，耐高温蒸汽灭菌。

6. 硝酸纤维（CN）管

透明，硬度小，对酸、碱、油、芳香族的碳氢化合物和某些醇类都有极好的耐腐蚀性，用照紫外光或其他非热法（环氧乙烷）灭菌，可重复使用，不能使用高压灭菌。

7. 聚乙烯塑料（PE）管

不透明，和丙酮、醋酸、盐酸等不反应，化学性能稳定，但在高温下易软化。

二、超速离心方法的选择

超速离心分离技术在应用上分为制备型和分析型超速离心。制备型超速离心是浓缩与纯化最常用的方法，具体有以下几种：

（一）差速离心法

差速离心分离法是根据各种颗粒的密度、大小和形状的不同，即 S 值不同进行离心，在相同离心力作用下，各种颗粒沉降速度上的差异而分离的一种离心方法。这种方法适用于分离纯化 S 值和沉降系数都相差大的颗粒。

差速离心法要选择好颗粒沉降所需要的离心力和离心时间，否则将达不到分离纯化的目的。差速沉降离心分离法示意图如图 3-1 所示。一般是先低速离心颗粒，S 值最大，速度最快的大颗粒（P_1）首先沉淀下来，以高于上一离心速度离心第一次收集的上清液，含得到较大较重沉降速率较快的颗粒（P_2）和含较小较轻沉降速率较慢的上清液。将第二次离心所得的上清液以更高的转速离心，结果又形成一种新的沉淀（P₃）和新的上清液，如果实验需要，这种沉淀可再次低速洗涤，得到的大小和密度都是最小的颗粒。这种经过由低到高的离心加速度反复离心来沉淀悬液中不同大小的颗粒，从而达到纯化分离的离心方法称为差速离心分离法。

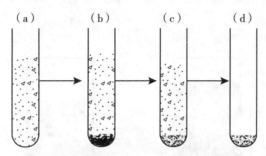

图 3-1　差速沉降离心分离法示意图

（a）离心前盛在离心管内的是含有大、中、小三种颗粒的悬浮液；（b）低速离心后，沉淀主要由最大的颗粒（P₁）组成；（c）进一步用高速离心上清液，得到主要由中等大小颗粒（P₂）组成的第二种沉淀；（d）最后一步用超速离心把余下的小颗粒（P₃）沉淀下来。

对于沉降系数相差比较大的颗粒选择差速离心分离法也是比较可取的。在组织匀浆中细胞器、病毒和亚细胞的实验中差速离心技术广为应用。其优点是技术简单，可使用容量较大的角式转头。但缺点是这种方法只能粗提、浓缩某些组分，很难获得一种完全纯化的样品，所以只有对样品纯度要求不太高的实验，差速离心分离方法是实用的。通过反复悬浮和离心洗涤沉淀，可以减少沉淀的交叉，但这样操作会使那些不稳定的细胞或细胞器受到损伤，沉淀容易损失，样品回收率低。

（二）密度梯度离心分离法

1. 密度梯度离心分离法的基本原理

密度梯度离心分离法是将样品置于梯度介质中进行离心沉降或沉降平衡，在一定的离心力下把颗粒分配到梯度中某些特定位置上，形成不同区带的分离方法。一般适用于沉降率（S）相差不大，但是密度（ρ）有明显差别的颗粒。密度梯度离心分离法又分两种方法，一种是速率区带离心分离法，另一种是等密度梯度离心分离法。

（1）速率区带离心分离法。

速率区带离心法，也叫 S 区带分离法。是利用样品颗粒之间沉降速度不同而进行分离，其示意图如图 3-2 所示。离心管中先装好不同密度的梯度介质溶液，然后将样品加在梯度介质的液面上。此离心管中加入的液体介质密度不均，自上而下逐渐增大构成了一个连续的密度梯度系列层，离心时，由于离心力的作用，颗粒离开原样品层，按不同沉降速率沿管底沉降。离心一定时间后，沉降的颗粒逐渐分开，最后形成一系列界面清楚的不连续区带。沉降系数越大，往下沉降的越快，所呈现的区带也越低。沉降系数较小的颗粒，则在较上部分依次出现。从颗粒的沉降情况看来，离心必须在沉降最快的颗粒（大颗粒）到达管底前或刚到达管底时结束，离心时间短，速度低，使颗粒处于不完全的沉降状态，从而出现在某一些特定的区带内。

在离心过程中，区带的位置和外形（或带宽）随时间而改变，因此，区带的宽度不仅取决于样品组分的数目、梯度的斜率、颗粒的扩散作用和均一性，也与离心时间有关。时间越长，区带越宽。适当增加离心力可缩短离心时间，并可减少扩散导致的区带加宽现象，增加区带界面的稳定性。

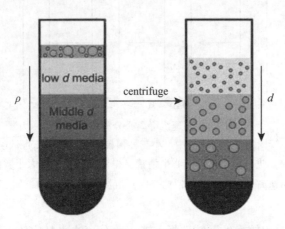

图 3-2　速率区带离心法示意图

（2）等密度梯度离心分离法。

等密度离心分离法也叫 ρ 区带离心分离法，是利用样品颗粒之间的密度不同而进行分离。等密度梯度离心示意图如图 3-3 所示，使不同密度的颗粒分别停留在相应的介质密度梯度上，形成一条等密度区带。

2. 密度梯度离心分离法样品的加入量

速率区带离心法为了取得最佳的分辨率，梯度液上所加的样品量不能超过所用梯度的承受能力，加入样品的体积与离心管的截面积之间应呈函数关系。加样量多少与预知梯度的斜率有关，一定的梯度斜率只能承受一定量的样品。从理论上来说，增大梯度的斜率时可以增加样品的量，但随着斜率的增大，其梯度液黏度增大，区带更扁平。所以说在日常实验中速率区带离心后的分辨率不好，往往是由于不顾分离样品的性质和梯度，样品加得太多造成的。在样品加入量的问题上还要考虑到样品在离心过程中的损失。等密度梯度离心分离法与速率区带离心法一样，在等密度梯度离心分离中加在梯度介质上的样品量不能超载，否则样品分离效果很差，等密度梯度离心所用的梯度的负载样品量取决于梯度的斜率和待分离的各种成分之间的密度差，目前还没有一个很好的数学方法来计算实际梯度的负载量，日常实验只能凭经验来判断。

3. 密度梯度离心分离法密度梯度介质的选择

（1）梯度介质的选择原则

梯度介质应有黏性，具有稳定性，有助提高梯度的分辨率。一种理想的梯度介质应具备下列几种特点：① 梯度介质成分应该是惰性的，且易于将所分离的生物粒子分开；

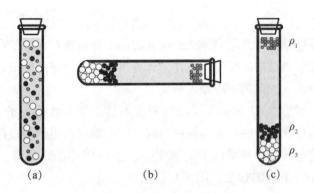

图 3-3 等密度梯度离心示意图

（a）样品颗粒在离心前均匀分布在梯度介质中。（b）、（c）离心后各颗粒根据密度（ρ）的不同，分别停留在与其密度相等的介质处。等密度梯度分离时，梯度中颗粒的分布完全决定于颗粒之间的密度，而与它们的大小、形状、沉降率等无关。密度差越大，等密度梯度离心分离效果越好。离心时样品可以加到任何位置上。离心时间长，速度高，通常等密度梯度离心的梯度介质液选用氯化铯，并且配制的最大的梯度密度要求大于密度最大的沉降样品。

②可达到要求的密度范围，且在所要求的密度范围内，黏度低，渗透压底，离子强度和 pH 变化小；③梯度材料不应该妨碍梯度中样品分离带的检测；④不损伤所分离的样品，离心分离后容易除去；⑤在紫外光和可见光区无吸收；⑥可以灭菌处理；⑦成分纯度高，价格便宜，用后能回收；⑧物理性质、热力学性质应该是已知的。

（2）常见的梯度介质的性质及应用范围

①蔗糖。介质是惰性的，价格便宜、性能稳定，在不同温度下它的浓度和黏度，密度和折射率之间的相关性早已经研究清楚。蔗糖可用于大分子的速率区带分级分离，也可用于病毒和细胞器的密度分离。蔗糖的缺点在于它是高渗透液，当浓度高于 9% 即为一种高渗透液，密度为 1.03g/cm³ 时，等密度梯度分离不适合一些对渗透压比较敏感的颗粒。不少等密度分离都需要高浓度的蔗糖溶液，浓度增大，黏度加大，对一些小颗粒样品难以到达它们的等密度点上，达不到分离的预期目的。此外，蔗糖高温灭菌易焦化，变成黄色或褐色。

②聚蔗糖。聚蔗糖是由蔗糖和表氯醇经化学聚合而成的，它的特点是当浓度低于 20%，$\rho=1.07g/cm³$ 时其渗透性完全显现为惰性；当浓度大于 30% 后，其渗透性急剧上升。所以，聚蔗糖在低浓度时对细胞和细胞器能起保护作用，广泛应用于细胞分级分离，不仅可用于速率区带、等密度离心，也用于差速离心。

③铯盐。最早用于核酸的等密度分离，是一类使用最广泛的等密度离心分离的介质。铯盐的特点是离子强度高，黏性非常低并有较高的渗透性，铯盐之间，在一定的离心力下梯度的陡度是不同的，$CsSO_4$ 的梯度的陡度比 CsCl 大（$CsSO_4$ 最大密度是 2.01，CsCl 最大密度是 1.91）。梯度斜率 $CsSO_4=1.75$，CsCl=1.0。$CsSO_4$ 用于 DNA、RNA、蛋白质的分离和纯化，CsCl 用于各种碱基成分不同的 DNA 的制备和分析，也可用于质粒的分离。CsCl 的价格贵，一般用完后进行回收。

④甘油。纯的甘油配制的梯度液可以用于速率区带分离，它的优点是能保护样品中酶

的活性，且价格便宜。

⑤碘化物。有碱性结构、并带有亲水基因，提高了化合物在水中的可溶性，它的渗透性和黏性要比同密度的蔗糖溶液低得多，在紫外光谱范围均有强烈的吸收、广泛用于细胞细胞器及大分子的分离，也可用于等密度分离。

⑥钠盐和钾盐：虽然 NaCl 和 KCl 溶液的密度不足以使多数大分子在其中形成区带，但是 NaBr 和 KI 却能形成稠密的、非黏性的溶液。它们都可以用于脂蛋白，蛋白质和核酸的等密度分离。在这些梯度中核酸区带的密度要比在 CsCl 中的低得多。其次这些盐溶液在离心时形成一种非常平坦的梯度，因此它们就具有高度的分辨率。此外，RNA 在 KCl 梯度中不会发生凝聚和沉淀现象。

⑦聚乙烯吡咯烷酮 PVP。是一种新型梯度介质。在胶体粒子的外面包一层 PVP 材料，减轻了梯度介质对样品影响，遇冰冻以及盐溶液时比较稳定。可高温蒸汽灭菌而不受破坏。但其渗透压很低，并有不同大小的颗粒，平均直径为 21 nm～22 nm，没有毒性，适用于分离完整细胞器。

总之，离心时，被分离的组分及梯度介质都在离心力作用下向离心管底部（甩平、角式）或外壁沉降。对于梯度介质，如果它们的沉降速度在离心初始阶段远大于浓度扩散速度，那么就可以形成连续的密度梯度。这就是"自形成梯度"产生的基本原理。可以把被分离样品和梯度介质混合在一起离心，梯度介质在离心过程中形成密度梯度，而样品中不同组分则沉降（或上浮）到它们自己的等密度区。另一种方法是预先制备好密度梯度，将样品铺在离心管（或区带转头）的某一部分（如离心管上部、下部或中部）离心，使样品中各种组分沉降（或上浮）到它们自己的等密度区前后，从而达到所需要的"平衡"结果。预先形成梯度可以是不连续的（阶梯形），也可以是连续梯度。阶梯形不连续梯度大多适用于从植物或动物组织的匀浆中分离整细胞或亚细胞器，或用于某些病毒的纯化。而连续梯度由于其密度平滑地变化，用于某些生物样品的多种成分的分离。

三、离心操作的注意事项

（一）实验前的注意事项

在使用离心机前，要注意样品的密度，避免过速离心。离心转头只能在样品密度不超过厂家设计的密度（以 Beckman L-100xp 超速离心机为例，厂家设计的密度为一般为 $1.2g/cm^3$），才可采用最高速度。尤其进行密度梯度离心前，必须确认一个离心管中的所有梯度介质液的密度的平均值不超过厂家设计的密度。用下列公式可计算所用样品密度时应采取的最高离心速度。

$$RPM_{实际} = RPM_{最高}\sqrt{\rho/\rho_{实际}} \qquad\qquad (3-10)$$

式中：ρ 为离心转头设计的密度；$\rho_{实际}$ 为离心样品的密度；$RPM_{最高}$ 是转头设计的最高离心速度；$RPM_{实际}$ 是所求的离心速度。

（二）根据实验的需求选用转头

1. 使用转头前的注意事项

使用前检查转头的使用寿命。超过了使用寿命应停止或降级、减速使用。一般情况下，铝转头的使用寿命在 1000 次以上或 2500 h 左右，钛转头在 5000 次以上或 10000 h 左右。

在使用转头前还应注意检查转头和盖子是否干净，有无划痕、变形和破损。检查转头测速盘是否干净和破损。检查所有转头的密封圈是否完整、有无老化，如果发现不完整或老化，应及时更换。同时还要检查所有离心管材质是否与选用的转头匹配及其化学耐受性。

2. 使用转头时的注意事项

在使用转头时，离心之前一定要平衡样品。如果样品不平衡，两个对称放置的样品相差 1 g，在 1000000 g 的转速下离心，会产生 1000 kg 的力，有很大的安全隐患。此外在离心前要检查密封圈的密封性，必要时在密封圈上涂上真空密封脂，在转头螺纹上涂上润滑油，并且在必要情况下预冷转头与离心腔。同时用离心管装载样品时，根据不同材质的离心管要求加样，并严格遵循转头操作手册，根据需要选用同离心管相对应的盖子、适配器或垫环等。装完样品的离心管，需要将外壁擦干，将其平衡好后轴对称放入转头腔内。

3. 使用定角转头时的注意事项

选用的定角转头在放入离心机前，应将盖子适当地拧紧，并且正确地将转头垂直向下放入离心机轴上，正确安装完后，转头即自动锁闭。

4. 使用水平转头时的注意事项

选用的水平转头，在安装其对应离心管时，应先擦干离心管外壁，在将离心样品放入水平吊桶内，必要时放置相应的适配器，然后拧紧水平吊桶的盖子，并将吊桶对号入座挂到转头上（水平吊桶钩子朝内挂，并仔细确认每个吊桶都准确挂到挂钩上）。用水平转头离心时，无论样品多少，所有吊桶都应挂上，离心样品轴对称放置，没有装样品的水平吊桶内不能放空离心管，需空置。部分底部有 PIN 的水平转头在放置到离心机时，需错开转轴顶针放置。

（三）实验中的注意事项

离心机在使用时，严禁不加转头空转，会导致离心机轴弯曲。使用过程中对离心机显示器上的数据随时观察，如发现不正常，及时排除故障；如发现声音不正常，应立即停机。在离心机运行过程中，如遇突然停电，必须马上切断电源，等待转头慢慢靠惯性减速，直到转头速度减为"0"，采用手动将离心腔门打开，取出样品和转头。

（四）实验后的注意事项

离心机使用完毕后，取出离心机转头，并擦干腔内冷凝水。使用完后要打开门，直至腔内恢复常温。每次使用完后，必须仔细检查吊桶和转头，及时清洗、擦干，轻拿轻放，不得碰撞，避免造成划痕。

四、超速离心的应用

超速离心机工作速度范围广泛，可处理多种样品，是科研实验中不可或缺的实验手段，广泛应用于生物大分子（如脂蛋白、质粒、RNA、DNA）、细胞器、细胞、病毒、纳米颗粒等的分离纯化。经离心纯化可直接获得相关细胞或细胞器、病毒、生物大分子等，为进一步研究其生物学特性奠定基础。利用超速离心分离提纯某种颗粒时，可参考前人的经验，同时，并且根据要分离颗粒的性质和所具有的离心条件及提纯要求选用不同的离心方案。在设计离心方案时，首先选择合适的介质溶液，应考虑其溶液的最大密度范围是否合适，所选用的物质是否影响样品的活性，对转头和离心管是否有腐蚀作用等。其次选择合适的离心方式，根据其沉降系数或浮密度结合不同的离心技术进行分离。最后根据不同的离心方法选择合适的转头和相应的离心管。总之，在使用超速离心机时，设计科学合理的离心方案，并严格按说明进行安全操作，充分发挥离心机的利用效率，让其更好地为教学科研服务。

（李　晨，周　颖）

第二节　高效液相色谱法

一、概述

（一）历史

茨维特于 1903 年 3 月 21 日，在华沙自然科学学会生物学会议上发表了《一种新型吸附现象及其在生化分析上的应用》研究论文，介绍了一种应用吸附原理分离植物色素的新方法，并首先认识到这种层析现象在分离分析方面有重大价值。1906 年，他在德国植物学杂志发表文章，首次命名上述分离后色带为色谱图，称此方法为色谱法Chromatography。因此茨维特被世人公认为色谱的创始人。

1941 年，马丁（Martin）和辛格（Synge）用水分饱和的硅胶作固定相，以含有乙醇的氯仿作流动相，甲基橙作显色剂（指示氨基酸的位置），分离乙酰基氨基酸混合物：苯丙氨酸、亮氨酸-异-亮氨酸和脯氨酸-缬氨酸-蛋氨酸等三组氨基酸。为此，Martin 和 Synge获得 1952 年度的诺贝尔奖。他们首次提出分离过程的理论/数学处理——塔板理论，这是在色谱柱操作参数基础上模拟蒸馏理论，以理论塔板来表示分离效率，定量地描述、评价分离过程；在色谱过程中最早引入分配平衡取代吸附平衡，即采用分配色谱进行分离。此外，将一种液体固定在适当的载体上，使第二种液体流过前者而实现分离，也是一个很重要的成就；并提出了色谱法进一步发展最有远见的预言：一是"流动相可用气体来代替，对分离更有好处"；二是"使用非常细颗粒的填料和柱两端施加较大的压差，应能得到最小的理论塔板"。

20 世纪 60 年代末，由于生命科学发展需要，对一些高极性、大分子量、热不稳定和离子型化合物的分离也促使高效液相色谱的研究。荷瓦斯（Horvath，1967）、哈伯（Huber，1967）、科克兰（Kirkland，1969）三个研究小组分别报道高效液相色谱仪的研制。在高效填料、高压泵和检测仪器这几个方面取得突破后，终于在 60 年代末 70 年代初诞生了现代高效液相色谱法（HPLC）。

HPLC 是整个 20 世纪 70—90 年代分析化学发展最为迅速的一个分支，部分地满足了迅猛发展的生命科学的需要。由于 HPLC 分离分析的高灵敏度、定量的准确性 HPLC 应用范围广，适于非挥发性和热不稳定组分的分析，对被测物质活性影响小。因此，在工业、科学研究，尤其是在生物学和医学等方面应用极为广泛。例如，氨基酸、蛋白质、核酸、烃、碳水化合物、药品、多糖、高聚物、农药、抗生素、胆固醇、金属有机物等分析，大多是通过 HPLC 来完成的。

(二) 特点

(1) 高效：柱效可达 10 万理论塔板数；
(2) 高选择性：高柱效且流动相参入分离；
(3) 高灵敏度：检测器有较高的灵敏度；
(4) 快速分析：高压泵的使用加快分析速度。

(三) 方法局限性

(1) HPLC 使用多种溶剂作为流动相，当进行分析时所需成本高于气相色谱（GC），且易引起环境污染。梯度洗脱时比 GC 程序升温操作复杂；
(2) HPLC 缺少 GC 使用的高灵敏度的通用检测器（如热导检测器，氢火焰离子化检测器）；
(3) HPLC 不能代替 GC 去完成要求柱效超过 10 万块理论塔板数以上的分析，如用毛细管气相色谱法分析组成复杂具有多种沸程的石油产品；
(4) HPLC 也不能代替中低压柱色谱法，去分析受压易分解变性的具有生物活性的生化样品。

GC 与 HPLC 的比较见表 3-1。

表 3-1　　　　　　　　　　　　　　　**GC 与 HPLC 的比较**

项目	GC	HPLC
流动相	有限几种气体，仅起运载样品的作用，一般不参与分离	可选择多种液体，参与分离
适用样品	在实验柱温下，具有足够的挥发度，且热稳定的物质。	只要用合适的溶剂溶解的物质，无论哪种都可成为液相色谱的分析对象
柱温	样品气化温度	一般在室温
制备	难	易

续表

项目	GC	HPLC
检测能力	强	相对较弱
成本	低	高

二、仪器

高效液相色谱仪和气相色谱仪的流程基本相同。从构成仪器功能块可分为五大系统：流动相供给和输送系统、进样器、分离柱、检测器、数据处理系统。

（一）高压输液系统

高压输送系统中容积储存器一般用 0.5~2 L 的玻璃或聚四氟乙烯瓶，放置于比泵体高的平面上，使用时注意密封。

流动相进入高压泵前必须脱气，否则容易在系统的低压部分放出气泡，影响高压泵工作，色谱柱的分离效率和检测器的稳定，使固定相或样品发生化学反应。脱气方法有减压、加热、吹氦和超声。

梯度洗脱指采用两种（或多种）不同极性的溶剂，在分离过程中按一定程序连续变化流动相组成比和极性的一种洗脱模式，使每个流出的组分都有合适的容量因子，样品中的所有组分可在最短的分析时间、以合适的分离度获得圆满地选择性分离。对于复杂混合物，特别是保留性能相差较大的混合物的分离，梯度洗脱是一种极为重要的手段。梯度洗脱装置可分为高压梯度或低压梯度两种模式。

（二）进样系统

进样系统包括进样口、注射器和进样阀等，它的作用是把分析试样有效地送入色谱柱上进行分离。HPLC 采用阀进样方式，分手动进样和自动进样。

（三）分离系统

分离系统包括色谱柱、恒温器和连接管等部件。色谱柱一般用内部抛光的不锈钢制成。其内径为 2~6 mm，柱长为 10~50 cm，柱形多为直形，内部充满微粒固定相。柱温一般为室温或接近室温。

色谱柱是色谱仪的起分离作用的关键部件，其核心是优质的色谱填料。进行特定的色谱分离工作的首要是准备好性能良好的色谱柱，即选择在确定的分离条件下分离效率高和分析时间短的色谱柱。

通常在分析柱入口端加 5~50 mm 与分析柱固定相相同的短柱，吸留过滤流动相及样品中的有害组分，可经常更换，起到保护延长分析柱的作用，加保护柱虽然柱效有所损失，但在经济和实用方面是有益的。

（四）检测系统

检测器是色谱仪的眼睛，装在色谱柱的出口用于连续检测流出液的样品组分。检测器实际上是一种换能装置，即将流动相中组分含量的变化，转变成可测量的电信号（通常是电压），然后输入记录器。从原理分析，任何一种分析鉴定方法都可能色谱检测器。对检测器的要求是：灵敏度高，重复性好、线性范围宽、死体积小以及对温度和流量的变化不敏感等。常用的有紫外检测器、示差折射检测器、荧光检测器、电化学检测器。

（五）色谱数据处理和色谱工作站

早期的色谱仪采用记录仪，通常是一种电子电位差计来记录色谱图。由色谱图量取两个最重要的色谱参数：保留值和峰面积。

由于色谱分析的特殊性和电子技术的迅速发展，目前色谱分析普遍使用色谱数据处理机获得色谱信息。大多数色谱数据处理装置是由数字电子积分仪和微处理机系统组成。通过 ADC 转换器，把模拟信号转换成数字信号，然后再把峰持续时间内的数值储存起来进行计算，最后打印出分析报告。

三、分离类型

常见的高效液相色谱法分离类型有：液固吸附色谱、离子交换色谱、液液分配色谱及键合相色谱和尺寸排阻色谱。

（一）液固吸附色谱

液固吸附色谱是最古老的色谱法。其分离原理是溶质分子和溶剂分子在作为固定相的固体吸附剂活性表面上的竞争吸附。因此，液固色谱又常称为吸附色谱或液固吸附色谱。

液固吸附色谱适用于分离中等分子量的油溶性样品，对具有不同官能团的化合物和异构体有较高的选择性。凡是能用薄层色谱成功分离的化合物，都可用液固色谱进行分离。

对强极性分子或离子型化合物有时会发生不可逆吸附。此外，液固色谱分离同系物的能力较差。

（二）液液分配色谱及键合相色谱

在液液分配色谱中，一个液相作为流动相，而另一个液相则涂渍在很细的惰性载体或硅胶上作为固定相。流动相与固定相应互不相溶，两者之间应有一明显的分界面。分配色谱过程与两种互不相溶的液体在一个分液漏斗中进行的溶剂萃取相类似。

液液色谱尽管选用与固定液不互溶的溶剂作流动相，但在色谱过程中固定液仍会有微量溶解。以及流动相经过色谱柱的机械冲击，固定相会不断流失。20 世纪 70 年代初发展了一种新型的固定相——化学键合固定相。这种固定相是通过化学反应把各种不同的有机基团键合到硅胶（载体）表面的游离羟基上，代替机械涂渍的液体固定相。这不仅避免了液体固定相流失的困扰，还大大改善了固定相的功能，提高了分离的选择性，化学键合色谱适用于分离几乎所有类型的化合物。

键合相色谱中分正相键合色谱法和反相键合色谱法。在正相色谱中，一般采用极性键合固定相，硅胶表面键合的是极性的有机基团，键合相的名称由键合上去的基团而定。最常用的有氰基（—CN）、氨基（—NH$_2$）、二醇基（DIOL）键合相。流动相一般用比键合相极性小的非极性或弱极性有机溶剂，如烃类溶剂，或其中加入一定量的极性溶剂（如氯仿、醇、乙腈等），以调节流动相的洗脱强度。通常用于分离极性化合物。

一般认为正相色谱的分离机制属于分配色谱。组分的分配比 K 值，随其极性的增加而增大，但随流动相中极性调节剂的极性增大（或浓度增大）而降低。同时，极性键合相的极性越大，组分的保留值越大。

该法主要用于分离异构体，极性不同的化合物，特别是用来分离不同类型的化合物。

在反相色谱中，一般采用非极性键合固定相，如硅胶-C$_{18}$H$_{37}$（简称 ODS 或 C$_{18}$）硅胶-苯基等，用强极性的溶剂为流动相，如甲醇/水，乙腈/水，水和无机盐的缓冲液等。

目前，对于反相色谱的保留机制还没有一致的看法，大致有两种观点：一种认为属于分配色谱，另一种认为属于吸附色谱。

在反相键合相色谱中，极性大的组分先流出，极性小的组分后流出。

（三）离子交换色谱

离子交换色谱以离子交换树脂为固定相，树脂上具有固定离子基团及可交换的离子基团。当流动相带着组分电离生成的离子通过固定相时，组分离子与树脂上可交换的离子基团进行可逆交换，根据组分离子对树脂亲和力不同而得到分离。

离子交换树脂的流动相最常使用水缓冲溶液，有时也使用有机溶剂如甲醇或乙醇同水缓冲溶液混合使用，以提高特殊的选择性，并改善样品的溶解度。

（四）尺寸排阻色谱

排阻色谱法也称空间排阻色谱或凝胶渗透色谱法，是一种根据试样分子的尺寸进行分离的色谱技术。

排阻色谱法洗脱体积总是位于 V_0 至 V_0+V_p 之间，因此峰容量有限，整个色谱图上只能容纳小于 10~12 个色谱峰，分离度较低，不能完全分离一个复杂含多个组分的样品。

尺寸排阻色谱被广泛应用于大分子的分级，即用来分析大分子物质相对分子质量的分布。

四、生物样品前处理

样品处理是现代化学分析中的一个关键步骤。有人估计在分析实验室中 60%~80% 的工作花在样品处理上。

一般样品预处理要达到的目标如下：

（1）去除基体中干扰样品分析的杂质，提高分析精度和分离效果；

（2）提高被测定化合物检测灵敏度；

（3）提高样品与流动相的兼容性，从而改善定性定量分析的重复性.

常用的前处理方法有去蛋白、液液萃取、液固提取和化学衍生。

五、HPLC 在生物医学上的应用

由于流动相可选择多种液体并参与分离，HPLC 在食品安全、药物分析、治疗药物监控、手性化合物分离、氨基酸及蛋白质的分离、核酸分离等领域得到广泛的应用。

（付亚平）

第三节　双向电泳分离技术基本原理与应用

双向电泳技术（two dimensional electrophoresis，2-DE）是 1975 年由 O'Farrell 等人首先建立的双向分离蛋白质的技术体系，该方法在各种蛋白质分离分析方法中能同时分辨上千个蛋白质点，适用于复杂蛋白混合物，如细胞中全部蛋白质的分离鉴定，尤其适用于不同状态下细胞蛋白质表达差异的研究。通过计算机分析双向凝胶电泳图谱，可确定蛋白质的等电点、分子量和丰度。双向凝胶电泳结合质谱鉴定是蛋白质组学（Proteomics）研究中的首要方法和核心技术。

一、双向电泳的基本原理

（一）第一向：等电聚焦（isoelectric focusing，IEF）

蛋白质为两性电解质，当其所在溶液的 pH 值大于蛋白质的等电点（pI）时，蛋白质带负电荷；pH 值小于蛋白质的等电点（pI）时，蛋白质带正电荷；pH 值等于蛋白质的等电点（pI）时，蛋白质所带静电荷为零。等电聚焦技术就是在电泳凝胶中加入载体两性电解质，电泳时载体两性电解质在凝胶内形成由阳极到阴极逐步增加的连续 pH 梯度。在等电聚焦中，当蛋白质不在与其等电点相同的 pH 位置时，其携带电荷并向相当于其等电点的 pH 位置移动，到达与其等电点相同的 pH 位置后，蛋白质则因失去所带的电荷而停止泳动，最终所有的蛋白质都被聚焦在相当于其等电点的 pH 位置上。蛋白质双向凝胶电泳先根据蛋白质的等电点不同，利用等电聚焦进行第一向分离，将等电点相同的蛋白质聚焦在与其等电点相同的很窄的 pH 梯度介质区域内。等电聚焦模式图如图 3-4 所示。

（二）第二向：十二烷基磺酸钠-聚丙烯酰胺凝胶电泳（sodium dodecyl sulphate polyacrylamide gel electrophoresis，SDS-PAGE）

双向电泳的第二向是将在胶条中经过第一向分离的蛋白质转移到第二向 SDS-PAGE 凝胶上，根据蛋白质的相对质量或分子量（MW）大小与第一向在垂直方向进行第二次分离。

蛋白质与十二烷基硫酸钠（SDS）结合形成带负电荷的蛋白质-SDS 复合物，由于 SDS 是一种强阴离子去垢剂，所带的负电荷远远超过蛋白质分子原有的电荷量，能消除不同分

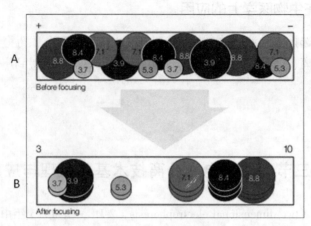

图 3-4　等电聚焦模式图

A：等电聚焦前不同等电点的蛋白质分子杂乱无章地分布在胶条中。B：等电聚焦后蛋白质分子分布在与其等电点相同的 pH 位置。

子之间原有的电荷差异，从而使得凝胶中电泳迁移率不再受蛋白质原有电荷的影响，而主要取决于蛋白质分子质量的大小。

通过双向电泳可将复杂混合物中的单个蛋白质在二维平面上以点的形状被分离开（图 3-5）。

二、双向电泳在生物医学中的应用

（一）双向电泳技术在病原微生物蛋白质组学中的应用

双向电泳技术在病原微生物蛋白质组学中发挥着重要作用，可用于研究样品总蛋白、不同样品蛋白质表达差异、蛋白质间相互作用及蛋白质修饰等。通过病原微生物的蛋白质组学研究，可以了解其毒性因子、致病机理以及药物抗性等，对疾病的诊断、治疗和预防非常重要。

1. 在病原微生物致病机理研究中的应用

结核分枝杆菌是病原微生物研究的一个重点，Jungblut 等利用双向电泳技术对结核分枝杆菌 H，Rv 和作为疫苗的 BCG 菌株的比较蛋白质组分析，有毒和无毒的菌种之间存在25 种重要蛋白质的差异，包括 rpl 和 IJeuA 编码的持家蛋白质、潜在致病性因子和一些假想蛋白质；通过双向电泳技术分析对培养基和细胞内生长的细菌进行比较，发现感染巨噬细胞的军团菌、布鲁氏菌、沙门氏菌中分别有一些特殊蛋白被诱导或被阻遏。此外，蛋白质组学双向电泳技术可作为致病微生物临床隔离群区分的可靠参数之一。

2. 在病原微生物药物抗性基因功能研究中的应用

双向电泳技术可以进行微生物抗性机理的研究，Diffes 等对 Divercin V41 抗性和野生型的产单核细胞李斯特氏菌进行 2-DE 分析，发现至少在 17 个蛋白质存在差异，抗性菌株

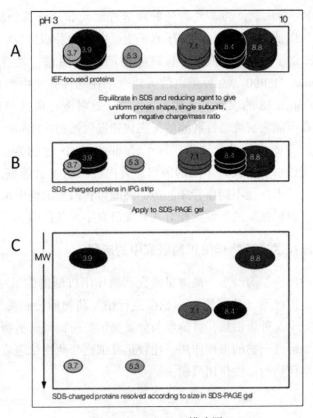

图 3-5　SDS-PAGE 模式图

　　A：等电聚焦后的 IPG 胶条；B：经过平衡液平衡后，蛋白质分子与 SDS 结合后的 IPG 胶条；C：经过 SDS-PAGE 后，蛋白质分子在 PAGE 胶中被分离。

中缺乏野生型菌株中的 9 个蛋白质，而新增 8 个蛋白质，其中只有 1 个是存在于已知该菌的数据库中，为鞭毛蛋白。通过病原微生物的耐药菌株和敏感菌株的双向电泳研究，对阐明耐药相关机制、鉴定新的药物靶位和耐药诊断标志有重要价值。

（二）双向电泳技术在人类恶性肿瘤研究中的应用

1. 寻找肿瘤标志物，为恶性肿瘤的早期诊断及治疗提供依据。

　　肿瘤的发生在早期常常无任何症状，而只有在中晚期才容易被发现，这往往导致延误治疗的最佳时期。因此，找到肿瘤早期的标志物进行及时的诊断和治疗显得尤为重要。以泌尿系统最常见的肿瘤膀胱癌为例，Kageyama 等通过双向电泳和质谱技术发现 calreticulin（CRT）在膀胱癌组织中高表达，定量 Western blotting 技术比较 22 例膀胱癌和 10 例正常膀胱上皮组织也发现 calreticulin（CRT）在膀胱癌组织中高达，Western blotting 分析 70 例膀胱癌病人发现尿样中检测 CRT 的特异性为 86%。这表明 CRT 有可能作为临床上检测膀胱癌的诊断标志物。这样通过无创性的尿样检测，就可以为膀胱癌的早期诊断及治疗提供依据。

2. 研究肿瘤的发病机制，为开发新的肿瘤治疗方式和治疗药物提供理论依据

双向电泳技术可以从整体出发，在分子水平上研究恶性肿瘤的发病机制。Alaiya 等利用双向电泳技术研究了前列腺增生及前列腺癌的多肽图谱，发现增殖细胞核抗原（PCNA）、calreticulin、HSP90 等 9 种蛋白的表达水平在恶性肿瘤中明显增加，而原肌球蛋白-1，2 和 cytokeration 18 的表达水平却明显下降。这种变化模式与他们以前研究的多种恶性肿瘤相似，很可能为研究恶性肿瘤的发病机理提供帮助。Hewett 结合高分辨率的双向电泳技术和高灵敏度的化学发光技术比较了经 sulpho-NHS-生物素标记的内皮膜蛋白，发现有六种蛋白的表达水平在几种不同的肿瘤血管内皮细胞（乳腺癌、肺癌）中都发生相同的改变，而这六种蛋白在不同血管床起源的肿瘤血管内皮细胞中都是上调的。这暗示肿瘤血管介导的内皮靶标在新的肿瘤治疗方式开发研究中前景广阔。

（三）双向电泳技术在药物作用机制研究中的应用

双向电泳技术的出现，为动态、高通量研究药物作用机制提供了强有力的方法支持。闫雪冬等利用卵巢上皮性癌（卵巢癌）细胞系进行铂类药物耐药相关蛋白的比较蛋白质组分析，共识别鉴定出 5 种蛋白质，可能参与卵巢癌铂类药物耐药机制的形成。双向电泳技术的另一应用就是研究药物的毒理作用。比较正常细胞与药物处理后细胞的蛋白质表达丰度变化，可以提示药物的毒性作用机制。

（何　远）

第四节　实验：差速离心法分离白鼠肝脏中的微粒体

【实验目的】

（1）熟悉 Beckman L-100XP 型超速离心机的使用；

（2）掌握差速离心法分离白鼠肝脏中的微粒体的技术；

（3）掌握角度转头的操作技术。

【实验原理】

差速离心一般用于分离颗粒密度、沉降系数和形状都相差大的样品。采用低速和高速交替进行离心或逐渐增加离心速度进行离心，使不同的颗粒，在不同离心速度及不同的离心时间中分批分离。

【实验对象】

白鼠肝脏

【器材及试剂】

（1）美国贝克曼 L-100XP 超速离心机；

（2）Type 90 Ti 角度转头；

（3）生理盐水、三羧甲基氨基甲烷（Tris）、氯化钾（KCl）、盐酸（HCl）、乙二氨四乙酸（EDTA）。

【方法与步骤】

1. 溶液配制

0.05mol/L Tris-HCl 溶液；1.15% KCl（含 10mm EDTA）溶液；pH7.4 匀浆液。

2. 解剖动物

动物称重→断头放血→取出肝脏（放入冰冻盐水中漂洗二次，吸干称重，剪碎）→将肝脏放入匀浆液（1:4=肝脏组织：匀浆液）中进行匀浆。

3. 离心分离（图 3-6）

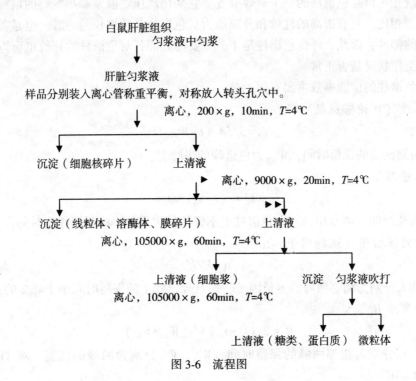

白鼠肝脏组织
匀浆液中匀浆

肝脏匀浆液
样品分别装入离心管称重平衡，对称放入转头孔穴中。
离心，200×g，10min，$T=4℃$

沉淀（细胞核碎片）　　　上清液
离心，9000×g，20min，$T=4℃$

沉淀（线粒体、溶酶体、膜碎片）　　　上清液
离心，105000×g，60min，$T=4℃$

上清液（细胞浆）　　　沉淀　匀浆液吹打
离心，105000×g，60min，$T=4℃$

上清液（糖类、蛋白质）　微粒体

图 3-6　流程图

【注意事项】

（1）离心前提前将转头放入冰箱中预冷，使转头的温度降至 4℃左右；

（2）根据相对离心力选择转头，按转头说明书选择离心管；

（3）每对离心管平衡后之间误差只允许在 0.1g 之内；

（4）已平衡好的每对离心管一定要对称地放入转头的孔穴中；

（5）正确的输入所需的离心条件，方可启动离心机；

（6）停机后转数或相对离心力屏幕显示"0"后方可打开离心机仓门取出转头。

（崔冶建，周　颖）

第五节　实验：高效液相色谱实验-色谱柱的评价

【实验目的】

（1）了解高效液相色谱仪的工作原理；

（2）学习评价液相色谱反相柱的方法。

【实验原理】

高效液相色谱是色谱法的一个重要分支。它采用高压输液泵和小颗粒的填料，与经典的液相色谱相比，具有很高的柱效和分离能力。色谱柱是色谱仪的心脏，也是需要经常更换和选用的部件，因此，评价色谱柱是十分重要的。而且对色谱柱的评价也可以检查整个色谱仪的工作状况是否正常。

评价色谱柱的性能参数主要有：

1. 柱效（理论塔板数）n

$$n = 5.54 \ (t_r / W_{1/2})^2$$

式中：t_r为测试物的保留时间，$W_{1/2}$为色谱峰的半峰宽；

2. 容量因子k'

$$k' = (t_r - t_0) \ / t_0$$

式中：t_0为死时间，通常用已知在色谱柱上不保留的物质的出峰时间作死时间；

3. 相对保留值（选择因子）α

$$\alpha = k_2' / k_1'$$

式中：k_1'和k_2'分别为相邻两峰的容量因子，而且规定峰1的保留时间小于峰2的；

4. 分离度R_s

$$R_s = 2 \ (t_{r2} - t_{r1}) \ / \ (W_{b1} + W_{b2})$$

式中：t_{r1}、t_{r2}分别为相邻两峰的保留时间，W_{b1}、W_{b2}分别为两峰的底宽。对于高斯峰来讲，$W_b = 1.70 W_{1/2}$。

为达到好的分离，我们希望n、α和R_s值尽可能大。一般的分离（如$\alpha = 1.2$，$R_s = 1.5$），需n达到2000。柱压一般为10^4 kPa或更小一些。本实验采用多核芳烃作测试物，尿嘧啶为死时间标记物，评价反相色谱柱。

【器材与试剂】

Shimadzu LC-6A 高效液相色谱仪由 Shimadzu LC-6A 高压输液泵，Rheodyne 7125 进样

器，SPD-6AV 检测器和记录仪组成。

色谱柱：5 cm×4.6 mm I. D.，YWG-C$_{18}$H$_{37}$（ODS），10 μm；

流动相：甲醇-水（80+20）；

样品 I：含尿嘧啶（0.010 mg · mL^{-1}）、萘（0.010 mg · mL^{-1}）、联苯（0.010 mg · mL^{-1}）、菲（0.006 mg · mL^{-1}）的甲醇混合溶液；

样品 II：尿嘧啶的甲醇溶液；萘的甲醇溶液；联苯的甲醇溶液；菲的甲醇溶液。溶液浓度约为 0.01mg · mL^{-1}。

【实验步骤】

（1）准备流动相。将色谱纯甲醇和色谱纯水按比例配制 200mL 溶液，混合均匀并经超声波脱气后加入到仪器储液瓶中。

（2）检查电路连接和液路连接正确以后，接通高压泵、检测器和记录仪的电源。设定操作条件为：流速 1.0 mL · min^{-1}，压力上限 2 ×10^{4}kPa（约 3000 psi），检测波长 254 nm（该仪器检测波长已固定），灵敏度 0.2 AUFS，记录仪走纸速度 1.0 cm · min^{-1}，记录灵敏度为 5 mv。开启记录仪走纸开关记录基线。并调节基线到合适位置（一般为距右 10%处）。

（3）待基线平稳后（建议观察检测器的读数显示），将进样阀手柄拨到 "Load" 的位置，使用专用的液相色谱微量注射器取 5 μL 样品注入色谱仪进样口，然后将手柄拨到 "Inject" 位置，同时按一下检测器的标记按钮，同时计时，记录色谱图。

（4）重复（3）的实验两次。

（5）用同样方法进纯样品的甲醇溶液，确定出峰顺序。

（6）根据三次实验所得结果计算色谱峰的保留时间、半峰宽，然后计算色谱柱参数 n、k'，以及相邻两峰的 α、R_s。

（7）将流速降为 0，待压力降为 0 后关机。

（付亚平）

第六节 实验：2-DE 实验步骤与方法

【实验目的】

掌握双向电泳实验的操作步骤及实验流程，初步掌握如何利用双向电泳技术进行蛋白质的分离与鉴定。

【实验原理】

见本章第五节："双向电泳分离技术基本原理与应用"。

【主要仪器与试剂】

①PROTEAN IEF 电泳仪；②ReadyStrip IPG 胶条；③聚焦盘；④垂直电泳槽；⑤水化上样缓冲液（其配制见附录一）；⑥载体两性电解质（Bio-Lyte）；⑦矿物油；⑧平衡母液（其配制见附录三）；⑨DTT；⑩碘乙酰胺；⑪低熔点琼脂糖封胶液；⑫30% 聚丙烯酰胺储存液；⑬10%Ap。

【基本操作】

一、实验流程（图 3-7）

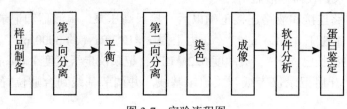

图 3-7　实验流程图

二、实验步骤

（一）样品制备

1. 一般性原则

样品制备是双向电泳中最为关键的一步，这一步处理的好坏将直接影响 2-DE 的结果。目前并没有一个通用的制备方法，尽管处理方法是多种多样，但都遵循几个基本的原则：

（1）尽可能提高样品蛋白的溶解度，抽提最大量的总蛋白，减少蛋白质的损失；

（2）减少对蛋白质的人为修饰；

（3）破坏蛋白质与其他生物大分子的相互作用，并使蛋白质处于完全变性状态；

（4）去除或完全降解核酸及其他干扰分子；

（5）去除高丰度或不相关的蛋白质，提高低丰度蛋白的浓度，使其达到检测要求。

2. 样品制备一般步骤

（1）培养细胞样品处理步骤：

培养动物组织细胞由于没有细胞壁，因此可以将细胞收集下来，直接加入裂解缓冲液（Lysis buffer）抽提总蛋白。一般步骤：

①培养细胞的收集。②加入 PBS 溶液，1500g 离心 10 min，弃上清。重复 3 次。③加入 5 倍体积裂解缓冲液，或按 1×10^6 细胞悬于 60~100 μL 裂解液中混匀。④液氮中反复冻融 3 次。⑤加 50 μg/mL RNase 及 200 μg/mL DNase，在 4℃放置 15 min。⑥15000 转，4℃

离心 15 min。⑦收集上清，并分装至 Ep 管里保存在-78℃备用。

（2）组织样品处理步骤：

①取材。②用研钵在冰浴条件下将样品研成粉末，每 1g 样品加入 0.5mL 裂解液，用匀浆器匀浆。③加 50 μg/mL RNase 及 200 μg/mL DNase，在 4℃放置 15 分钟。④15000 转，4℃离心 20 min。⑤收集上清，并分装至 Ep 管里保存在-78℃备用。

样品制备时，为了增强双向电泳低丰度蛋白的可见度，可对样品进行预分级，其方法包括：顺序抽提法、亚细胞分离、层析法等。

（二）第一向分离：等电聚焦

1. 操作步骤

（1）从-20℃冰箱中取出保存的水化上样缓冲液（配制见附录一）（不含 DTT 、Bio-Lyte）一小管（1mL/管），置室温溶解。

（2）在小管中加入 0.01g DTT，Bio-Lyte 2.5 μL 样品，充分混匀。

（3）在小管中取出 400 μL 水化上样缓冲液，加入 100 μL 样品，充分混匀。

（4）从-20℃冰箱中取出保存的 IPG 预制胶条，室温放置 10 min。

（5）沿着聚焦盘或水化盘中槽的边缘至左向右线性加入样品。在槽的两端各 1cm 左右不要加样，中间的样品液一定要连贯。注意：不要产生气泡，否则影响胶条中蛋白质的分布。

（6）用镊子轻轻地去除预制 IPG 胶条上的保护层。

（7）分清胶条的正负极，轻轻地将胶条的胶面朝下置于聚焦盘或水化盘中样品溶液上。

（8）先让胶条吸胀 1 h 后，再在每根胶条上覆盖 2~3mL 矿物油，防止水化过程中液体的蒸发。

（9）对好正负极，盖上盖子。设置程序，开始水化和聚焦（聚焦程序设置见附录二）。

（10）聚焦结束的胶条，立即进行平衡及第二向电泳，否则将胶条置于样品水化盘中，-70℃冰箱保存。

2. 注意事项

（1）样品溶液的上样体积要充足，以便使胶条溶胀至它们原来的厚度（0.5mm）。不同长度的胶条参考上样体积见表 3-2。

表 3-2 不同长度的胶条参考的上样体积

IPG 胶条的长度	上样体积
7cm	125~250 μL
11cm	185~370 μL
17cm	300~600 μL

（2）胶条溶胀时间要充分。胶条最少要经过 11 h 的溶胀，即使看上去所有的缓冲液都已经被吸收，也一定要确保胶条溶胀充分的时间。只有在 IPG 凝胶的孔径已经溶胀充分后，才可以吸收大分子量蛋白质，否则大分子量蛋白质无法进入胶条。

（3）处理预制 IPG 胶条时，一定要始终戴手套。注意防止角蛋白污染。

（4）推荐在聚焦盘的两端电极处搭上盐桥，可吸收盐离子和其他一些样品中的杂质。

（三）平衡

胶条由第一向转移到第二向之前，需要进行平衡。这一过程包括蛋白质二硫键的还原、半胱氨酸残基的烷基化，以及样品与 SDS 结合等过程。

1. 平衡步骤

（1）取一支平衡母液溶解，在其中加入 DTT 使之终浓度为 2%（200mg/10mL），此即为平衡缓冲液 1。

（2）聚焦完成后，取出胶条，胶面朝上放在干的厚滤纸上。将另一份厚滤纸用双蒸水浸湿，挤去多余的水分，然后直接置于胶条上，轻轻吸干胶条上多余的矿物油和多余样品。

（3）将胶条转移至水化盘中，胶面朝上，在槽中加入平衡缓冲液 1，在水平摇床上轻微摇荡 10~15 分钟。

（4）配制平衡缓冲液 2（平衡母液中加入碘乙酰胺使终浓度为 2.5%）。

（5）彻底倒掉或吸掉水化盘中的平衡缓冲液 1，并用滤纸吸取多余的平衡液（将胶条竖在滤纸上即可）。再加入平衡缓冲液 2，继续在水平摇床上轻微摇荡 10~15 min。

（6）第二次平衡结束后，彻底倒掉或吸掉水化盘中的平衡缓冲液 2，并用滤纸吸取多余的平衡液。

2. 注意事项

（1）不同长度的胶条，选用不同体积的平衡缓冲液：7cm 胶条用两种平衡缓冲液各 2.5mL，11cm 胶条 4mL，17cm 胶条用 6mL。

（2）胶条平衡缓冲液 1 和平衡缓冲液 2 都要现配，因为 DTT 和碘乙酰胺在室温的半衰期很短。

（3）平衡过程会导致蛋白丢失 5%~25%，还会使分辨率降低，所以平衡时间不可过长。缩短平衡时间可以减少扩散，但同时会减少向第二向的转移。所以平衡时间要充分长（至少 2×10 min），但也不要超过（2×15 min）。

（四）第二向分离：SDS-PAGE 电泳

1. 操作步骤

（1）在胶条平衡之前，配制 10% 的丙烯酰胺凝胶两块。

（2）用滤纸吸去 SDS-PAGE 上方玻璃板间多余的液体。将处理好的第二向凝胶放在桌面上，长玻璃板在下，短玻璃板朝上，凝胶的顶部对着自己。

（3）将琼脂糖封胶液用沸水溶解。

（4）将 10× 电泳缓冲液，用量筒稀释 10 倍，成 1× 电泳缓冲液。赶去缓冲液表面的气泡。

（5）将平衡好的胶条从水化盘中移出，用镊子夹住胶条的一端使胶面完全浸没在 1× 电泳缓冲液中。然后将胶条胶面朝上放在凝胶的长上玻璃板上。

（6）将放有胶条的 SDS-PAGE 凝胶转移到灌胶架上，短玻璃板面对着自己。在凝胶的上方加入低熔点琼脂糖封胶液。

（7）用镊子或压舌板轻轻地将胶条向下推。确保 IPG 胶条正好位于第二向凝胶的上方，与凝胶完全接触。

（8）放置 5 分钟，使琼脂糖封胶液完全凝固。之后，将凝胶转移到电泳槽中。

（9）加入电泳缓冲液，接通电源，起始用低电流或低电压，待样品在完全走出 IPG 胶条，浓缩成一条线后，再加大电流（或电压），待溴酚蓝指示剂达到底部边缘即可停止电泳。

（10）电泳结束后，轻轻撬开两层玻璃，将胶倒入固定液中（戴手套，防止污染胶面），进行染色。

2. 注意事项

（1）琼脂糖温度不能太高，热的琼脂糖会加速平衡缓冲液中尿素的分解。

（2）制胶时，玻璃板一定要清洗干净，以免染色时产生不必要的凝胶背景。

（3）过硫酸铵（Ap）要新鲜配制。40% 的 Ap 储存于冰箱中只能使用 2~3 d，低浓度的 Ap 只能当天使用。

（4）蛋白质从一向（IPG 胶条）到二向（SDS-PAGE）转移时，为避免点拖尾和损失高分子量蛋白质，应缓慢进行（场强小于 10V/cm）。

（五）染色

1. 各种染色方法特点

双向电泳的目的包括分析和制备。实验目的不同，样品上样量和检测方法也不同。最常用的方法是通过普通染料或金属染料来检测凝胶中的蛋白质。因为各种染色方法灵敏度的不同并且不同类型的蛋白质对不同的染色方法有特异性，所以各种染色方法都有其优缺点（表 3-3）（以 Bio-Rad 公司提供的试剂盒为例）

表 3-3　　　　　　　　　　　　　　　各染色方法的优缺点比较

染料	灵敏度	时间/步骤	优点
Sypro Ruby	1~10ng	3h/1step	质谱匹配，灵敏度高，在 3 个数量级中呈线性关系；不使核酸显色，需与能检测荧光的图像仪配套
Bio-safe Coomassie stain	8~24ng	2.5h/3step	质谱匹配，肉眼可见，对人体无害（染色不将蛋白质固定在胶中）
Coomassie Blue R-250	40ng	2.5h/2step	传统的，价格相对便宜（染色将绝大多数蛋白质固定在胶中）

续表

染料	灵敏度	时间/步骤	优点
Bio-Rad sliver stain	1ng	2h/7step	高灵敏度，检出难以检测的糖蛋白
Silver Stain Plus	1ng	1.5h/3step	高灵敏度，低背景，质谱匹配

2. 染色方法的选择

如果要检测低丰度的蛋白质（如细胞内低拷贝数蛋白质，或是蛋白纯化过程中的杂质检测），就需要加大蛋白质的上样量（0.1～1 mg/mL），同时采用高灵敏度的染色，比如银染或荧光染色。如果是要制备足够的样品作为抗原或用来测序，也需要加大蛋白质上样量，同时要选用的染色方法不会将蛋白质固定在凝胶中。若进行蛋白质含量的比较，需选用检测线性范围大的染料。

另外，染色方法的选择还需要根据后续分析的要求进行选择。例如 Bio-Rad 的银染试剂盒，是根据 Merril 等人 1981 年的方法制成的。该方法不能用于质谱分析，因为染色过程改变了蛋白质分子的质量。而 Bio-Rad 的 Silver Stain Plus 染色方法，就可以用质谱进行分析。

3. 染色步骤

各种染色方法的染色具体步骤见试剂盒中的说明书。

4. 注意事项

（1）使用染色的化学制品时，需戴手套。

（2）银染时必须选用玻璃容器，而 Sypro Ruby 蛋白染色时则不能选用玻璃容器，聚甲基戊烯盒是理想的染色容器。

（3）银用清水冲入下水道会造成重金属对环境的污染，最好按市政管理部门的要求进行处理。

（六）成像及软件分析

在用软件对双向电泳凝胶进行分析前，成像设备要先将凝胶图像摄入并用数字化格式保存。常用的成像设备有光密度扫描仪（densitometers）、同位素磷屏成像仪（phosphor images）及荧光扫描仪（fluorescence scanners）等。

Bio-Rad 的 PDQuest 软件，可以进行蛋白质点的检测、定量和凝胶图像的差异分析、统计分析以及建立数据库。还可以将各种成像设备连接在一起，可控制切胶仪，并对分析结果用文本、超链接、文件链接或质谱数据等对蛋白质进行注释。

（七）蛋白鉴定

当通过差异分析或其他方法找到感兴趣的蛋白后，就可以从凝胶中切取这些蛋白质做鉴定。借助质谱分析，可以精确的测定蛋白质的分子量，并且通过数据库检索找到匹配的肽段。

（1）蛋白点切胶仪（proteome works spot cutter）可以将感兴趣的蛋白质点从凝胶上自

动精确地切割下来，并将这些切割下来的蛋白点对应的转移到 96 孔板中。这个切胶仪既可以独立操作，也可以用 PDQuest 软件操作。

（2）酶解工作站可以对切割下来的蛋白质，自动地进行脱色、蛋白降解，为进行质谱分析作准备。

（3）用质谱仪进行肽质量指纹谱的自动分析。在得到质谱结果后用 Global SERVER software 搜索多重 FASTA 数据库，可以快速地鉴定出与样品肽质量指纹匹配的蛋白，并给出可信度评分来表明鉴定结果的有效性。

（4）用普通质谱仪无法鉴定的蛋白质，可以用串联质谱仪（MS-MS）进行序列标签鉴定或进行蛋白质测序。

水化上样缓冲液和平衡母液配制及等电聚焦程序设置如表 3-4～表 3-6 所示。

表 3-4　　　　　　　　　　　　水化上样缓冲液的配制

尿素	8M	4.805g
CHAPS	4%	0.4g
DTT	65mM	0.098g（现加）
Bio-Lyte	0.2%（w/v）	50 μL（40%，现加）
溴酚蓝	0.001%	10 μL（1%）

去离子水定容至 10 mL；分装成 10 小管，每小管 1 mL，-20℃冰箱保存。

表 3-5　　　　　　　　　　　　平衡母液的配制

尿素	6M	36g
SDS	2%	2g
Tris-HCl	0.375 mol/L（pH8.8）	25mL（1.5 mol/L pH8.8）
甘油	20%	20mL

去离子水 定容至 100 ml；分装成 10 管，每管 10ml，-20℃冰箱保存。

表 3-6　　　　　　　　　　　　等电聚焦程序设置

7cm 胶条：	水化	50v		12～16 h（17℃）	主动水化
	S1	250v	线性	30 min	除盐
	S2	500v	快速	30 min	除盐
	S3	4 000v	线性	3 h	升压
	S4	4 000v	快速	20 000v-hr	聚焦
	S5	500v	快速	任意时间	保持

选择所放置的胶条数：设置每根胶条的极限电流（30～50μA/根）；设置聚焦温度（17℃）。

续表

11cm 胶条:	水化	50v		12~16 h (17℃)	主动水化
	S1	250v	线性	30 min	除盐
	S2	1 000v	快速	30 min	除盐
	S3	8 000v	线性	4 h	升压
	S4	8 000v	快速	40 000v-hr	聚焦
	S5	500v	快速	任意时间	保持

选择所放置的胶条数：设置每根胶条的极限电流（30~50μA/根）；设置聚焦温度（17℃）。

17cm 胶条:	水化	50v		12~16 h (17℃)	主动水化
	S1	250v	线性	30 min	除盐
	S2	1 000v	快速	1 h	除盐
	S3	10 000v	线性	5 h	升压
	S4	10 000v	快速	60 000v-hr	聚焦
	S5	500v	快速	任意时间	保持

选择所放置的胶条数：设置每根胶条的极限电流（30~50μA/根）；设置聚焦温度（17℃）。

（何　远）

第四章　光谱分析及成像技术

　　光通常指人眼可以见的电磁波，视知觉就是对光的感知。通过感光物质记录光学信号，即为成像，应用最广泛的成像技术是照相。利用成像原理，将可发光的媒介连接到待检测的物质上，人们通过感光的物质记录光的位置及强度可间接得到待检测物质的位置及定性定量信息，这是成像技术在科学实验中的应用。可发光的媒介包括荧光物质（如EB、GFP及量子点等），化学发光物质（可通过化学反应释放的能量激发的发光物质，如鲁米诺等）。其中，化学发光免疫分析技术是将具有高灵敏度的化学发光测定技术与高特异性的免疫反应相结合，用于各种抗原、抗体、激素、酶、脂肪酸、维生素和药物等的检测分析技术，是继放免分析、酶免分析、荧光免疫分析等技术之后发展起来的一项最新免疫测定技术。本章涉及的成像系统基本功能是基于记录和分析包括人眼可见和不可见部分光而得到待检测物质定位和定量的信息，其应用最多的功能即是化学发光成像功能。

　　光谱（spectrum）是指复色光经过色散系统（如棱镜、光栅）分色后，被色散开的单色光按波长（或频率）大小而依次排列的图案，全称为光学频谱。其中光波范围 200 ~ 400nm 为紫外光区，400 ~760nm 为可见光区，760~1000nm 为红外光区。根据物质和光的作用方式的不同，光谱可分为发射光谱、吸收光谱和散射光谱。对物质发射光谱的研究可以得到该物质原子与分子能级结构的信息。一束具有连续波长的光通过一种物质时，光束中的某些成分便会有所减弱，当经过物质而被吸收的光束由光谱仪分解成光谱时，就得到物质的吸收光谱。几乎所有物质都有独特的吸收光谱，这是后文介绍的分光光度计的工作基础。当光通过物质时，除了光的透射和光的吸收外，人们还观测到光的散射。分析散射光谱可以导出物质结构及物质组成成分的信息。

第一节　可见光、荧光、化学发光成像系统的原理及应用

　　随着生物医学研究工作不断深入，科学工作者对研究工具的要求越来越高；随着相关的化学、物理学等学科不断进步，也使得如化学发光、荧光和量子点标记等技术应用于生物医学研究。因此，使用方便快捷、需要耗材更少、灵敏度更高的多功能成像系统应运而生。目前市场中常见的成像系统包括简单的凝胶成像系统，功能相对单一的扫描式蛋白杂交信号检测仪，以及配备不同波长的荧光激发模块及检测滤光片的多功能成像系统，还有配备低温 CCD 甚至动物麻醉系统的专业动物活体成像系统等。不同公司的成像系统配置大同小异，本章主要以较为常见的可见光、荧光、化学发光成像仪为模型，介绍成像系统的基本结构，成像原理和适用范围。

一、成像系统的基本结构

多功能成像系统的基本结构如图 4-1 所示，由暗箱、精密的光学镜头、可致冷的 CCD 及特殊定制的滤光片、日光灯、预定波长的紫外灯和预装有仪器操作及分析系统的电脑构成。

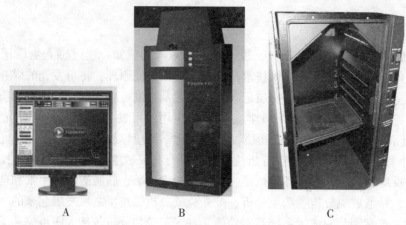

A   B   C

图 4-1　多功能成像系统基本配置

A：预装仪器操作及分析系统的电脑；B：暗箱及其顶部的 CCD 镜头；C：暗箱内部结构。

(一) 成像系统各元件介绍

1. 镜头

(1) 视野大小：一般来说，镜头焦距越大，视野越小；焦距越小，视野越大。

(2) 光圈系数：光圈指镜头开放的直径，光圈系数=焦距/镜头直径，称为 F 值。一般光圈系数数值越小，代表光圈越大，收集光线的效率越高，也即能越有效地减少曝光时间，在弱光检测的时候很有用。目前主流成像仪 F 值从 0.85~2.8 不等。

(3) 镜头 (定角/变焦)：定角镜头视野固定，不能缩放，一般光圈系数数值小，也即大光圈，可应用于弱光检测。变焦镜头视野可变，能够缩放，可以自由选择合适的光圈系数 (但是通常不用最大的光圈)，应用灵活。

(4) 镜头 (手动/自动)：手动镜头指手动设置镜头参数，镜头可以是定角也可能是变焦的，但都需要手工调节。自动镜头指通过软件设置镜头参数，也有定角和变焦两种，可以整合 "一键敲击" 自动图像捕获软件。

2. CCD

(1) 工作原理

CCD (charge coupled device)，即 "电荷耦合器件"，由大量独立的光敏元件排列在一起构成，每个光敏元件称为像素，一般以百万像素为单位，其作用是将光信号转化为电信号，经放大后最后转化成数字信号输出。日常生活中使用的数码相机规格中的多少百万像素，指的就是 CCD 的分辨率。CCD 是一种感光半导体芯片，用于捕捉图形，广泛运用于扫描仪、复印机以及无胶片相机等设备。与胶卷的原理相似，光线穿过镜头，将图形信息投射到 CCD 上。但与胶卷不同的是，CCD 既没有能力记录图形数据，也没有能力永久保存下来，甚至不具备"曝光"能力。所有图形数据都会不停留地送入"模-数"转换器、信号处理器，最后进入存储设备（比如内存芯片或内存卡）。

（2）CCD 成像的过程：CCD 表面被覆的硅半导体光敏元件捕获光子后产生光生电子，这些电子先被积蓄在 CCD 下方的绝缘层中，然后由控制电路以串行的方式导出到模数电路中，再经过 DSP 等成像电路形成图像。样品曝光时间越长，系统的背景噪声越大，信噪比越小。当检测信号很弱时，噪音对图像质量的影响就比较大。要想降低噪声，使得图像更清晰，就得抑制暗电流和热像素，需要使用冷却系统将 CCD 降温。

（3）选择时需要注意的参数。① CCD 的尺寸和像素的大小直接影响 CCD 成像的能力。大像素点能够增加灵敏度，像素面积越大，对光越灵敏，因为像素点面积有更多电子，能产生更多信号。例如，高 bin 值（指将相邻的小像素合并为一个大像素点）拍摄时，采用的大像素点拍摄的方法，这样单个像素能够获取更多的信号，拍摄到微弱的发光点；然而，随之而来的问题是，由于像素点的增大，图像细节的分辨率明显下降，导致了图像的清晰度差，甚至出现马赛克现象。小像素点能够增加图像细节的分辨率，因此要提高影像质量就必须增加 CCD 的像素。然而在 CCD 尺寸一定的情况下，增加像素就意味着要缩小像素中的光电二极管。而单位像素的面积越小，其感光性能越低，信噪比越低，动态范围越窄，因此采用这种方法并不能无限制地增大分辨率，所以，如果不增加 CCD 面积而一味地提高分辨率，只会引起图像质量的恶化。但如果在增加 CCD 像素的同时想维持现有的图像质量，就必须在至少维持单位像素面积不减小的基础上增大 CCD 的总面积。② 动态范围的变化以 Bit 值来表现，用来描述生成的图像所能包含的颜色数，即灰阶，代表了由最暗到最亮之间不同亮度的层次级别。层级越多，所能够呈现的画面效果也就越细腻。在数字信息存储中，计算设备用 2 进制数来表示，每个 0 或 1 就是一个位（Bit）。假设 1 代表黑、0 代表白，在黑白双色系统中最少有 2 Bit。Bit 值越大，代表灰阶位数越大，灰度越多，颜色也越多。Bit 值更大的 CCD 能更准确地表现所检测到荧光信号的微小差异，因此在图像上更准确地显示出不同的深浅或色彩差异。③ 对于同样级别的 CCD 芯片来讲，信噪比的高低则对最后的成像质量更为关键，因为信噪比不仅与 CCD 本身有关，更与系统的整体配置和环境密切相关。下面这个公式显示了信噪比（Signal Noise Ratio，SNR）的计算方法。

$$SNR = \frac{I \times QE \times T}{\sqrt{I \times QE \times T + Nd \times T + Nr^2}}$$

式中：I 为 Photon flush（photons/pixel/second），即光子流；QE 为 quantum efficiency，代表光量子效率；T 为 Integration time，指整合时间，s；Nd 为 Dark current（electrons/pixel/second）指暗电流；Nr 为 Read noise（electrons），即读出噪声。通俗地说，暗电流指在没有光照的条件下，像素中仍残存的某些有害电荷，对于成像结果形成噪声干扰，多源于 CCD 关键结构材料由于发热导致的电荷数量统计波动，与 CCD 的工作温度呈正相关。读出噪声一般包括放大器复位噪声，输出放大器噪声等。

从公式可以看到，QE 值（光量子效率），读出噪声（Nr）和暗电流噪声（Nd）是影响 SNR 的主要因素，单纯强调任何一个方面都不具有实际意义。温度，一直以来也是研究人员所关注的重要影响因素之一，但事实上，在信噪比的计算中，只有暗电流是与温度相关的。一般情况下，温度越低，因温度产生的暗噪声也就越低；但是，当温度降低到一定程度时，乱真电荷（spurious charge）就会出现，从而增加了暗电流的值。因此，温度对于 CCD 来讲，并不是越低越好，而是有一个最佳值，即：既降低了温度带来的噪声，又没有引起乱真电荷的增加。

3. 暗箱

样品测试室也即暗箱，必须光密闭性非常好，其中装配样品放置板。不同功能的成像系统会根据工作需要在暗箱中配置不同的滤光片，光激发装置等。多功能成像仪由于其功能包括进行可见光、荧光和化学发光成像，其暗箱中多配备有反射紫外灯、透射紫外灯、白光灯、光激发滤光片及光接收滤光片等。图 4-2 显示了多功能成像仪暗箱中的可能配置及基本成像模式。

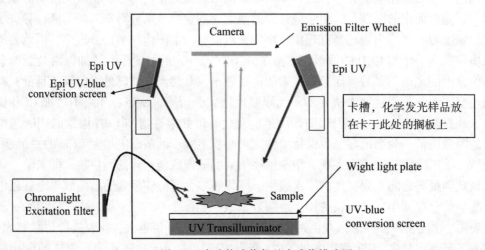

图 4-2　多功能成像仪基本成像模式图

（1）进行化学发光成像时，样品（sample）置于搁板上，卡于暗箱中部两侧的卡槽。由于化学发光成像是基于样品膜上发生的化学反应发光，收集光信号时不需要额外的光源。

（2）进行荧光成像，一般将样品放置于暗箱底部的样品台上，根据成像的样品特点选择不同的荧光激发光源。① 需要透射紫外光源的样本如 EB 染色的核酸凝胶等样品，可选择打开暗箱底部样品台下的透射紫外灯（UV transilluminator）激发样品发出荧光成像。② 需要透射蓝光光源激发的荧光样品，可在样品台和透射紫外灯之间放置一块紫外-蓝光转换板（UV-blue conversion screen），打开透射紫外灯时即可激发需蓝光样品发出荧光。③ 需要反射荧光源激发的荧光样品，同样可放置于暗箱底部的样品台上，按不同荧光物质的特点，选择打开反射紫外荧光（Epi UV），或者混合荧光激发器（chromalight excitation filter）。④ 所激发出的荧光被预先设定好发射光波长的选择性透过滤片装置

（Emission Filter Wheel）过滤后，经由成像系统镜头（camera）进入 CCD，收集光信号成像。

（3）进行可见光成像，样品也放置于暗箱底部的样品台上，打开台下白光板（Wight light plate）的白光灯电源即可成像。

二、多功能成像仪应用范围

（一）可见光成像

主要用于检测蛋白胶（coomassie blue，银染），细胞，菌落计数，显微照片放射自显影等。进行可见光成像需要的配置有：光源：透射白光，反射白光（可见光源 400～700nm）；滤光片：interference filter 595nm，或者指定滤光片；镜头：变焦镜头 F1.2，8～48 mm；CCD：常温 CCD。

（二）荧光成像

1. 荧光产生原理

荧光物质吸收特定波长的光能量（能量高），从基态（S_0）成为激发态（S_1）；被激发的分子通过内部转化失去能量并回到基态；同时发出波长更长的光（能量低）。

目前广泛应用的荧光物质包括：小分子荧光染料如 EB 等，结合于核酸物质上，主要用于检测电流凝胶中核酸片段的分子量大小及相对量；量子点，后文中将详细介绍；荧光蛋白，如 GFP、Cy3、Cy5、Alexa Fluor 680 等。量子点和荧光标记的抗体多用于蛋白印迹实验中，能在同一张杂交膜上同时检测多种蛋白信号。最常用于检测蛋白的多个磷酸化位点，由于各检测位点分子量多相近，采用多重荧光可实现快速准确检测蛋白不同位点磷酸化水平。虽然目前由于试剂昂贵，使用并不广泛，却是生物学研究发展的方向之一。常见的荧光染料及其激发波长和发射波长如表 4-1 所示。

表 4-1　　　　　　　　　　常用荧光染料的激发波长和发射波长

染料名称	激发波长/nm	发射波长/nm	染料名称	激发波长/nm	发射波长/nm
GFP	395	511	Qdot 705	350～450	705
Qdot 525	350～450	525	Qdot 755	350～450	755
Qdot 565	350～450	565	Cy3	552	570
Qdot 585	350～450	585	Cy5	649	670
Qdot 605	350～450	605	Alexa Fluor 680	649	702
Qdot 655	350～450	655			

2. 应用

荧光成像可用于荧光染料凝胶成像、荧光染料芯片扫描、荧光标记斑点杂交和多色免疫印迹实验等。进行荧光成像所需要的配置包括：光源：透射 UV、反射 UV、蓝光、多波长激发光源；滤光片：EB 595nm 或者根据发射荧光的波长而定；镜头：变焦镜头，F1.2，8~48mm；CCD：常温 CCD 或制冷 CCD（用于采集曝光时间长的弱荧光）。

（三）化学发光成像

1. 化学发光免疫测定的原理

化学发光免疫测定属于标记抗体技术的一种，它以化学发光剂、催化发光酶或产物间接参与发光反应的物质等标记抗体或抗原，当标记抗体或标记抗原与相应抗原或抗体结合后，发光底物受发光剂、催化酶或参与产物作用，发生氧化还原反应，反应中释放可见光或者该反应激发荧光物质发光，最后用发光检测仪器进行检测。

2. 标记方式

用于化学发光成像的标记方式主要包括发光剂直接标记、发光催化酶标记和标记物产物直接参与反应几种。发光剂直接标记法常用鲁米诺及其衍生物等，它们属环肼类化合物，能与很多氧化物如氧、次氯酸、磺、过氧化物等反应而发光。因此，可直接将鲁米诺或其衍生物标记抗体或抗原进行化学发光反应。这类方法特异性强，但往往会因交联影响发光物特性，降低敏感性。发光催化酶标记法常用辣根过氧化物酶、丙酮酸激酶、葡萄糖氧化酶等标记抗体或抗原。其中用辣根过氧化物酶（HRP）标记二抗是目前检测蛋白免疫印迹（western blot）的最常用方法。标记物产物参与反应法，指标记物不直接催化发光反应，而其反应产物能使反应系统发光。如用草酸类标记抗体或标记抗原，在有 H_2O_2 作用下，生成二噁二酮，后者可使红荧稀（Rubrene）激化发光。

3. 化学发光成像的检测工具

化学发光成像的检测工具通常包括 X 光片和 CCD 成像系统。其中 X 光片以往被认为是对固定在膜上的蛋白或核酸进行化学发光检测的最强有力工具，如 Southern、Northern 和 Western 杂交的化学发光检测。如果能够控制好非特异性的结合，灵敏度是足够的。如果不能很好控制，将会在 X 光片上曝光过度。解决这个问题的最好办法是减少结合的试剂量，例如抗体或类似物。曝光时间 1~10min 通常足够显现大多数的印迹。更长的曝光时间很少能提高信号/背景比。

最近，基于 CCD 的影像系统已成为化学发光印迹结果获得和记录的首选工具。这些系统在信号测试的动态范围上表现出很好的效果。由于摄像时间短，可以快速获得多个影像，生成电子文档的形式也容易存储。虽然需要投入设备的购置费，但是可以节省建设暗室、购置洗片机、显影液、胶片和其他耗材的投入。

4. 应用

化学发光的实质是通过化学反应，使样品自身发光，其吸引力之处在于检测简单、高效、对环境没有污染。目前化学发光的标记法已经普遍取代以前使用放射性同位素标记进行的实验，如 Northern blot、Southern blot、Western blot 和 EMSA 等。记录化学发光实验结果的成像系统也在这些实验技术中得到广泛应用。进行化学发光成像实验需要收集样品自身发光，所以收集过程中不需要光源，仅需要密闭性能良好的暗箱和带有制冷功能的 CCD 以收集弱光信号。

随着生物学、化学科学的发展，人们对发光标记物的研究日渐深入，不断有新的发光标记产品推向市场。相信用于捕捉生物光信号的成像系统也会不断推陈出新，更好地为生物科学服务。

（郭　卫）

第二节　荧光、紫外-可见光分光光度计结构功能简介

物质中分子内部的运动可分为电子的运动、分子内原子的振动和分子自身的转动，因此具有电能级、振动能级和转动能级。当分子被光照射时，将吸收光的能量引起能级跃迁，即从基态能级跃迁到激发态能级。由于物质结构不同，对各能级跃迁所需能量都不一样，因此对光的吸收也就不一样。各种物质都有各自的吸收光带，由此可以通过分析物质的吸收光带而对不同物质进行鉴定分析，这是光度法对物质进行定性分析的基础。根据朗伯-比耳定律（Lambert-beer Law）：当入射光波长、溶质、溶剂以及溶液的温度一定时，溶液的吸光度和溶液层厚度及溶液的浓度成正比。若液层的厚度一定，则溶液的吸光度只与溶液的浓度有关，即吸光度与被测物质的浓度成正比。这就是光度法定量分析的依据。

一、紫外-可见光分光光度计

能从含有各种波长的混合光中将每一单色光分离出来并测量其强度的仪器称为分光光度计。分光光度计因使用的波长范围不同而分为紫外光区、可见光区、红外光区，以及万用（全波段）分光光度计等。

本节介绍的紫外-可见光分光光度计，是重要的光谱分析仪器，在功能方面，它可以在紫外-可见光区任意选择不同波长的光，测定并显示出吸光度或透射比；还可以绘制被测物质的吸收曲线，并可以进行相应的计算，给出结果。下面将对分光光度计的工作原理及定量方法进行简单介绍。

1. 分光光度法的基本原理

当一束单色光透过均匀、无散射的溶液时，一部分被吸收，一部分透过溶液，即入射光的强度等于溶液吸收光的强度和透过光强度之和。当入射光强度一定时，溶液吸收光的强度越大，则溶液透过光的强度越小，用透光率来表示光线透过溶液的能力，即溶液透过光强度与入射光强度的比值。透光率的倒数反映了物质对光的吸收程度，应用时取它的对数作为吸光度的数值，用 A 表示。A 值在实际操作中可直接从分光光度计读数获得。

朗伯-比尔定律是吸光度法的基本定律，说的是当一束平行的单色光通过均匀、无散射现象的溶液时，在单色光强度、溶液的温度等条件不变的情况下，溶液的吸光度与溶液的浓度及液层的厚度乘积成正比。

$$A = KcL$$

式中：A 代表吸光度；c 代表溶液浓度；L 代表液层厚度。

这一定律不仅适用于有色溶液，也适用于无色溶液及气体和固体的非散射均匀体系；

不仅适用于可见光区的单色光，也适用于紫外和红外光区的单色光。

2. 定量分析方法

（1）标准曲线法。

标准曲线法是可见-紫外分光光度法中最经典的方法。测定时，先取与被测物质含有相同组分的标准品，配成一系列浓度不同的标准溶液，置于相同厚度的吸收池中，分别测定其吸光度。然后以溶液浓度为横坐标，以相应的吸光度为纵坐标，绘制曲线。如果符合比尔定律，该曲线为通过原点的一条直线——标准曲线。在相同条件下测出样品溶液的吸光度，从标准曲线上便可查出与此吸光度对应的样品溶液的浓度。

朗伯-比尔定律只适用于稀溶液，浓度较大时，吸光度与浓度不成正比，当浓度超过一定的数值时，引起溶液对比尔定律的偏离，曲线顶端发生向下或向上的弯曲现象。标准曲线法对于仪器要求不高，尤其适用于单色光不纯的仪器，因为在这种情况下，虽然测得的吸光度值可以随所用仪器的不同而有相当的变化，但若是认定一台仪器，固定其工作状态和测定条件，则浓度与吸光度之间的关系仍符合朗伯-比尔定律公式。

（2）对照法。

对照法又称比较法，在相同条件下在线性范围内配制样品溶液和标准溶液，在选定波长处，分别测量吸光度。根据比尔定律：

$$A_样 = K_样 c_样 L_样$$
$$A_标 = K_标 c_标 L_标$$

式中：A 为吸光度，可由仪器直接测得；K 为吸光系数，c 为溶液浓度；L 为液层厚度。因是同种物质，同台仪器，相同厚度吸收池及同一波长测定，$K_样 = K_标$，$L_样 = L_标$，所以 $c_样$ 可由 $c_标$ 代入换算得出。为了减少误差，比较法配制的标准溶液需与样品溶液的浓度相接近。

（3）吸光系数法

吸光系数是物质的特性常数，只要测定条件不致引起对比尔定律的偏离，即可根据测得的吸光度 A，按比尔定律求出浓度或含量。K 值可以从手册或文献中查到。

3. 紫外-可见光分光光度计的基本结构和功能

紫外-可见光分光光度计有多种型号，但仪器的基本结构相似，其基本结构由五个部分组成（图4-3）：①光源（钨灯、卤钨灯、氢弧灯、氘灯、汞灯、氙灯、激光光源）；②单色器（滤光片、棱镜、光栅、全息栅）；③样品吸收池；④检测系统（光电池、光电管、光电信增管）；⑤信号指示系统（检流计、微安表、数字电压表、示波器、微处理机显像管）。其中单色器是将来自光源的混合光分解为单色光，并提供所需波长的光，是仪器的关键部件。

以典型的 Lambda25 型紫外可见光分光光度计为例，其波长范围为 200~1100nm，可作微量检测，最小样品量要求为 10~50μL，且灵敏度高、选择性强、易操作。该系列仪器的主要功能为具有光谱扫描功能，可用于定性分析；具有时间驱动功能，可用于研究物质吸光度随时间的变化；波长编程功能，可同时测 2~8 个波长点的吸光度；浓度测定功能，可用于被检物质的定量分析。

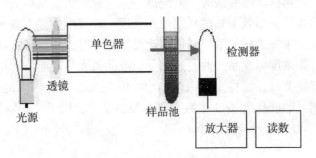

图4-3　分光光度计结构示意图

二、荧光分光光度计

某些荧光物质在吸收特定波长光的能量后，分子经过激发态回归至基态并发射出波长更长的荧光。不同物质由于分子结构不同，其激发态能级的分布具有各自不同的特征，这种特征反映在荧光上表现为各种物质都有其特征性的荧光激发和发射光谱，因此可以用荧光激发和发射光谱的不同来定性地进行物质的鉴定。在溶液中，当荧光物质的浓度较低时，其荧光与该物质的浓度通常有良好的正比关系，利用这种关系可以进行荧光物质的定量分析。这就是荧光分光光度计工作的理论依据。

荧光分光光度计与紫外-可见光分光光度计相比，主要增加了荧光激发光源和一个单色系统。其主要结构如图4-4所示。

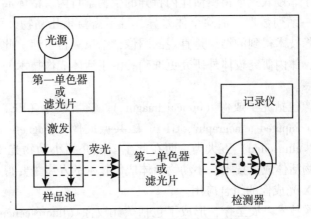

图4-4　荧光分光光度计结构示意图

荧光分光光度计的主要工作步骤是：由高压汞灯或氙灯发出的紫外光和蓝紫光经滤光片照射到样品池中，激发样品中的荧光物质发出荧光，荧光经过滤过和反射后，被光电倍增管所接受，然后以图或数字的形式显示出来。根据对比分析荧光的光谱和荧光的强度，对物质进行定性或定量分析。

荧光分光光度计的定量方法与紫外-可见光分光光度计类似，也可分为标准曲线法定量和比较法定量。使用标准曲线法时，需配制一系列标准浓度试样测定荧光强度，绘制标准曲线，再在相同条件下测量未知试样的荧光强度，在标准曲线上查出浓度，或根据标准曲线的曲线方程求出未知试样的浓度。使用比较法定量时，则需要在线性范围内，配制与试样浓度接近的已知浓度标准品，并通过测量标准品荧光强度而推算试样的浓度。荧光分析的主要特点是灵敏度高，能检出低限为 $10^{-7} \sim 10^{-9}\text{g/mL}$ 同种物质的稀溶液，比紫外-可见分光光度法检测灵敏度高出 $2 \sim 4$ 个数量级。但由于只能用于荧光物质的定性定量分析，应用范围又比紫外-可见分光光度法小。

（郭　卫，易有荣）

第三节　多模式小动物活体成像技术

1999 年，美国哈佛大学 Weissleder 等人首次提出了 molecular imaging（分子影像）的概念，分子影像是利用特异性分子探针，追踪离体细胞、组织或活体内靶点目标并成像。分子影像技术的出现促进了活体动物成像的发展，使人们有可能观察到活体内细胞、分子水平上生物过程的变化。

一、多模式小动物活体成像技术的概念

活体成像一般是指，生物体处于活体状态下，应用多种成像模式对其细胞和分子水平的各种生物行为进行定性和量化分析研究的一门学科。与传统的体外成像或切片技术相比，活体成像着重于非侵入式地检测活体内特异的生物学行为。活体成像技术往往在同一个体反复多次获得一系列数据，消除个体差异，且不需要杀死动物，可大量节省人力物力。同时，活体成像技术得到的结果是直观的图像，结果一目了然。此外，作为生物学反应的最终研究手段，体内研究较体外研究更准确。由于活体成像技术的种种优势，近十年来得到了长足的发展。

小动物活体成像包括光学成像（optical imaging）、核素成像（PET/SPECT）、X-射线计算机断层扫描（computed tomography，CT）、磁共振成像（magnetic resonance imaging，MRI）和超声成像（ultrasound）五大类。而在此主要以介绍小动物光学活体成像技术为主，以下简称小动物活体成像技术。小动物活体成像技术的发展主要得益于荧光和发光标记技术的发展及与 X 光成像的组合应用。

小动物活体成像技术发展至今，形成了包括荧光成像（fluorescence）、生物发光成像（bioluminescence）和 X 光成像（X-Ray）在内的三种主要的成像模式。其中荧光成像和生物发光成像，主要是对荧光、发光等功能信号进行成像，因此被称为功能成像。X 光成像主要是展示动物的解剖学结构，用于对功能信号的定位，因此被称为结构成像。三种成像模式有各自原理和应用，因此要想获得完整的实验结果，应多种模式结合应用，尤其是功能成像和结构成像的结合应用，即多模式小动物活体成像技术，目前已经成为非常广泛的应用方式。

二、不同成像模式的原理和优缺点

（一）荧光成像

1. 原理

在特定波长的光源照射下，某些化学基团释放光子，产生发光，这就是荧光成像的基本原理。这种发光物质分为小分子荧光染料和荧光蛋白两大类，随着近年的快速发展，已经有超过几百种各具特色的荧光染料和多种荧光蛋白供选择。活体荧光成像技术由于研究对象不同，所需方法也不一样，包括荧光标记、荧光指示、荧光染料和荧光报告基因等几种方法。

（1）荧光标记，即通过共价键将染料分子与待标记物结合，最常用的就是氨基和羧基的脱水缩合反应。这种标记方法简单易行，适用于标记带有活性基团的分子。

（2）荧光指示，即染料分子并不直接标记研究对象，而是标记到一个特异性靶头上，染料分子进入体内后，被靶头导向到研究对象，非共价结合，指示细胞表面一些特异性表达的膜蛋白分子。

（3）荧光染料，指染料分子与待标记物无法共价键结合，而是采用包裹、包埋或渗入的方式，将染料分子和待研究对象结合在一起后进行成像。如通过脂质体对小分子药物和荧光染料进行包裹或包埋，又如某些脂溶性染料穿透细胞膜，进入细胞内完成标记。

（4）荧光报告基因，则是指通过基因重组技术将荧光蛋白的基因整合到相应细胞或细菌内，表达后进行活体成像。这种方法与生物发光有很多相似之处，不同的是荧光蛋白不需要注射底物荧光素，而是需要激发光源激发才能发光。

2. 优点及局限性

荧光成像的优点为标记对象广泛，既可以标记细胞、细菌，又可以标记蛋白类、核酸类和纳米材料类等外源分子。同时可对多个研究对象进行多色荧光标记且使用成本较低。但是荧光成像也有其自身的缺陷，在激发光激发下，动物的皮肤、毛发和消化道内的食物等都会产生信号，使得特定波长下荧光成像出现一定的背景噪音。但是，当前活体技术的发展，可以通过使用以下几种方法去除或减弱这种背景噪音。

首先选择近红外波长染料标记后成像，近红外波段避开了背景信号较强的 400～550nm 区域，背景噪音较低。另外，此波段的光被体内血红蛋白、水分等物质吸收较少，穿透率较强，是荧光成像中的首选染料。另外，多光谱分析技术已经成为荧光成像中一个重要的技术，不但能用于去除背景噪音，还能用于多色荧光探针的分离。

（二）生物发光成像

1. 原理

生物发光成像是基于荧光素酶和荧光素在生物体内的酶催化反应。荧光素酶在 ATP 及氧气的存在条件下，催化底物荧光素的氧化反应产生发光，如图 4-5 所示，因此只有在活细胞内才会产生发光现象。

$$荧光素+ATP+O_2 \xrightarrow[Mg^{2+}]{荧光素酶} 氧化荧光素+AMP+PPi+CO_2+光子$$

自然界存在很多种荧光素酶，但在科研中常见的荧光素酶主要有萤火虫荧光素酶（firefly luciferase）和海肾荧光素酶（renilla luciferase）两种。二者氨基酸序列不一样，酶促反应作用的底物也不同，因此产生的生物发光波长也不一样。萤火虫荧光素酶发光的波峰在560nm左右，而海肾荧光素酶发光的波峰较短在465nm左右。目前在活体成像中常用萤火虫荧光素酶。

2. 优点及局限性

生物发光的原理决定了活体成像中生物发光模式的技术路线如图4-5所示。

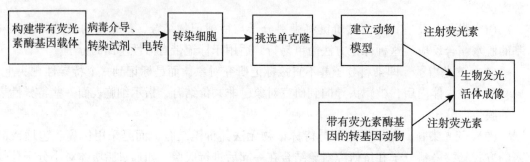

图4-5 生物发光技术路线

生物发光的优点是发展最早，技术已经非常成熟，背景噪音较低，适合于肿瘤、干细胞及基因表达的研究。其缺点是应用受限，研究对象局限于可以进行基因重组细胞、细菌类，不能进行蛋白、抗体、化学药物、纳米材料等外源分子的成像。

（三）X光成像

X-射线是电磁波，穿透能力强，经过不同密度物质时，透射光强度不一样，根据透射光强度的差异进行成像。和放射性同位素一样，穿透生物体的X光，数码CCD无法直接进行拍摄，但可通过专有的X光磷屏将X光转变为可以被CCD直接采集的可见光信号。

在活体成像中由于骨骼含钙量高，吸收的X线量最多，可以与周围的组织和器官形成鲜明对比，因此X光在骨科研究中有着广泛的应用。而动物体内的大部分组织和器官，X光的穿透率大体相同，与周围环境没有明显的对比度，不能直接进行X光成像。但人们已经发展出多种特定的X光造影剂，通过造影剂靶向到特定的器官和组织，增加对比度，并最终确定特定器官的位置。因此，X光成像可以清晰地展示实验动物的内部的解剖学结构。

三、小动物活体成像技术的发展趋势

（一）由单一模式向多模式发展

活体成像技术出现的初期，成像模式单一，分辨率较差，很难看清信号的具体分布，无法进行有效的定位。但经过近十年的快速发展，活体成像技术已经完成了从看得见到看得清、从单一模式到多种模式组合的发展和跃升。早期的成像，包括现在一些传统的仪器，都采用白光成像作为结构成像模式。但白光只能是动物表面的成像，而无法展示解剖学结构。如图 4-6 所示使用白光作为背景只能将药物信号定位在小鼠的大腿部位，而 X 光成像则可以显示清晰的骨骼结构将信号定位于关节位置。此时对关节位置进行下游的分析，有可能得出意想不到的科研结果。

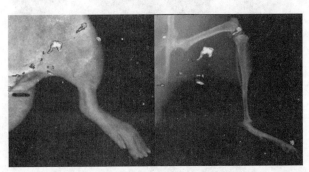

图 4-6　白光成像和 X 光成像分别将目的信号定位于小鼠大腿和关节位置

对于荧光成像、生物发光这两种功能成像，由于各自的原理和方法不同，研究对象和应用领域也各不相同。每种方法都有其独特的优势和专长，也有其自身的局限性。因此，活体成像研究中，一定要结合具体的研究方向和实验目的，来选择具体的成像模式。同时，利用各种成像的优缺点，将两种或多种模式相结合，优势互补，使得实验结果更可靠更有说服力。

如图 4-7 中，用荧光素酶标记抗肿瘤细胞，用荧光染料标记抗肿瘤药物，用 X 光成像作为解剖学背景，三者相叠加，既能准确定位肿瘤细胞在体内的位置，又能看到用于肿瘤治疗的药物在体内的分布，是否靶向到肿瘤，直观明了，更有说服力。这种多模式组合的活体成像技术使得活体成像研究提升到全新的水平，为研究工作提供充分翔实的数据，满足当今多种领域里研究的需要。

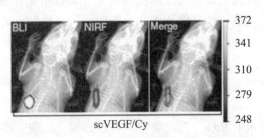

图 4-7　应用荧光、发光和 X 光三种成像模式的多模式成像

X 光成像除了能展示清晰的骨骼结构，借助各种 X 光造影剂，还可以显示出各种器官的成像。如图 4-8 所示，在肠道研究中，通过肠道造影剂完成 X 光显影，清晰展示肠道

的成像。同时对荧光标记的药物进行荧光成像，二者相叠加，可以清晰地看到药物在肠道的分布。这种多模式组合的活体成像技术使得活体成像研究提升到全新的水平，为研究工作提供充分翔实的数据，满足当今多种领域里研究的需要。

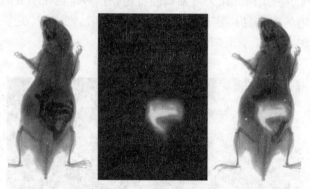

图 4-8　将荧光和 X 光显影成像应用于肠道研究

（二）由二维平面成像向三维立体成像发展

目前活体成像的研究主要集中在二维平面，由于光在动物体内会发生吸收和散射，并且动物组织具有不均一性，因此光线在动物体内的传播并不是直线，而是曲线前进；而且光线穿透不同组织，它的衰减都是不同的。因此对原始位点信号进行精确的定量以及准确的三维重构还存在很多困难。现在市场上的三维成像技术分为单角度三维重构技术和多角度三维扫描技术。单角度三维重构技术又分为层析成像技术（diffuse luminescent image tomography，DLIT）和透视成像技术（fluorescence luminescent image tomography，FLIT），分别用于生物发光的和荧光的三维重构成像。单角度三维重构技术只从一个角度成像，利用均质模型，假设动物是均质的，动物体内不同组织的光吸收和散射系数相同，然后通过重构算法计算信号的深度和强度，此方法较二维成像技术有一定进步，但是由于重构的深度和定量的值错误率达到30%～50%，因此未得到广泛应用。

三维成像的第二个方法是多角度三维扫描技术，该技术是比较真实的三维成像技术，其原理与 CT 及 PET 等其他三维成像技术非常类似。同样是对小鼠的多个角度进行二维成像，然后将这些各种角度的二维图像用重构软件生成三维图像，从而对原始位点的信号进行定量和定位的分析。此方法的优点是可以获得多个角度的信息，更全面，进行三维重构的信息基础更好。同样因为动物的不均质性，错误率也较高，也没有被市场广泛接受。

综上所述，目前小动物活体光学三维成像技术还不是很成熟，存在着一些亟待解决的问题。随着今后光学技术的发展，肯定会得到逐步完善，实现二维平面成像向三维立体成像的完美跨越。

四、多模式小动物活体成像系统的基本配置及工作原理

由于科研需求，小动物活体成像技术成像模式逐渐增多，因此系统的硬件组成也较

多，主要包括下述几个主要组成部分：荧光光源、X光光源、激发滤光片、光纤、发射滤光片、镜头、CCD、模数转换器及图像工作站等（图4-9），每一个组件的性能都影响着整体的成像效果。

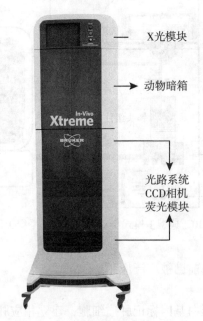

图 4-9　小动物活体成像的基本配置

　　小动物活体成像技术分为生物发光、荧光成像、X光成像，还有一部分系统具备同位素成像模式。每个成像模式需要的系统硬件也不尽相同。由图4-10可以看出：荧光相关组件即荧光光源、光纤、滤光片系统；X光相关组件：X光光源、铝膜及X光转化磷屏；以及系统采集信号模块：电耦合元件CCD相机、镜头、模数转换器及图像工作站。

　　以图4-10荧光成像流程图为例，荧光光源产生的复合光通过特定波长的激发滤光片过滤后形成特定的激发光，激发光经过光路及扩散技术均匀的照射到动物身上，动物体内的荧光基团在受到激发光的照射后会释放发射光，发射光通过发射光路经过发射滤光片的过滤，再通过镜头达到CCD相机，CCD相机将检测到的光信号转换为电信号，并通过模数转换器、系统软件等过程的计算和处理后在显示器上以图像的形式显示出来。

　　其他成像模式中，生物发光模式的光路较为简单，不需要激发光的照射，采集的是动物身上由生物发光产生的自发光，因此成像时，自发光通过镜头后被CCD相机采集，同样通过后续的处理呈现出发光信号的图像。X光成像模式的成像时，X光穿透动物身体后，必须经过X光磷屏将X-射线转换成可见光信号被CCD相机采集，同样通过后续的处理呈现出动物的解剖学结构图像。

五、小动物多模式活体成像系统在生物、医学领域的应用方向

　　凭借其技术上的优势，经过近20年的发展，活体成像已成为生物学、医学等领域研

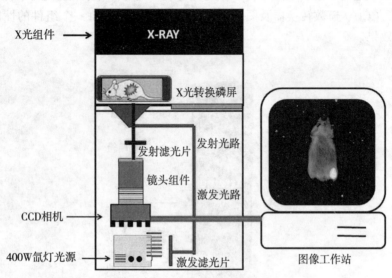

图 4-10　典型多模式小动物活体成像系统工作流程

究的最有力的工具之一，目前已被广泛应用于：

1. 肿瘤的研究

利用荧光素酶或荧光蛋白基因标记肿瘤细胞，建立相应肿瘤动物模型之后，通过小动物活体成像技术能够无创、定量地检测小鼠体内的原位瘤、转移瘤及自发瘤的大小及转移情况。为研究肿瘤发生及转移的机制提供依据，并可直观地观察药物对肿瘤的治疗效果。

2. 活体成像用于药物和纳米材料的研究

利用荧光染料标记药物或者纳米材料，注射到疾病模型小鼠体内后，可直接观察药物和纳米材料在体内的分布变化，以及对疾病位点（肿瘤、病变关节等）的靶向作用。例如在进行肿瘤药物研究中，可利用荧光素酶基因标记肿瘤细胞，利用荧光染料标记药物分子，荷瘤小鼠给药后进行生物发光成像和荧光成像，两个图像叠加可直观地看到药物分子对肿瘤的靶向作用。

3. 病毒、细菌感染机制的研究

以荧光素酶或荧光蛋白基因标记病毒，可以观察到病毒对机体的侵染过程。因此，利用小动物活体成像技术也可有效的评价病毒作为载体的 DNA 运输和基因治疗情况。同样标记细菌后，可实时监测其在动物体内的感染部位、数量变化及对外界处理后的反应，同样可用于抗生素药物筛选研究。

4. 干细胞和免疫相关研究

将荧光素酶标记或脂溶性荧光染料标记的造血干细胞移植入脾及骨髓，可用于实时观测活体动物体内干细胞的存活和分布，研究造血过程中早期事件及动力学变化。

5. X 光独特应用

X 光成像不仅起到对功能信号进行精确定位的作用，还广泛地应用于骨密度（骨质疏松）、骨关节（关节炎等）、血栓和中风研究、结核病研究、血管相关研究、肿瘤骨转移研究、物种分类研究等诸多领域；

六、多模式小动物活体成像系统基本参数选择

（一）与多模式小动物活体成像相关的关键结构

多模式小动物活体成像系统是由光源、滤光系统、成像模块及其他辅助系统组成的一套完整的光学系统，根据不同的实验应用和成像模式需求，各部件灵活组合使用，从而获取实验所需的图像信息。其关键结构包括以下几个部分：

1. 光源

只有强的光源才能确保深层信号的激发和成像。目前市场上小动物活体成像设备采用的荧光光源最好的是氙灯，氙灯的发光功率高达 60%，光谱分布更为均一，在近红外波段也有很高的能量，更适合用于活体成像。不同仪器的光源功率一般在 150W 到 400W 不等，同等条件下光源功率越高实验效果越好。

2. 滤光系统

对于激发滤光片而言，其作用为保证激发光的特异性，因此只有选择窄带宽的滤光片才能保证信号特异性。如果激发光特异性差，有可能会额外激发出更多种不同的杂光干扰信号，增加后期结果分析的难度。

但是，对于相同数目的滤光片而言，窄带宽就意味着覆盖的波段窄，可兼容的染料少，因此在保证窄带宽的同时，滤光片数量也是一个重要因素。目前市场上各种活体成像系统配备的激发滤光片，基本都在十几到二三十片不等，可较好地对全波长范围进行覆盖。

而对于发射滤光片，首先波长范围要与激发滤光片和样品信号相匹配，此外光通量也是发射滤光片的重要因素。由于小动物活体成像过程中，样本的发射光在经过体内的透射衰减后信号极弱，所以一般要求发射滤光片需要具有较好的透过率和相对较宽的带宽，从而保证信号的有效接收和检测。

还有一点容易忽略的是，由于小动物体积较大，从而要求我们的发射滤光片和镜头光路也需要具有较大的口径，从而减少边缘畸变和增加光通量。

3. 成像单元

多模式小动物活体成像系统的成像单元一般都是由制冷 CCD 模块组成。CCD，即电荷耦合元件，是一种半导体装置，能够把光学影像转化为数字信号。衡量 CCD 好坏的指标很多，有像素数量、灵敏度、线性范围等。其中像素数越多，画面就会越清晰。灵敏度是指能够检测的最低光子数。线性范围是指最大蓄积电荷和最小噪声电荷的倍数关系，线性范围越大信号越不容易饱和。模数转换器，是将 CCD 采集的信号转化为数字信号，在选择时要和 CCD 匹配，例如 CCD 的线性范围为 4 OD，则选择 16bit 的数模转换器。

在众多 CCD 参数之中，成像灵敏度始终是大家关注最多的一点。CCD 的灵敏度最主要由两个参数决定，一个是 CCD 芯片尺寸，另一个是 CCD 芯片类型。CCD 芯片尺寸越大，感光面积越大，收集到的光子越多，灵敏度就高。CCD 芯片类型也很重要，一般分为前照式、背部薄化背照式两种；一般来讲，背部薄化背照式 CCD 在 600nm 波长下量子

效率高达 90%，而前照式 CCD 在 600nm 波长下量子效率仅为 45%，两者相差一倍，灵敏度也就相差较大。

4. 其他辅助模块

多模式小动物活体成像系统通常需要兼顾荧光、生物发光和 X 光等成像的平衡，因此在不同成像模式间的切换需要有良好的自动化控制系统，特别是在功能成像和结构成像相互切换过程中，应避免样品移动，使结果可以精确重叠分析。

此外，小鼠等小动物是一个立体的结构，从单一角度拍摄观察得到的结果会有偏差或者遗漏。为解决类似问题，比较直接的解决办法是对小鼠进行多角度的成像拍摄比较。例如我们可以对小鼠旋转 360°，每隔一定角度进行一次拍摄，这样我们就能得到一套全方位的完整信息，为后续的实验分析提供了更翔实的原始数据。

另外还需要一套生命维持和麻醉系统，使小鼠等样本在拍摄过程中尽可能地保持正常生命体征。麻醉常见的选择包括异氟烷的气体麻醉和水合氯醛、戊巴比妥等的液体麻醉等。如果小鼠需要麻醉的拍摄时间较长，而实验室环境温度较低的话，建议同时启用仪器内置的暖风保温系统，以便更好地维持小鼠的生命体征。

（二）多模式小动物活体成像系统所涉及的相关主要参数

1. 分辨率与灵敏度的平衡

当我们选定了一套多模式小动物活体成像系统后，仪器所能达到的最大图像分辨率和最大灵敏度就已经相对固定，但是两者可在一定程度下进行平衡优化，使实验效果达到一个更理想的状态。

这里面涉及一个最关键的设置参数就是 Binning（像素整合）值的选择。Binning 的过程是指使用多个 CCD 像素点组合来完成原来一个像素点的成像任务，可以很大程度提高检测灵敏度，当然代价就是牺牲了成像结果的最终分辨率。以 2048×2048 的 420 万像素 CCD 为例，其在不同典型的 Binning 下的最终分辨率和大致灵敏度关系如表 4-2 所示：

表 4-2　　　　不同典型的 Binning 下的最终分辨率和大致灵敏度关系

Binning 值	分辨率	总分辨率	理论灵敏度
1×1（None）	2048×2048	420 万	1
2×2	1024×1024	100 万	4
4×4	512×512	25 万	6
8×8	256×256	6 万 5 千	64
16×16	128×128	1 万 6 千	256

因此，各种成像模式下用户可依据上表关系进行平衡选择。大体原则如下：对图像分辨率要求较高，而灵敏度要求不高的实验，例如白光和 X 光成像，可选择无 Binning 或 2×2 Binning；对发光和同位素检测等实验，由于信号极弱，而且由于光线的发散性，对图像结果的分辨率要求不高，可选择较高的 Binning 值进行拍摄，例如 8×8 甚至 16×16，已达

到最高的灵敏度效果，但部分发光实验，例如移植瘤等信号极强，一般 4×4 Binning 已有较好结果；荧光实验信号强度稍高，部分实验对信号分布等的要求较高，可根据不同实验的要求选择 2×2 或 4×4 的 Binning 较为常见。

同时，镜头光圈在一定程度上也会影响灵敏度和图像锐度（光线边缘清晰度）。基于各种光学镜头的特性，一般在进行发光等极限灵敏度检测时，我们会把光圈调节到最大的状态，以期达到最优的通光效率；而进行白光和荧光检测时，我们对灵敏度的要求其实并不很高，而是对图像的清晰度有更高的要求，此时可把光圈调节至 F2 或更低水平，这样景深更大，锐度更高，图像效果更清晰。

确定了上述几个参数后，每种拍摄模式下还能调节的最主要参数就是曝光时间了。曝光时间的选择有两个原则：一是要采集到足够强度的信号，供后续分析使用，一般对 16 Bit 的仪器来说，能够采集的数据强度范围一般在 65535 以内，所以我们习惯会把主要关注的各种信号强度控制在 1000~40000 这个线性跨度比较好的区间；二是在满足实验需要的情况下，尽量选择更短的实验曝光时间，以减少对小鼠生理状态和染料本身的影响。一般的建议：白光成像时间在 0.2~1 s；荧光和 X 光成像在 5~60 s；发光和同位素成像在 10 s 到 3 min 不等。具体可根据预实验情况进行进一步的调整。

2. 荧光染料的选择

常用荧光染料和荧光素酶及荧光蛋白分别如表 4-3 和表 4-4 所示。目前多模式小动物活体成像系统已对 400~850 nm 波长的各种染料进行了良好的覆盖和匹配，但是我们一般建议尽量选择 650~850 nm 的近红外波长染料。首先，参考各波长的光线在小鼠体内不同部位的穿透率比较，可发现 650 nm 以上波长的光线穿透率会有一个比较明显的增长。也就是说即使是同样强度的光，当波长在近红外波段时，我们实际能"看"得到的信号会更多，也就是灵敏度会更高。其次，小鼠体内具有大量的血红蛋白、黑色素等带有强烈自发荧光的物质，通过对小鼠自身的本底波长扫描可以发现，这些荧光普遍集中在 400~600 nm 的范围，所以常用的 GFP、Cy2、Cy3 等荧光蛋白和染料均在此范围，检测信号不得不与众多非特异背景信号进行竞争和拆分，增加了后续分析的难度，也大大降低了检测的准确性和灵敏度。

表 4-3 常用荧光染料

类型	荧光染料	激发与发射波长（nm）
亲水染料	ICG	795/835
	Cy 系列（如 Cy7）	Cy7：743/770 Cy5.5：675/694
	Alexa 系列（如 A750）	A750：749/775 A647：647/666
疏水染料	Di 系列	DiR：748/780 DiD：644/665

类型	荧光染料	激发与发射波长（nm）
其他	稀土染料 Er（上转化）	980/655
	Qdot 800	450/800

表 4-4   **荧光素酶及荧光蛋白**

成像模式	基因	激发与发射波长（nm）	说明
生物发光	Fluc	560	需要注射底物
	Rluc	475	需要注射底物
荧光	iRFP	675/740	近红外波段
	mKate2	588/633	近红外波段
	TagRFP	555/584	红/橙
	TagYFP	508/524	黄
	TagGFP2	483/506	绿

3. 多光谱分析技术

为了解决非特异荧光背景和目标荧光信号以及多种目标荧光染料的信号重叠和拆分问题，除了传统的单波长成像和双波长背景扣除外，还可以通过多光谱技术进行拆分。多光谱拆分技术的基本原理是对每种荧光信号进行激发光谱的建模，然后再根据样品整体的光谱学特性进行数学拆分。典型多光谱分析光谱图如图 4-11 所示。多光谱技术不依赖于某一个或多个特定波长，可对全波长范围内的各种信号进行一次性全部识别和拆分。可有效地拆分多种波长接近的荧光染料和小鼠自身皮毛和食物的背景荧光。

4. X 光结构成像拍摄条件优化

小动物活体成像的 X 光光源是一个自屏蔽实验室安全的放射源，可根据软件指令在特定时间段产生特定强度（相对医用 X 光来说极弱）的 X 光照射。X 光光源输出端有铝膜转轮可供选择，一般有无铝膜、0.1mm、0.2mm、0.4mm 和 0.8mm 等选项。铝膜越厚，X 光的"纯度"越高，对不同密度组织（如骨骼、内脏、脂肪等）的区分度更高，成像的对比度和清晰度就越好。但代价是信号也会逐级降低，需要更灵敏的 CCD 设置和更长的曝光时间来捕捉足够强度的信号进行分析。

小动物的 X 光结构成像一般有三类要求：一是进行骨密度分析，二是获取高清晰度结构图像，三是获取一般清晰度的大致结构用于辅助定位分析使用。小鼠整体 X 光图和腿部 X 光图分别如图 4-12 和图 4-13 所示。

对于骨密度分析，我们必须使用最高精度模式，X 光铝膜选择 0.8mm，CCD 不能使用 Binning，直接通过长时间（1 min 或更长）的时间来捕捉足够的信号。

对于单纯的高清结构成像，要求没有骨密度分析严格，铝膜可以选择 0.8mm 或者 0.4mm，对于一些特殊密度低的样品也可选择 0.2mm 或更小的铝膜。CCD 像素整合参数

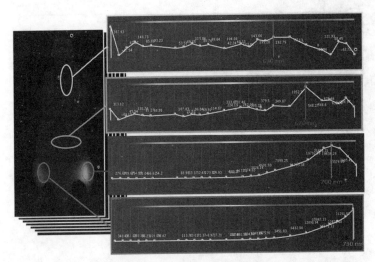

图 4-11 多光谱分析光谱图

可以选择不整合或者 2×2 参数，曝光时间控制在 20 s 到 1 min 即可。

部分对结构清晰度要求不高的实验，例如预实验、平行试验对照等，有时为节省实验时间，可选择较薄的铝膜和稍大的 Binning 设置，进行 5~20 s 不等的曝光即可。

如果样品较小，如昆虫或部分离体组织需要进行最高清晰度的 X 光成像，可选择使用二级载物台，其他参数参考骨密度分析设置，大概可提高三倍的分辨率。但二级载物台只能用于 X 光结构成像，无法进行荧光、发光功能成像分析。

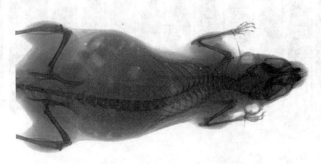

图 4-12 小鼠整体 X 光图

5. 拍摄视野及三维旋转体位选择

平面拍摄是日常实验中最常用的模式，根据实验样本的不同，我们可以选择不同的视野大小，以期充分利用仪器的灵敏度和分辨率。一般来说，8cm 视野可满足 1~2 只裸鼠的同时拍摄，12cm 视野可进行 1~3 只小鼠的实验，而大鼠等则需要 18cm 或更大的视野。

多数实验情况下，小鼠采用的是俯卧体位，少数情况下需要侧卧或仰卧体位，具体摆放方式可根据实验要求拟定，通过白光预览可以进行实时调整。

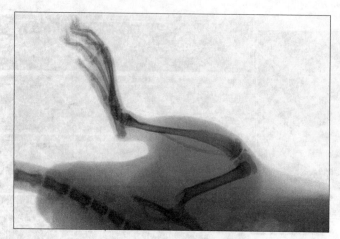

图 4-13　小鼠腿部 X 光图

小动物不同角度光学成像如图 4-14 所示。对于某些特殊实验，我们需要采集完整的 360°旋转信息，此时我们可以通过仪器内置的自动旋转模块进行，但每次只能进行一只小鼠或裸鼠的拍摄，但信息量更加完整，特别适合用于某些特定的代谢和靶向分析实验。

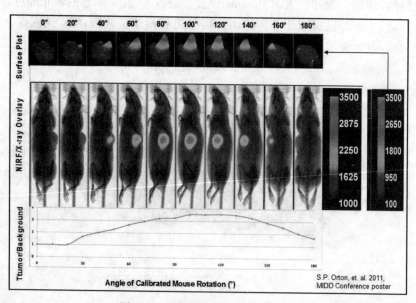

图 4-14　小动物不同角度光学成像

6. 多模式成像的拍摄顺序

小动物活体成像拍摄经常需要进行荧光、发光、X 光等的多种模式多重复合成像，而每种成像模式均有其特殊性，在多重标记连续拍摄过程中需要特别注意。

首先是生物发光，由于底物腹腔注射后的作用时间有限，一般是注射底物后 10～30

min 内发光效率最高。所以，一般的习惯是腹腔注射发光底物（D-luciferin），让小鼠自由活动 5~8 min，然后进行麻醉（气麻和摆放体位耗时大概 3~5 min），然后马上进行拍摄，务必保证在半小时内完成实验。因此，只要有发光成像模式参与，必须把发光成像放在自动拍摄的第一位，以保证效果。

其次是荧光拍摄，荧光拍摄一般不太受时间的影响，但某些染料比较容易有光淬灭效应。所以在荧光拍摄组合时，推荐从拍摄时间短的染料先开始拍，从长波长近红外染料先开始拍，避免荧光漂白淬灭。

X 光拍摄一般安排在最后一步，因为 X 光模块的切换需要更多的操作时间，把 X 光成像安排在最后可以有效缩短模式来回切换的过程和总体的实验时间。

如果需要进行旋转多角度拍摄，为保证良好的原位重叠分析，建议在同一体位按生物发光-荧光-白光-X 光的顺序进行拍摄，然后再转动体位。

如果需要进行不同时间点的多次拍摄连续分析，则应保证每种成像模式的曝光和实验条件的一致。

（代文涛，崔　朋）

第四节　量子点在生物医学研究中的应用

以量子点（quantum dots，QDs）或半导体纳米微晶体作为新型荧光标记物，用于生物医学领域的研究始于 20 世纪 70 年代末。由于 QDs 具有激发光谱宽而连续、发射光谱窄而对称、发光效率高、光化学稳定性好、不易发生光漂白、发射光颜色与粒径大小关联等优点，被广泛应用于蛋白质及 DNA、RNA 检测、细胞标记成像、药物筛选、病原体检测、活细胞生命动态过程示踪、活体动物体内肿瘤细胞靶向示踪、荧光共振能量转移等生物医学领域。

一、量子点的概念

如表 4-5 所示，QDs 是一种由 II ~ VI 族（如 CdSe、CdTe、CdS、ZnSe 等）或 III ~ V 族（如 InP、InAs 等）元素组成的，直径为 2~8nm，能够接受激发光激发产生荧光的半导体纳米颗粒，特殊的结构使其具有独特的光学性质。目前研究较多的主要是 CdX（X = S、Se、Te）二元族 QDs。I ~ III ~ VI 族三元量子点比如 Ag-In-E2 和 Cu-In-E2（E = S 或 Se）是一种新型的胶体纳米晶，具有不含 Cd、Hg、Pb 等有毒重金属元素、带隙较窄、自吸收小、光吸收系数和 Stokes 位移大、发光波长可达近红外区且可调等优势，在发光二极管、太阳能电池和生物应用方面具有很大的前景。

QDs 的光学特性由内核决定，用同一种波长的光对不同大小的 QDs 进行激发将产生不同的发射光，从而显示不同的颜色，其示意图如图 4-15 所示。外壳起着提高 QDs 量子产率和加强光稳定性的作用。

表 4-5   **可能组成量子点的化学元素**

Group	Quantum dots
II ~ VI	MgS, MgSe, MgTe, CaS, CaSe, CaTe, SrS, SrSe, SrTe, BaS, BaSe, BaTe, ZnS, ZnSe, ZnTe, Cds, CdSe, CdTe, HgS, HgSe
III ~ V	GaAs, InGaAs, InP, InAs

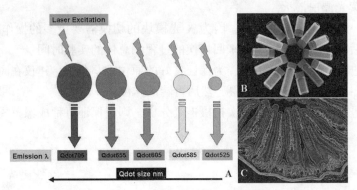

图 4-15   同一种波长的激发光可激发不同大小的量子点产生不同的颜色

A：模式图，紫外光可同时激发 5 种不同发射波长的 QDs；B：显示紫外照射下可激发 7 种不同发射波长的 QDs；C：采用多种不同波长的 QDs 分别标记小肠黏膜的不同部位。

二、量子点独特的光学性质

QDs 作为一种新型的荧光染料，与传统荧光染料相比，具有许多独特的性质，比如具有荧光强度高、发光时间长、光化学稳定性好等特性，而且 QDs 激发光谱宽且连续分布，发射光谱窄呈对称分布。

1. 可调谐光谱

QDs 的发射波长可通过控制粒径的大小和组成材料的不同来改变（调谐），因而可获得多种可分辨的颜色。以 CdSe /ZnS 核/壳结构为例，CdSe 粒径为 1.8nm 时发射蓝光，粒径为 2nm 时发射绿光，粒径为 4nm 时发射红光。通过改变 QDs 粒径大小可获得从紫外到近红外范围内任意点的光谱。将大小不同的 QDs 混合使用，能够通过不同颜色同时追踪多种药物分子。

2. 单一波长激发光可激发多色荧光

由于 QDs 的激发光谱宽，呈连续分布，而发射光谱窄，单色性好，因此采用同一波长激发光可实现对不同颜色 QDs 同时激发，发出不同颜色的荧光，因此如图 4-16 所示，可用于多指标的同时检测。将不同数量、不同荧光特性的 QDs 结合进内部镂空的高分子小球中，形成了具有不同荧光特性的可标记到生物大分子的微球，这种 QDs 微球可以经排列组合编成密码标记不同探针，同时搜索生物芯片中的诸多靶点，从而实现更为快捷的高通量筛选。而传统的有机染料，激发光谱窄，发射光谱宽，只能被其相应波长的激发光激发，如罗丹明 6G 需经绿光激发后方可发出橙色荧光，苯异硫氰酸荧光素（FITC）需经紫外光激发后可发出蓝光，难以实现用单一激发光同时激发。

3. 发光强度大

作为多电子体系，QDs 的荧光效率远高于单个分子，是有机染料的 50 倍，并且研究表明，一个粒径为 4nm 的 CdSe QDs 的发光强度相当于 20 分子罗丹明 6G 的发光强度。在活体内荧光染料的发光强度会因散射和体内吸收等原因而衰减，而 QDs 的光学特性可以提高信噪比，因此 QDs 特别适合作为活体内示踪的荧光探针。其依据是通过选择合适波长的激发光来避免对受体分子的激发所造成的伤害，如对一些不适合在紫外和可见光区激发的生物材料可以用 QDs 在红外区染色，避免紫外光对材料的伤害，尤其适用于对活体组织的检测。

4. 荧光寿命长，光稳定性好

有机染料的荧光信号往往随着照射时间延长而很快暗下来（光漂白），而 QDs 则可以持续很长时间而不漂白，其荧光寿命可达有机染料分子的 100 倍以上，耐光漂白的稳定性也是后者的近 1000 倍，这对于研究活细胞中生物分子之间长期的相互作用是十分重要的，也为观察耗时较长的细胞过程创造了条件。此外，不同材料及大小的纳米晶粒可提供发射峰为 $0.4 \sim 2\mu m$ 的光谱范围，这样就允许同时使用不同光谱特征的 QDs，而发射光谱不出现重叠或很少有重叠，使标记生物分子荧光谱的区分、识别变得容易。QDs 荧光光谱几乎不受周围环境（如溶剂、pH 值、温度等）的影响，它可以经受反复多次激发，采取时间分辨技术来检测其信号可大幅度降低背景的强度，获得较高的信噪比。

三、量子点探针的结构及其生物相容性和稳定性

QDs 在合成以后其表面包裹着疏水的配体覆盖层，阻碍了其标记功能并在一定程度下降低了生物相容性，因此需进行 QDs 亲水覆盖层处理。比如在其外面修饰一层巯基乙酸或羟基二醇等。其亲水的氨基、羧基、羟基等赋予了 QDs 水溶性，且为 QDs 与生物分子的结合提供了结合位点。在其亲水的覆盖层外面结合一类生物功能分子，如寡核苷酸、亲和素、生物素、抗体等，可形成如图 4-16 所示的有特异功能的 QDs 探针，使得 QDs 在生物医学中能得到广泛使用，从而推动了生物成像的一场革命。

经过处理的 QDs 探针具有较好的生物相容性，可以较长时间存留于细胞而不对细胞产生危害，有利于对细胞或组织进行长时间的光学成像或追踪观察。如把 QDs 用磷脂微球包裹并注射到青蛙的胚胎中进行世系跟踪实验，实验结果显示磷脂微球包裹的 QDs 具有比单独存在的 QDs 更高的稳定性，并说明磷脂处理后的 QDs 不会明显影响胚胎细胞的发育，同时还观察到 QDs 只会在有"母子关系"的细胞系中依次传递而不会在同辈细胞间扩散。有学者用 QDs 探针来标记人间充质干细胞（hMSC），发现 22d 后仍能检测到 QDs 的存在，而且不影响细胞的正常功能，这些都说明了水溶性的 QDs 外偶联生物分子增加了其生物相容性，并可使 QDs 在组织内进行长时间光学成像，这是众多荧光染料分子所不能比拟的。

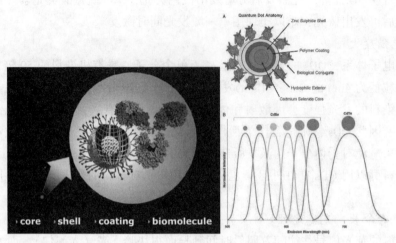

图 4-16 量子点探针的结构

四、量子点在生物医学研究中的应用

1. 量子点在免疫组化和原位杂交检测中的应用

QDs 在免疫组化和原位杂交检测中有着广泛的应用，主要是利用 QDs 与生物功能分子偶联作为特异性探针，与蛋白质、DNA、RNA 等相互作用来检测生物大分子或对其进行定位，如利用基因芯片或蛋白芯片来检测特定的蛋白质或 DNA 片段。可将待测的各种蛋白质用一系列大小、材料、光谱特性各不相同的 QDs 或 QDs 微粒加以标记，由于这些 QDs 可以用同一波长的光激发而产生不同颜色的发射光，从而为同时检测所有标记蛋白与目标蛋白之间的相互作用提供了可能，实现了高通量检测。在肺癌组织芯片上，研究者采用 QDs 免疫荧光技术高通量检测了 Caveolin-1 和 PCNA 的蛋白表达，效果优于传统的免疫酶法。另外，可以在石蜡包埋组织中实现检测同一标本上 4 个不同蛋白的表达。同样的原理也适用于多个特异 DNA 片段的检测。例如 QDs 与一种内酰胺酶基因特异的探针进行偶联，对含有 pUC18 的 DH5 细菌进行了荧光原位杂交检测，因为质粒上含有该种酶基因，从而检测不同时期质粒含量的变化。QDs 修饰的 DNA 探针还可用于检测植物基因，比如对玉米根尖染色体的微卫星 DNA 进行了定位。而且，量子点荧光原位杂交技术检测了 HPV 在人类口腔鳞癌中的感染情况，灵敏性显著高于显色原位杂交。QDs 还可应用于蛋白印迹和流式细胞仪中检测不同蛋白的表达。如图 4-17 所示，QDs 免疫荧光检测结果可通过光谱分离并进行定量分析。

2. 量子点在药物筛选中的应用

近来新发现的把药物分子和其他一些特异的生物功能分子如特异性的配体、单克隆抗体、核酸等连在 QDs 的表面，通过活性分子与细胞表面靶点的特异性结合来进行药物传递的方法引起了医学界的广泛关注，这一方法可以方便药物进入并作用到身体的各个靶点，大大提高寻找药物靶点的敏感性和特异性，达到既无明显的毒副作用又能在较小的范围内发挥药效的目的，有望成为药物靶向治疗的新方法；在药物筛选中，QDs 作为示踪探

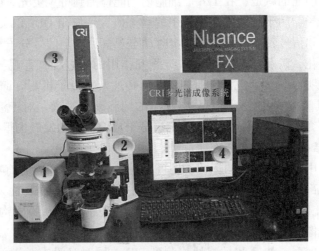

图 4-17　CRI 多光谱显微成像系统
1：长效光源；2：荧光显微镜；3：CRI 多光谱仪；4：多光谱成像定量分析软件

针为长时间观察和检测药物对生物靶分子的作用提供了可能。而且，因为作为标记用的 QDs 荧光强度和持续时间与其所在的分散体系有关，因此可根据药物的半衰期和在体内作用的时间，选择合适的分散系，延长荧光持续的时间来进行长期观察，为进一步研究药物的作用机制提供非常有价值的信息。比如用抗 HER2 单克隆抗体结合单个 QDs 将其注射到实验鼠体内后，通过 QDs 成像，可观察药物运输到肿瘤细胞的过程。用 CdS QDs 可以对螺内酯的含量进行测定，发现在所选的最佳条件下，螺内酯的浓度在 215~700g/L 之间时，浓度与 QDs 的淬灭程度有很好的线性关系，通过建立线性方程，求得淬灭常数，并由此测定出片剂中螺内酯的含量，测定结果与采用原测定方法相符。另外，通过对 CdS QDs 与氨基糖苷类抗生素结合后，研究光散射和荧光发射光谱与抗生素浓度的关系，发现该 QDs 与氨基糖苷类抗生素结合后，在一定的药物浓度范围内，其散射光与荧光发射光谱的变化与药物浓度呈线性关系。因此可用 CdS QDs 来检测氨基糖苷类抗生素的含量。QDs 将会是揭示纳米颗粒介导的给药复杂过程中的强有力工具。

3. 量子点在活细胞成像中的应用

由于 QDs 的激发光谱比较宽，可用红外或近红外光子作为激发光进行活组织成像，提高穿透深度和成像灵敏度。首先通过物理或化学作用使 QDs 与具有特异功能的生物分子偶联形成了特异性的探针，然后通过一定的处理方法使 QDs 探针进入细胞，可用于活细胞的长效示踪。借助能与前列腺细胞膜抗原特异性结合的 QDs 探针（QDs -PSMA）标记 C4-2 前列腺癌细胞，发现在与癌细胞连接后 QDs 显示更强的荧光发射性能，同时由于破损的肿瘤细胞与周围的健康细胞相比将会使更多的 QDs 滞留其中，因此通过增加特异性连接以及细胞的滞留作用，可以很清晰地检测到肿瘤组织。用二氢硫辛酸对 QDs 进行包裹修饰后，可通过内吞作用将 QDs 标记在 Hela 细胞的囊泡内，标记的 QDs 第 12d 仍稳定存在于细胞中；还可通过 QDs 与生物素连接而成的 QDs-生物素荧光探针，对表面生物素化的 Hela 细胞膜进行特异性标记，标记的 QDs 在活细胞内能连续承受激发光照射 14h

而荧光强度不发生明显的减退，在 12d 后细胞内仍能检测到可见荧光。因此，QDs 可以用来制备追踪标记分子，用于细胞生长过程中的动态研究。应用 QDs 的荧光示踪 EGF 与其受体 erbB1 的结合和信号转导过程，直接实时动态观察到一个信号分子与细胞膜结合通过细胞丝足、胞吞内化，以及与 erbB2、erbB3 相互作用的全过程，直观显示了癌细胞信号转导的过程，这表明 QDs 为研究活细胞内的信号传递及其分子机制开辟了一条新的途径。而多色 QDs 荧光成像技术可能会解密一些基本的细胞动态过程。对于涉及生物分子聚集分析的生物医学研究中，以 QDs 为基础的定量分子成像技术的发展也很有前景。

4. 量子点在活体动物成像中的应用

QDs 不仅可以用于体外细胞的标记，还可以用于活体成像实验。前哨淋巴结活检是判断肿瘤是否向其他部位扩散的至关重要的第一步，可将近红外 QDs 注入动物体内，对前哨淋巴结（sentinel lymph node，SLN）进行检查，实现了腋窝及腹股沟皮下 1cm 深度的 SLN 的精确定位成像。根据 QDs 在 SLN 成像中的优势在于其合适的大小和发射波长能够在外科手术的同时实时、快速和敏感地检测到 SLN，同时又没有放射污染，减少手术创伤，为临床手术中准确切除肿瘤和受侵犯的淋巴结提供了新的可能性，并能在术后方便地检查出癌细胞是否完全被切除。在移植了人乳腺癌的裸鼠的尾静脉处将 QDs 注入其体内，能特异性地标记裸鼠的肺血管和在其体内的乳腺癌的肿瘤血管。用能靶向于肝细胞癌的甲胎蛋白抗体结合 QDs 作为荧光探针，通过整体的荧光成像系统，可以对肝癌细胞进行成像，检测活体内的肝癌细胞。也可用 QDs 比较研究七种不同癌细胞的迁移情况，发现七种癌细胞可分为两类：一类在运动中表现出成纤维状、带有长的荧光拖尾现象；另一类则在其边缘留下明显的荧光区域。量子点的轨迹分析可简单而快速地区分侵袭和非侵袭癌细胞，并提供了一种量化的工具。这些结果都表明 QDs 可以作为一种新的高效稳定的荧光标记物用于肿瘤淋巴结转移的研究中。

5. 量子点在 RNA 干扰中的应用

RNA 干扰（RNA interference，RNAi）是一种基因沉默技术，利用一些小分子双链 RNA（double-stranded RNA，dsRNA）来高效、特异地阻断体内特定基因的表达，并促使 mRNA 降解，从而诱使细胞表现出某种特定基因缺失的表型，而且经 RNAi 所获得的基因缺失表型在细胞内可长时间保存。RNAi 的特异性和强有力的基因表达抑制效果使其成为基因功能研究的得力工具，同时也为特异性基因治疗的探索提供了新的手段。但 siRNA 直接转染效率低，易降解，稳定性差，虽然化学修饰包括通过病毒（慢病毒、腺相关病毒和逆转录病毒）和非病毒（脂质体、肽类和阳离子聚合物）载体进行 siRNA 可以延缓其降解，但存在高细胞毒性、增加不确定干扰效应等缺点，限制了它们在人体内的应用。因而，需要寻求高转染效率、高基因容量、较低毒性并能实时跟踪的新型载体是 RNAi 技术应用于临床面临的一大难题。

而 QDs 用于 RNA 干扰方面的研究国内外已有一些报道。比如利用壳聚糖包被的量子点作为转染载体，通过长期的实时跟踪，可有效保护 HER2 siRNA 到达靶细胞，发挥基因沉默效应。据报道采用质子海绵包被的 QDs 与 siRNA 复合物的基因沉默效果是传统方法的 10~20 倍，而毒性却大大降低。由于 QDs 具备内在的荧光和独特的光学特征，在细胞和动物上进行 siRNA 传递的研究，因此是一个很好的选择。而 RNA 干扰的最佳载体需具备多种功能包括细胞黏附、内摄、内涵体的摆脱、siRNA 酶降解的抑制、与 siRNA 的解离以及能进行 siRNA 跟踪，要把上述所有功能包被在单个 QDs 上，需要对 QDs 进行功能修饰。两亲高分子（amphipol）是一种新型的纳米材料，带正电荷，包被 QDs 后可形成稳定的复合物，不但可携带负电荷 siRNA 分子进入胞质，而且还可保护 siRNA 的酶解。amphipol 也是一种线性聚合物，是二甲氨基丙胺（Dimethylamino propylamine，PMAL）的衍生物，有交替的亲水和疏水侧链，被广泛应用于膜蛋白的增溶并使后者进入细胞的脂质双层膜。由于侧链聚集的叔胺，在酸性的细胞腔隙如内涵体内，使 amphipol 具有很强的质子海绵吸收能力，导致渗透膨胀、内涵体的破裂。amphipol 不仅被广泛地应用在增溶和运送疏水蛋白质进入细胞膜的脂双层，而且当它偶合了纳米粒子后，展现出前所未见的功能，包括 siRNA 在细胞质传输、siRNA 保护和内涵体的逃逸。此外，利用 QDs 特有的荧光性质，经过合理设计后的新型多功能、紧凑、可实时追踪的纳米载体能对 siRNA 在细胞内的传输进行示踪和成像。这项技术比现有的将基因沉默工具 siRNA 注入细胞的方法有效 10~20 倍以上，实现了 siRNA 在低毒性条件下的高效沉默。

6. 量子点在病原体检测中的应用

QDs 可用于微生物学上多种细菌的同时检测，以及对病毒侵染细胞的过程进行实时跟踪等。到目前为止，已有隐孢子虫、蓝贾第鞭毛虫、鼠伤寒沙门氏菌、福氏志贺菌、大肠杆菌 O157：H7 和铜绿假单胞菌等多种不同的病原体被 QDs 标记检测。当两种水溶性 QDs CdSe 及 CdSe/ZnS 的粒径在 5nm 以下时，可用于检测细菌在体内的分布位置。用 4 种不同颜色的 QDs 分别与霍乱毒素、蓖麻毒素、志贺菌毒素、葡萄球菌肠毒素的抗体偶联，在同一个微孔板上可实现 4 种毒素的同时检测及定量分析。据文献报道用特异性的探针与大肠杆菌内的 pUC18 质粒进行荧光原位杂交，可测定不同生长时期大肠杆菌体内的质粒数目的变化；应用 QDs 标记的铁载体生物探针可识别荧光假单胞菌，发现 QDs 在识别细菌的同时具有富集细菌的潜在能力，而且当细菌与 QDs 修饰的铁载体比例适当时可以实现单细胞的识别。近年来，利用 QDs 标记技术的优势，将不同颜色的 QDs 分别标记在病毒颗粒表面的不同蛋白，成功地对病毒进行了多色成像；比如采用多种方法将 QDs 包入病毒颗粒，制备出发光性质和稳定性良好的 QDs 病毒复合物，有望能进行病毒侵染过程的实时跟踪。用标记的 CdTe QDs 可用于检测 H9 禽流感：首先，将作为荧光探针的 CdTe QDs 与生物素-链霉亲和素-β 亚基抗体作用，使其带有一定的荧光；然后，再利用生物素-链霉亲和素-β 亚基抗体与 H9 禽流感病毒发生抗原-抗体结合反应，通过抗体荧光强度的变化，实现 H9 禽流感病毒的检测。另外，利用量子点可实现致病性大肠杆菌 O157：H7 的分离检测，检测限可达到 10^3 CFU/mL。

7. 量子点在荧光共振能量转移中的应用

荧光共振能量转移（FRET）的原理是以荧光蛋白作为能量的供受体，供体受到激发后将自身的能量通过偶极子-偶极子的作用，以无辐射的形式传递给受体荧光团，从而引起供体荧光的淬灭和受体荧光的活化。FRET 的效率与供受体之间距离的 6 次方成反比，从而可通过观察荧光的变化来检测两种分子之间的相互作用。QDs 用于荧光共振能量转移时，因为 QDs 具有宽且连续的吸收光谱以及组成依赖和尺寸可调的发射光谱，它在作为能量供体时，可以选择有最佳的激发波长以及最适宜的发射波长的 QDs 来得到最大的波谱重叠，从而在构建 DNA 传感器、蛋白质及小分子传感器中得到应用。比如，基于 DNA 的配对杂交能力，单分子水平检测杂交体或者 PCR 产物以及在 DNA 分子标记中得到应用。其应用于蛋白质检测时，研究比较多的是关于蛋白酶与底物或者抗原与抗体的相互作用，主要是基于蛋白酶与底物作用后可以改变抗体或者底物结构并使之从蛋白酶或抗原上脱落下来，进而引起 QDs 以及底物上标记的染料的荧光改变来达到检测的目的；利用金属粒子对 QDs 的淬灭作用可实现微量离子的检测；将 QDs 与对酸碱度、K^+ 和 Cl^- 敏感的蛋白或酶组装于聚丙烯微球内，利用 QDs 与蛋白质之间的荧光共振能量转移现象可检测相应的离子。QDs 可以通过把自身的能量传递给目的细胞而激活其中的氧化物，进而诱导细胞凋亡。已被证明量子点受紫外光调节的毒性可作为杀死癌细胞的一种途径——光动力学治疗（photodynamic therapy, PDT）。例如，可以通过在 QDs 表面连上在癌细胞表面多表达而在健康细胞表面不存在的生物分子的抗体，从而与癌细胞特异性结合，在特定波长的激发光下 QDs 把自身能量传递给细胞引起细胞升温，进而有选择性地将目的细胞杀死，所以 QDs 也可用于光动力学治疗。量子点作为光敏剂的 PDT，侵袭性更小、目标性更强，且无声波治疗剂量的限制。这种靶向杀死癌细胞的方法仅是 QDs 在肿瘤治疗方面应用的尝试，QDs 还在生物芯片、生物传感器等方面有着广泛的应用。

五、存在的问题及展望

1. 量子点加上偶联的功能分子体积过大，在进入细胞的过程中存在阻力

通过水溶性处理和/或功能化处理后的 QDs 在直径和分子量上都会增大。例如，亲和素的分子量为 67 kDa，蛋白 A 的分子量为 30 kDa，而抗体的分子量为 150kDa，肽链的大小随长度和组成而变化。一个 QDs 和抗体这样的功能分子结合的比例至少在 1：3～1：5，而与肽链的结合价则高达 120 左右，混以 PEG 后也有 70 左右。最后 QDs 探针的大小为 500～750kDa，直径可达到 20～30 nm 。故 QDs 探针对细胞内分子的标记有很大的阻碍。而且在观察某种蛋白的运动时，增加的 QDs 的重量和体积可能影响蛋白的运动，从而得不到准确的结果。

2. 量子点存在一定生物毒性

由于 QDs 含有 Cd^{2+} 和 Se^{2+} 等重金属毒性离子，而这些金属离子对肺和肾脏都具有一定毒性。目前的研究中，QDs 多是在活体细胞内做短暂停留，尚处于实验阶段，周期较短，对 QDs 的毒性问题没有细致深入的研究，对活体的长期毒性还有待验证，机体对 QDs 的清除机制还不清楚，当考虑到 QDs 的实际应用时，不可避免地要涉及它的毒性及清除问题。QDs 的表面理化性质是影响其毒性的关键，细胞生存力实验表明 CdSe/ZnS QDs 几乎是无毒的；而 CdTe QDs 则具有一定的毒性，但细胞生存力与胞内 Cd^{2+} 的浓度却没有必然的相关性。共聚焦显微镜观察显示，CdTe QDs 作用过的细胞其溶酶体出现显著损伤，而造成这一损伤的原因是：Cd^{2+} 和由 QDs 的激发态电子转移给氧分子所形成的活性氧同时作用引起。由此可见，QDs 不是完全无毒的，但其安全使用的浓度范围足以保证研究工作的顺利完成而不会受到太多的干扰。随着量子点合成方法和修饰技术的发展，无镉量子点比如碳量子点、石墨烯量子点、$CuInS_2$ 量子点、硅量子点和 Ag_2Se 量子点等，均以其低毒、高荧光量子产率等优势逐渐成为取代含镉量子点，在生物分析检测应用中展现出

巨大的应用前景。

3. 量子点的稳定性仍然受到诸多因素的影响

以 ZnS/CdSe 结构的水溶性 QDs 为例，酸性环境对 QDs 荧光强度和稳定性有较大影响。在 pH 值为 2~4 时，QDs 几乎没有荧光，而在 pH 值为 12 时达到最大，pH 值中性时，荧光强度居中。QDs 荧光强度还和环境中［Cd^{2+}］相关。这些因素都导致了 QDs 的"闪烁"现象，这在单个 QDs 的荧光发射中特别明显，这一特性在一定程度上影响了其在单分子检测中的应用。在修饰 QDs 时，通过处理包埋 QDs 壳的厚度，会使"闪烁"现象最小化。然而，QDs 的这种"闪烁"现象可被作为指纹，QDs 标记后成为特异的追踪分子。在研究氨基酸对 CdTe 型 QDs 荧光性质的影响时，发现在不同 pH 值下，丙氨酸、丝氨酸、半胱氨酸对 CdTe QDs 的荧光有不同的影响，丙氨酸、丝氨酸使 CdTe QDs 荧光发生淬灭现象，而半胱氨酸在碱性范围内则使 CdTe QDs 的荧光明显增强，说明不同的氨基酸对 QDs 的作用机制存在差异。

更低的生物毒性和更好的生物相容性将是量子点发展的必然趋势。QDs 作为一个在交叉学科领域存在和应用的材料，已经引起人们日益广泛的关注，相信随着 QDs 制备和标记技术的不断成熟，伴随多光谱成像系统的快速发展，QDs 必将成为新一代生物荧光标记物，在细胞成像、体内成像、疾病诊断特别是肿瘤的早期诊断以及研究生物大分子之间的相互作用、不同组分在机体内的循环和作用方式等方面发挥独特的作用，将会成为科学研究中强有力的工具。正如 Shimon Weiss 所说："我们正观赏着关于 QDs 生物学应用的壮观场景"。基于目前量子点的迅猛发展速度，作为一种高质量的荧光成像试剂，量子点的发展将会越来越有利于简便、快速和灵敏的检测和成像方法的诞生。然而，量子点技术在未来广泛的生物分析用途上仍面临一些挑战。

（陈洪雷）

第五节　实验：化学发光成像的数据获得与数据分析

【目的与原理】

了解化学发光成像分析法获得图像及数据分析的基本原理及步骤。

蛋白免疫印迹实验时转移到膜上的蛋白或做 Southern、Northern blot 实验时转移到膜上的核酸，用辣根过氧化物酶（Horseradish peroxidase，HRP）直接或间接标记后，在 H_2O_2 的存在下，HRP 催化底物——鲁米诺（Luminol），使其氧化达到激发态，当鲁米诺由激发态回到基态时发光。在增强剂（enhancer）的作用下，光的强度被大大加强，此时将样品（膜）放入暗箱显影成像，可获得与发光剂结合的待检测物质的位置以及相对表达量。该法的灵敏度比传统的显色法（如以 DAB 为底物的显色法等）要高得多，故目前被世界上诸多实验室所采用。图 4-18 显示了化学发光法检测蛋白的原理。

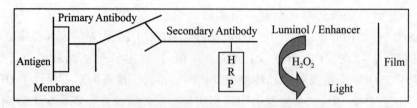

图 4-18 化学发光法检测蛋白免疫印迹实验结果

注：图中从左往右依次为：样品膜（membrane）上的抗原（antigen）结合特异性抗体（primary antibody）后，再结合标记了辣根过氧化物酶（HRP）的第二抗体（secondary antibody），最后加入底物鲁米诺（luminol）、增强剂（enhancer）和 H_2O_2，使样品膜上抗原所在位置发光。以胶片（Film）贴合样品膜，就能收集到发光样品所在位置及发光的强度信号，间接显示样品中抗原物质的定性和定量表达。

【使用仪器及试剂】

（1）Western Blotting 所需电泳、转印槽及相应电源，滤纸、蛋白印迹杂交膜；

（2）一抗，HRP 标记的二抗，化学发光试剂；

（3）多功能成像仪。

【操作步骤】

（1）打开电脑，在完全进入操作系统界面之后打开成像仪机箱电源，然后在电脑中打开成像仪操作程序。

（2）将事先准备好的蛋白印迹杂交膜置于平板上，均匀滴上化学发光试剂。

（3）将放置样品膜的平板放入暗箱适当的高度。

（4）点击预览图标，一边调整样品位置一边调整图像、光圈和焦距。具体操作：先打开暗箱门和样品位置，打开白光，在显示屏上观察样品图像大小，同时调整光圈和焦距使图像效果达到最佳。注意：放入样品膜之前，也可先用名片或其他印有字的小纸片代替样品，调节光圈和焦距设置。得到最佳焦距光圈设置时，纸上的字迹应非常清晰。

（5）选择化学发光功能；选择最佳光圈；选择自动曝光或者根据样品情况选择更合适的曝光时间；点击"开始曝光"按钮，曝光结束后保存图像。

（6）使用仪器电脑中自带的图像分析软件对图像进行光密度分析，可获得样品表达的亮度对应数值。也可将图片拷贝后，自行选择图像分析软件，如免费软件"Image J"等，进行光密度分析。

（7）关闭程序，关闭机箱电源，关闭电脑。

【注意事项】

"背景"也会发光，影响发光的因素就会影响背景。影响发光的因素主要有含 HRP 的抗体、发光试剂和发光试剂反应的杂质，如含杂质的膜。这里面，在很短时间内曝光造成的背景多是由于含 HRP 的抗体造成的，抗体浓度过高，洗涤不充分，封闭不充分等都可以造成抗体在膜上的非特异结合，制造背景。转移膜包括最后曝光时包裹的塑料薄膜，含有杂质也会制造背景，这种背景较容易发现鉴别。

值得注意的是，发光试剂不好，也会制造背景，这在较长时间曝光的情况下更明显，有人做过实验，较长曝光（30min以上），优质的发光试剂背景明显较一般的发光试剂背景低，得到的图像也更漂亮，结果也更可靠。

对某些实验来说，如果实验结果本应是多条带，只是一些带由于蛋白量多较强，短时曝光即可检测，而另一些带由于蛋白量相对较少，需要长时间曝光才可以检测，这时候主要的影响因素就是发光试剂，因为如果加大抗体的量，普通的发光试剂背景也会相应加大，影响较弱条带的检测；如果减少抗体的量，普通的发光试剂不易检测出较弱条带；即使长时间曝光，这些弱信号仍然会隐藏在背景之中。如果有能长时间曝光而低背景的发光试剂，那么得到的结果就会非常可靠。

所以，较好的抗体，规范的实验过程，再采用优质的发光试剂，就可以减少背景，得到漂亮、真实、可靠的发光结果。

（郭　卫）

第六节　实验：利用紫外及荧光分光光度计测定蛋白质及核酸含量

一、紫外分光光度法测定蛋白质含量

【实验目的】

（1）了解紫外分光光度法的基本原理和方法。

（2）熟悉紫外分光光度计的结构、功能和使用方法。

（3）掌握蛋白质含量测定的方法

【实验原理】

由于蛋白质中酪氨酸和色氨酸残基的苯环含有共轭双键，因此蛋白质具有紫外吸收的性质，最大吸收峰在280nm波长处。在此波长处时，蛋白质溶液的吸光度（A_{280}）与其含量呈正比关系，可用作定量测定。由于核酸在280nm波长处也有光吸收，对蛋白质的测定有干扰作用，但核酸的最大吸收峰在260nm处，若同时测定260nm的光吸收，通过计算可消除其对蛋白质测定的影响。

利用紫外吸收法测定蛋白质含量的优点是简捷、快速、样品可回收，低浓度盐不干扰测定。但不同蛋白质的紫外光吸收是不同的，当待测蛋白质与标准蛋白质中的酪氨酸和色氨酸残基含量差异较大时则产生一定的误差。因此，本法常作为定性和初步定量的依据。

【仪器与试剂】

（1）电子天平；

（2）蛋白质的标准溶液（1mg/mL）：准确称取结晶牛血清白蛋白，用 0.9％NaCl 配置成 1mg/mL；

（3）0.9％NaCl；

（4）待测蛋白质溶液（稀释血清或待测蛋白质的浓度在 1mg/mL 左右）；

（5）Lambda 25 型或其他型号紫外分光光度计。

【实验步骤】

1. 标准曲线法

（1）标准曲线的绘制：按表 4-6 向每支试管加入各种试剂，摇匀。选用光程为 1cm 的石英比色杯，在 280nm 波长处分别测定各管溶液的 A_{280} 值。以 A_{280} 值为纵坐标，蛋白质浓度为横坐标，绘制标准曲线。

表 4-6　　　　　　　　　　　　　　　　**蛋白质标准溶液配制方法**

试管编号	1	2	3	4	5	6	7	8
蛋白质标准溶液（mL）	0	0.5	1.0	1.5	2.0	2.5	3.0	4.0
蒸馏水（mL）	4.0	3.5	3.0	2.5	2.0	1.5	1.0	0
蛋白质浓度（mg/mL）	0	0.125	0.250	0.375	0.500	0.625	0.750	1.00

（2）样品测定：取待测蛋白质溶液 1mL，加入蒸馏水 3mL，摇匀，测 280nm 波长处吸光度值 A280，并从标准曲线上查出稀释后的待测蛋白质的浓度。

2. 其他方法

将待测蛋白质溶液适当稀释，在 260 nm 和 280 nm 波长处分别测定光吸收值，然后利用 280 nm 和 260 nm 下的吸收差求出蛋白质的浓度。

Lowy-kalckar 公式：蛋白质浓度（mg/mL）= $1.45A_{280} - 0.74A_{260}$

Warbury-christian 公式：蛋白质浓度（mg/mL）= $1.55A_{280} - 0.76A_{260}$

式中：A_{280} 和 A_{260} 分别代表该溶液在 280nm 和 260nm 波长处测定的吸光度值。

3. 以 Lambda25 型紫外-可见光分光光度计为例，总结仪器操作方法

（1）开机自检：打开计算机主机电源，打开显示器，打开 Lambda 25 型紫外分光光度计主机电源开关，等待计算机自检结束。

（2）双击 Lambda 25 应用软件图标，启动软件。

（3）在功能选择对话框，选择测量方式如"Scan 光谱扫描""Time 时间驱动""Wp 波长编程""Con 浓度测定"等相应的项目，进行测量。

（4）在相应测试项目弹出的测量参数设置对话框，设定测试条件。

（5）用空白液调零，根据不同的测试模式，选择相应的测定指令，按仪器提示进行测量。

（6）数据保存。

（7）关机：先退出 Lambda 25 应用程序，关仪器主机，关计算机主机。

　　（8）清洗比色杯。

【注意事项】

　　（1）待测样品应无色透明不能混浊。

　　（2）为得到准确的检测数据，应严格保护检测容器石英杯的光学面。

　　（3）若样品浓度超过 1mg/mL 应作适当稀释后再测定。

　　（4）蛋白质直接定量方法适合于测试较纯净、成分相对单一的蛋白质，要求 A_{280} 的吸光值至少要大于 $0.1A$，最佳线性范围在 $1.0 \sim 1.5$ 之间。

二、紫外分光光度法测定核酸的含量

【实验目的】

　　（1）了解紫外分光光度法的基本原理和方法；

　　（2）熟悉紫外分光光度计的结构、功能和使用方法；

　　（3）掌握核酸含量及其纯度的测定方法。

【实验原理】

　　核苷、核苷酸、核酸的组成成分中都含有嘌呤、嘧啶碱基，这些碱基都具有共轭双键（—C＝C—C＝C—），能强烈吸收 $250 \sim 290$nm 的紫外光，最大吸收峰在 260nm。在波长 260nm 下，吸光度 $1A$ 相当于双链 DNA 浓度为 $50\mu g/mL$，单链 DNA 浓度为 $40\mu g/mL$。在波长 260nm 下，吸光度 $1A$ 相当于 RNA 浓度为 $40\mu g/mL$。

　　因为蛋白质也具有紫外吸收，其最大吸收峰在 280nm 处，在 260nm 处吸收值仅为核酸的十分之一或更低。因此对于含有微量蛋白质的核酸样品测定误差小。可以根据核酸在 260nm 和 280nm 处吸收比值来判定核酸的纯度。

【仪器与试剂】

　　（1）Lambda 25 型或其他型号紫外分光光度计；

　　（2）双蒸水；

　　（3）核酸样品（DNA 或 RNA 样品）。

【实验步骤】

　　（1）取 $2\ \mu L$ DNA 或 RNA 样品，加入 $500\ \mu L$ 双蒸水，混匀（稀释到原浓度的 1/250）。

　　（2）使用 $50\mu L$ 的微量石英比色杯，在紫外分光光度计上用双蒸水作为空白对照溶液，分别测定 260nm 和 280nm 处的吸光度 A_{260} 和 A_{280}。

　　（3）计算 DNA 或 RNA 的浓度：

　　①DNA 浓度 $= A_{260} \times 50 \times 250$

$$= A_{260} \times 12500\ （\mu g/mL）$$

DNA 纯度可由 A_{260}/A_{280} 比值来初步判断，高纯度的 DNA A_{260}/A_{280} 比值应该等于 1.8，若比值小于 1.8 表示可能有蛋白质或酚污染，大于 1.8 表示可能有 RNA 污染。

②RNA 浓度 $= A_{260} \times 40 \times 250$

$\qquad = A_{260} \times 10\ 000$ （μg/mL）

RNA 纯度同样可由 A_{260}/A_{280} 比值来初步判断，高纯度 RNA A_{260}/A_{280} 比值应该为 2，若比值小于 2 表示可能有蛋白质污染。

【注意事项】

（1）核酸定量是紫外分光光度计使用最多的一项功能，测试前选择正确的程序，输入原液和稀释液的体积，然后测定空白液和样品液。

（2）多次测试结果的均值变动在 1% 左右是正常的，另外要考虑核酸本身的物化性质和溶剂的 pH 值、离子浓度，建议使用 pH 值一定、离子浓度较低的缓冲液，可大大降低读数变动值。

（3）样品浓度不能过高，超出仪器测试范围；也不可过低。这是由于样品（尤其是核酸样品）中不可避免地存在一些细小颗粒，过低的样品浓度会使测试结果被这些颗粒物干扰。吸光值最好在 $0.1A \sim 1.5A$，此范围内颗粒干扰相对较小，结果稳定。

（4）样品混合要充分，否则可能出现吸光度值太低，甚至为负值。混合液不能有气泡，空白液无悬浮物，否则读数漂移。样品体积必须达到比色杯要求的最小体积。

三、荧光光度分析法测定维生素 B2 的含量

【实验目的】

（1）掌握荧光光度分析法的基本原理。

（2）熟悉荧光光度计的结构、功能及使用方法。

【实验原理】

在经过紫外光或波长较短的可见光照射后，一些物质会放射出比入射光波更长的荧光。以测量荧光的强度和波长为基础的分析方法叫做荧光光度分析法。

VB2（即核黄素）在 430~440nm 蓝光照射下，发出绿色荧光，其峰值波长为 535nm。VB2 的荧光强度在 pH6~7 时最强，在 pH=11 时基本消失。

本实验采用标准曲线法来测定片剂中 VB2 的含量。

【仪器与试剂】

（1）日立 F-4500 荧光分光光度计；

（2）容量瓶（50、1000mL）、吸量管（5mL）；

（3）棕色试剂瓶、洗瓶；

（4）VB2 对照品：市售 VB2 片、1%HAc。

【实验步骤】

1. 系列标准溶液和样品液的配制

10.0mg/L VB2 标准溶液：准确称取 10.0mg VB2，将其溶解于少量的 1% HAc 中，转移至 1L 容量瓶中，用 1% HAc 稀释至刻度，摇匀。该溶液应装于棕色试剂瓶中，置阴凉

处保存。

待测液：取市售 VB2 片一片，用 1%HAc 溶液溶解，定溶成 1000mL。储存于棕色试剂瓶中，置阴凉处保存。

在 5 个干净 50mL 容量瓶中，分别加入 1.0mL，2.0mL，3.0mL，4.0mL 和 5.0mL 的标准 VB2 溶液，用蒸馏水稀释至刻度，摇匀。

2. 标准曲线的绘制

选择 430nm 和 440nm 为激发波长，530nm 为发射波长，用 1%的醋酸溶液作为空白对照。固定条件不变，依次由稀浓度到浓浓度的顺序测定系列标准溶液的荧光强度。依据所记录数据，以溶液浓度为横坐标，荧光强度为纵坐标绘制标准曲线。

3. 未知试样的测定

取待测溶液 2.5mL 置于 50 mL 容量瓶中，用蒸馏水稀释至刻度，摇匀。用与测定标准溶液相同的条件，测量待测样品液的荧光强度。

4. 以 F-4500 荧光分光光度计为例，总结仪器操作方法

（1）打开计算机主机电源，打开 F-4500 荧光分光光度计电源开关"Power"，打开"氙灯启动"按钮，打开仪器运行开关"Run"。

（2）启动 FL-solutions 应用软件，设置测量方法，选择测量模式。如"波长扫描""时间扫描""荧光光度值测定""3-D 扫描"等。按测量模式，设置相应的测量参数。

（3）用空白调零，按照测量模式及仪器提示进行样品测试。

（4）保存测量数据。

（5）退出应用程序，关仪器运行开关"Run"，关仪器电源开关"Power"，等 5 min 再打开"Power"让风扇散热。关计算机电源。

（6）清洗荧光比色杯。

（易有荣，郭　卫）

第七节　实验：近红外染料标记的脂质体样品体内靶向实验

【实验目的】

使用小动物活体成像系统，在体实验观察两种不同的 X-Sight670 染料/样品复合体对皮下移植瘤的靶向作用。

【仪器与材料】

小动物活体成像仪、小动物麻醉机、涡旋仪、离心机、真空泵、移液器、二氧化碳培养箱、超净工作台、干热烘箱、高压灭菌锅。

游离染料（X-Sight670）、脂质体样品 A、脂质体样品 B、M2L 乳腺癌细胞株、异氟烷、PBS（pH=7.2）、DMSO、P-30 填料、2mL 离心层析柱、10mL EP 管、烧杯、双蒸水、培养瓶、L15 培养基、血清、胰蛋白酶等。

【实验动物】

裸鼠，接种皮下移植瘤后分组。

【实验步骤】

1. M2L 乳腺癌细胞株的培养

M2L 乳腺癌细胞株（带有荧光素酶基因标记的 MDA-MB-231 细胞，即为 M2L）解冻后，培养（需一到两周），达到所需细胞数目。

2. 裸鼠接种移植瘤

每只裸鼠的细胞接种量在 $10^6 \sim 10^7$ 个。一周左右，可观察到成形的移植瘤，接种成功率在 80% 以上。继续饲养至第二周肿瘤有黄豆粒大小。

3. 样品染料复合体的制备

（1）填料制备包括：① 加 0.5g P-30 粉末于 9mL 洗脱缓冲液中，轻微涡旋至悬浮液均一，室温放置过夜。② 弃去上层溶液，尽量不要损失下层的 P-30 溶液。可选择用枪头吸取。③ 使用真空泵对盛有 P-30 溶液的滤瓶或西林瓶进行抽真空操作，5～10min 即可。不要使用搅棒搅动破坏填料。④ 加 9mL 洗脱缓冲液于 P-30 溶液中，轻微涡旋，以使溶液均匀。静置 20 min 以上，使溶液自行沉淀。⑤ 弃去上层溶液，尽量不要损失下层的 P-30 溶液。⑥ 重复第④和⑤步，4 次，确保填料颗粒比较均匀。

（2）填充柱子包括：① 涡旋 P-30 溶液，使其均一。吸取 1mL P-30 溶液滴加到层析柱上，让其自行沉淀。制备这样的柱子 2 个。（层析柱的尾翼可以拧下）。② 继续加入 P-30 溶液，使得每个柱子的加入量在 1.5mL 左右（尽量不要产生气泡）。③ 盖好上下帽，制备成功，室温放置。

4. 标记反应

（1）制备 2mg/mL 的样品溶液 0.5mL，如无特殊要求，用反应缓冲液来稀释制备样品溶液。

（2）用 100μL 的无水 DMSO 溶解 1mg X-Sight670 染料，涡旋 10s，室温静置 15min。

（3）取 15μL 的染料溶液，加入到样品溶液中。

（4）摇床或晃动溶液 1h。冰浴保存。

（5）纯化：打开层析柱的上下帽，P-30 凝胶自行沉淀。将 10mL 的 EP 管套于层析柱上，1000g 离心 3 min。每个层析柱上逐滴上样 250μL 样品-染料溶液。将干净的 10mL 的 EP 管套于层析柱上，1000g 离心 3min，2 个管子收集到纯化后的样品-染料溶液约 0.5mL。

5. 在体荧光及 X 光拍摄

每只小鼠尾静脉注射 150μL 样品或对照品后拍摄观察。

【实验结果】

由图 4-19 可以看出样品 A、B 对肿瘤都有靶向作用，由于脂质体自身的代谢因此在肝脏也有很明显的信号，但是随着时间延长，肿瘤的信号在逐步增强，且样品 A 的靶向性要好于 B，且在体内的缓释效果更好。为下一步载药提供数据。

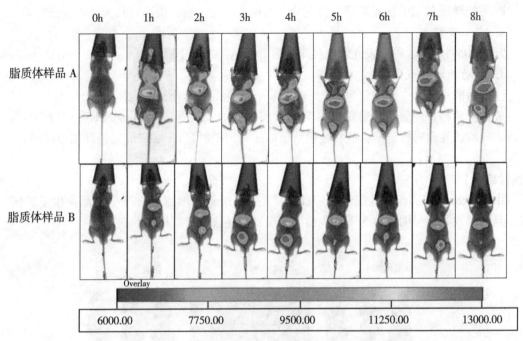

图 4-19　样品对肿瘤的靶向性成像

（代文涛，易有荣，田卫群）

第八节　实验：Lewis 细胞向肺部转移实验

【实验目的】

使用小动物活体成像系统，在体实验观察经眼球后静脉丛注射 Lewis 肺癌细胞后诱发的实验性肺转移。

【仪器与材料】

小动物活体成像仪、小动物麻醉机、移液器、二氧化碳培养箱、超净工作台、Lewis 发光细胞株、异氟烷、PBS（pH＝7.2）、培养瓶、L15 培养基、血清、胰蛋白酶等。

【实验动物】

SPF 级裸鼠。

【实验步骤】

1. 细胞培养

Lewis 肺癌发光细胞株，按照合适的培养条件培养至一定的数量。

2. 动物准备

购买的裸鼠在 SPF 级动物房进行饲养，若裸鼠经过运输，请饲养几天后再进行实验。

3. 建立模型

7.5×105 个 Lewis 肺癌发光细胞经眼球后静脉丛注射入小鼠体内。

4. 小动物活体成像

注射后的小鼠，在 SPF 级动物房，饲养一段时间后进行小动物活体成像。

成像：动物首先腹腔注射萤火虫荧光素酶底物 D-荧光素（150μg/g 体重），7～8min 后放入气麻诱导盒进行麻醉，底物注射后 10min 开始拍摄（10～30min 是最佳拍摄时间）。

【实验结果】

由图 4-20 可以看出在经眼球后静脉丛注射 Lewis 肺癌细胞后三只小鼠都发生了肺转移，且肺部发光信号明显，为下一步检测肿瘤肺部转移的机制提供数据。

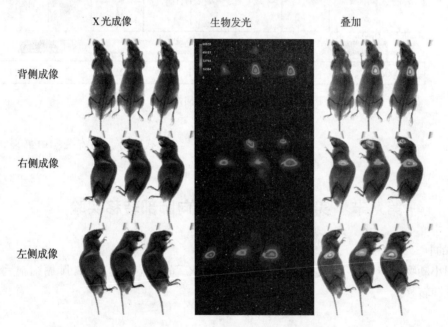

图 4-20 Lewis 肺癌发光细胞经眼球后静脉丛注射后肺转移实验

（代文涛，易有荣，田卫群）

第五章　流式细胞术

流式细胞仪（Flow Cytometer，FCM）是一种集激光技术、电子物理技术、光电测量技术、电子计算机以及细胞荧光化学技术、单克隆抗体技术为一体的新型高科技仪器。流式细胞术就是对于处在快速直线流动状态中的细胞或生物颗粒进行多参数、快速的定量分析和分选的技术。其原理是悬浮在液体中的分散细胞一个个地依次通过测量区，当每个细胞通过测量区时产生电信号，这些信号可以代表荧光、光散射、光吸收或细胞的阻抗等。这些信号可以被测量、存储、显示，于是细胞的一系列重要的物理特性和生化特征就被快速、大量地测定。上述特性可以是细胞的大小、活性，核酸的数量、酶、抗原等等。仪器还可以根据所规定的参量把指定的细胞亚群从整个群体中分选出来。

流式细胞仪的历史可追溯到 1930 年，Caspersson 和 Thorell 开始研究细胞的计数方案。1934 年，Moldaven 最早提出使悬浮的单个红细胞流过玻璃毛细管，用显微镜进行计数，并用光电记录装置进行测量的设想。1953 年 Crosland-Taylor 根据牛顿流体在圆形管中的流动规律设计了流动室，从此有了流式细胞仪的雏形。其后无数研究人员不断改进，发明了光电检测设备和细胞分选装置，完成了计算机与流式细胞仪的物理连接及多参数数据的记录和分析。1973 年，BD 公司与美国斯坦福大学合作，研制开发并生产了世界上第一台商用流式细胞仪 FACS I，流式细胞术进入了一个空前飞速发展的时代。近 20 年来，细胞的免疫荧光染色及检测技术日臻完善，人们越来越致力于样品制备、细胞标记、软件开发等方面的工作，流式细胞仪在科研和临床上的应用领域不断扩大，已成为分析细胞学领域无可替代的重要工具。

第一节　流式细胞仪结构及工作原理

流式细胞仪的结构一般分为 5 部分：流动室及液流驱动系统；激光光源及光束成形系统；光学系统；信号检测、存储、显示、分析系统；细胞分选系统。

一、流动室

流动室（Flow Chamber）是仪器的核心部件，被测样品在此与激光相交。流动室的结构示意图如图 5-1 所示，中央开一个长方形孔，供细胞单个流过，检测区在该孔的中心。这种流动室的光学特性良好，流速较慢，因而细胞受照时间长，可收集的细胞信号光能量大，配上广角收集透镜，可获得很高的检测灵敏度和测量精度。流动室内充满了鞘液，鞘液的作用是将样品流环包，样品流在稳定流动的鞘液环包裹下形成流体力学聚焦，使样品流不会脱离液流的轴线方向，并且保证每个细胞通过激光照射区的时间相等，从而得到准确的细胞荧光信息。

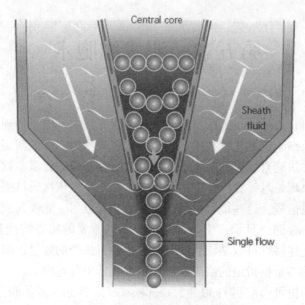

图 5-1 流式细胞仪流动室示意图

二、激光光源

细胞快速流动中，每个细胞经过光照区的时间仅为 1μs 左右，每个细胞所携带荧光物质被激发出的荧光信号强弱，与被照射的时间和激发光的强度有关，因此细胞必须达到足够的光照强度。激光（laser）是一种相干光源，它能提供单波长、高强度及稳定性高的光照，是细胞微弱荧光快速分析的理想光源。

三、光学系统

流式细胞仪的光学系统由若干组透镜、滤光片、小孔组成，结构示意图如图 5-2 所示，检测时分别将不同波长的荧光信号送入到不同的电子探测器。在 FCM 的光学系统中主要光学元件是滤光片，主要分成 4 类：长通滤片、短通滤片、带通滤片及二向色性滤片。

（1）长通滤片（long pass filter, LP）：长通滤片使特定波长以上的光通过，特定波长以下的光不能通过。

（2）短通滤片（short pass filter, SP）：与长通滤片相反，特定波长以下的光可以通过，而特定波长以上的光将被吸收或返回。

（3）带通滤片（band pass filter, BP）：带通滤片可允许相当窄的一段波长范围内的光通过，一般滤片上有 2 个数，一个为允许通过波长的中心值，另一个为允许通过光的波段范围。如 BP500/50 表示其允许通过光的波长范围为 475～525 nm。

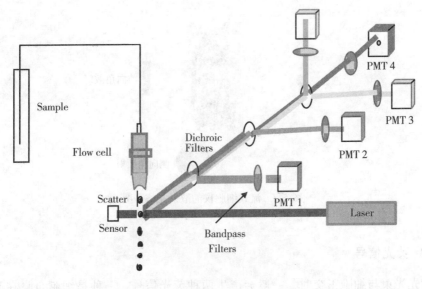

图 5-2 流式细胞仪光学系统

（4）二向色性滤片（dichroic filter）：当以 45°角放置滤片时，该滤片可以通过一定波长的光，同时也可以阻断并折射该波长以下的光。

四、信号检测与分析系统

当细胞携带荧光素标记物通过激光照射区时，受激光激发产生代表细胞内不同物质、不同波长的荧光信号，这些信号以细胞为中心，向空间 360°立体角发射，产生散射光和荧光信号。

（一）散射光信号

散射光分为前向角散射（forward scatter，FSC）和侧向角散射（side scatter，SSC），散射光不依赖任何细胞样品的制备技术（如染色），被称为细胞的物理参数或固有参数。流式细胞仪的散射光信号图如图 5-3 所示。

（1）前向角散射。前向角散射与被测细胞的大小有关，确切地说，它与细胞直径的平方值密切相关。通常在 FCM 应用中，选取 FSC 阈值，来排除样品中的各种碎片及鞘液中的小颗粒，以避免对被测细胞的干扰。

（2）侧向角散射。侧向角散射是指与激光束正交 90°方向的散射光信号，侧向散射光对细胞膜、胞质、核膜的折射率更为敏感，可提供有关细胞内精细结构和颗粒性质的信息。

以上两种信号都是来自激光的原光束，其波长与激光的波长相同，目前采用这两个参数组合，可按细胞大小、胞内颗粒性质区分细胞样品群体。

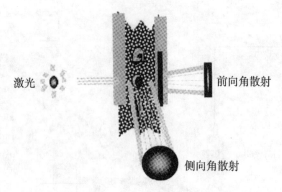

激光

前向角散射

侧向角散射

图 5-3　流式细胞仪的散射光信号图

（二）荧光信号

当激光光束与细胞正交时，一般会产生两种荧光信号：一种是细胞自身在激光照射下，发出微弱荧光信号，称为细胞自发荧光；另一种是经过特异荧光素标记细胞后，受激光照射得到的荧光信号，通过对这类荧光信号的检测和定量分析，就能对所研究细胞进行定性与定量测定。而通过设阴性对照样本，可以消除自发荧光对结果的干扰。

荧光染料可选用的荧光素有很多种，由于它们分子结构不同，其荧光激发谱与发射谱也各异。选取染料或单抗标记的荧光素，必须考虑仪器所配置光源的波长。目前常用台式机配置的激光器波长有 488nm、633nm，通常可采用的染料有碘化吡啶（propidium iodide，PI）、藻红蛋白（phycoerythrin，PE）、异硫氰酸荧光素（fluorescein isothiocyanate，FITC）、PE-Cy5 和 APC 等。

1. 荧光信号的线性测量与对数测量

荧光信号的线性测量与对数测量主要由电子线路来完成。当携带荧光素的细胞与激光正交时，受激发发出的荧光，经过滤光片分离不同波长的光信号分别到达不同的光电倍增管（PMT），PMT 将光信号转换成电信号。电信号输入到放大器放大。放大器分为两类：线性放大和对数放大。线性放大器，即放大器的输出与输入是线性关系，细胞 DNA 含量、RNA 含量、总蛋白质含量等的测量一般选用线性放大测量。但是在细胞膜表面抗原等的检测时，通常使用对数放大器。如果原来输出是 1，当输入增大到原来的 10 倍时，输出为 2；当输入增大到原来的 100 倍时，输出为 3。在免疫样品中，细胞膜表面抗原的分布有时要相差几十倍，甚至几万倍。如果用线性放大器，将无法在一张图上清晰地将细胞阳性群、阴性群同时显示出来。

2. 荧光信号的面积、宽度和高度

经染色后的细胞通过激光照射后，荧光染料吸收能量发生能量跃迁，产生的荧光信号被特定波长的一组滤光片收集后传递到光电倍增管（PMT）收集，形成信号脉冲。每一个信号脉冲都有其面积、宽度和高度。荧光信号脉冲高度（height）表示荧光信号的强度；荧光信号脉冲面积（area）是采用积分计算的荧光通量；荧光信号脉冲宽度（width）

反映荧光的分布。一般 DNA 倍体分析时采用面积与宽度，其他分析采用脉冲高度。因为荧光脉冲面积比荧光脉冲高度更能准确反映 DNA 的含量。当形态差异较大而 DNA 含量相同的两个细胞通过激光检测区时，得到的荧光脉冲高度是不等的，经过对荧光信号积分后，得到的荧光脉冲面积是相等的。荧光信号脉冲宽度常用来区分双连体细胞。

3. 光谱重叠的校正

当细胞携带两种荧光素（如 FITC 和 PE）受激光激发而发出两种不同波长的荧光时，理论上可选择滤片使每种荧光仅被相应的检测器检测到，而不会检测到另一种荧光。但由于目前使用的各种荧光染料都是宽发射谱性质，虽然它们之间各自发射峰值各不相同，但发射谱范围有一定重叠。要克服这种误差的最有效方法是使用荧光补偿电路，利用标准已知样品或荧光小球，可合理设置荧光信号的补偿值。

五、FCM 测量数据的显示和分析

流式细胞仪数据的显示通常有一维直方图、二维点图、等高线图、密度图、灰阶密度图和三维图等几种。

（一）单参数直方图

如图 5-4 所示，横坐标表示荧光信号或散射光信号相对强度的值，横坐标可以是线性的，也可以是对数的。纵坐标一般是细胞数。图 5-4A 为 PI 染色后进行细胞周期分析的结果图，横坐标代表 DNA 含量（线性坐标），纵坐标代表细胞数。由图中可见一大一小两个峰，左侧峰高、尖，代表 G_0/G_1 期的细胞群，右峰小而圆钝，代表 G_2/M 期细胞群。由于细胞在 G_2/M 期染色质已复制完成，所以 DNA 含量比 G_0/G_1 期高一倍左右。图 5-4B 为 PE 标记的 APO2.7 抗体染色细胞，检测凋亡细胞量的结果图。APO2.7 位于线粒体膜上，在细胞早期凋亡时表达。图中横坐标代表 APO2.7 表达的量（对数坐标），纵坐标代表细胞数。由于表达和不表达 APO2.7 的细胞明显分群，我们可以直接从图上看出左侧峰代表的是不表达 APO2.7 的细胞群，而右侧峰代表的是表达 APO2.7 的细胞群。有时检测中发现细胞分群不明显，此时需要根据阴性对照样品调节电压，使不表达抗体的细胞群基本位于 10^0 以内，即图中所画的 M1 门内。

（二）双参数数据的显示

双参数数据的显示是用于表达来自同一细胞两个参数与细胞数量的关系，常用的表达方式有二维点图、等高线图、二维密度图等（图 5-5）。文献中最为常见的表达方式是二维点图。在二维点图中，横坐标（X 轴）和纵坐标（Y 轴）分别代表与细胞有关的两个独立参数，平面中每个点代表一个细胞。二维点图是一种双变量描述，可被分为四个象限，这四个象限分别用 LL、UL、UR、LR 表示。如图 5-6 所示，LL（左下）表示对于 X 轴、Y 轴所代表的参数呈现双阴性的细胞，即 IL-17⁻γδT⁻ 和 IL-17⁻CD4⁻ 双阴性细胞；UL（左上）表示对于 Y 轴所代表的参数呈现阳性反应而对于 X 轴所代表的参数呈现阴性反应的细胞，即 IL-17⁺γδT⁻ 和 IL-17⁺CD4⁻ 细胞；UR（右上）表示对于 X 轴、Y 轴所代表的参数呈现阳性的细胞，即 IL-17⁺γδT⁺ 和 IL-17⁺CD4⁺ 双阳性细胞；LR（右下）表示对于 X 轴

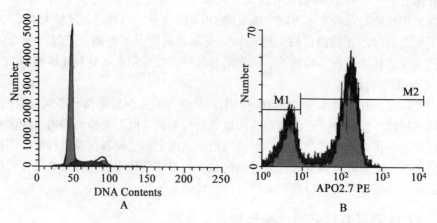

图 5-4　DNA 含量直方图和抗原表达直方图

所代表的参数呈现阳性反应而对于 Y 轴所代表的参数呈现阴性反应的细胞，即 IL-17$^-$γδT$^+$ 和 IL-17$^-$CD4$^+$ 细胞。

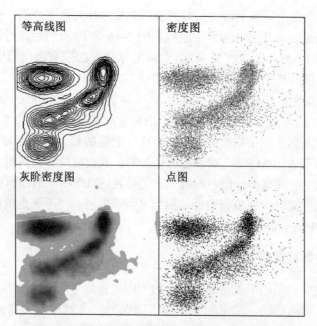

图 5-5　流式细胞仪二维参数图

（三）三参数数据的显示

任选两个参数为 X、Y 轴，再以细胞数或参数三为 Z 轴。如图 5-7 所示。

通过设门，可以调出分析特定细胞群的参数信息。设门可以是单参数设门，也可以是

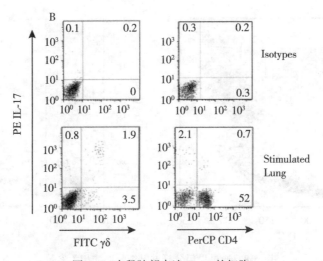

图 5-6 小鼠肺部表达 IL-17 的细胞

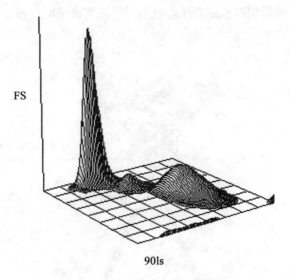

图 5-7 流式细胞仪三参数三维图

双参数设门。如图 5-8 就是通过细胞的前向角和侧向角散射光双参数点阵图，设门圈出标本中的淋巴细胞群体，再调出分析右图中淋巴细胞免疫荧光散点图。

六、细胞分选系统

细胞分选是指从多种类型混合细胞群中将某一种类型细胞从混合细胞群中分离出来，其示意图如图 5-9 所示。流式细胞仪的主要用途之一是按亚型或表面分子标志分离细胞以备下一步使用。细胞分选系统在细胞样品处理和选取细胞群时与普通检测一致。在流式系统中选出合适的细胞群后，样品液流经过检测口的时候，被选定的细胞形成飞沫状的微小

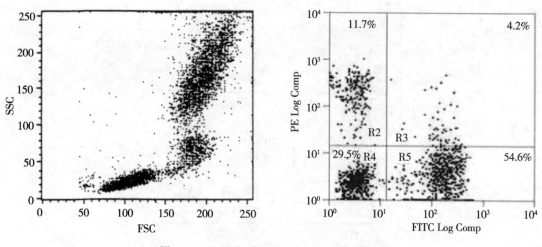

图 5-8 通过设门分析淋巴细胞群的相关参数

液滴并被带上电荷，经过偏转板的高压静电场时，由其所带电荷被分入到左边或右边液流而被收集。

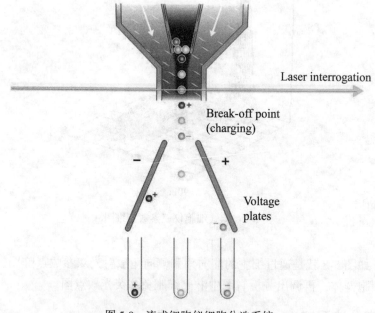

图 5-9 流式细胞仪细胞分选系统

（章晓联，郭 卫）

第二节　流式细胞仪的应用基础

一、流式细胞仪的应用范围

自 20 世纪 70 年代以来，随着流式细胞技术水平的不断提高，其应用范围也日益广泛。流式细胞术已普遍应用于免疫学、血液学、肿瘤学、细胞生物学、细胞遗传学、生物化学、海洋学、农学等研究领域。限于篇幅，本书将仅对其在基础医学和临床医学中的应用进行简单介绍，流式细胞术在其他专业的应用可参阅有关流式细胞术的专门书籍。

（一）基础医学研究方面

在基础医学研究方面流式细胞术应用得非常广泛，包括细胞免疫状态监测、细胞周期和 DNA 倍体分析、细胞凋亡检测、肿瘤细胞检测、细胞增殖动态监测、细胞分选、定量分析及细胞内钙离子测量、细胞膜通透性、离子流、细胞活性、pH 值改变、细菌的鉴定等等。以下介绍最常用到的几种。

1. 监测免疫细胞状态

包括对细胞表面标志和细胞内因子表达的检测，这是流式细胞仪应用最广泛的方向之一。利用不同细胞表面的人类白细胞分化抗原（CD）分子或 CD 分子组合的不同，可以在不同样本中检测出特定细胞群所占百分比，得到需要的信息。如在外周血 $CD4^+T$ 细胞中检测 CD45RA（未经刺激或静止状态的 T 淋巴细胞标志）和 CD45RO（记忆 $CD4^+T$ 淋巴细胞标志）亚群所占比例，可明确疾病的状态或经特殊抗原刺激后产生记忆细胞的比例。

近年来随着对流式细胞术的开发，可对细胞内的蛋白质成分如细胞因子等染色，从而观察细胞免疫功能状态。如检测 $CD4^+T$ 细胞中 Th1 和 Th2 细胞比例，即是检测经刺激后，$CD4^+T$ 细胞中表达 IFN-γ 和 IL-4 的细胞比例。由于 Th1 细胞主要介导细胞免疫而 Th2 细胞主要介导体液免疫，Th1 和 Th2 细胞亚群及相互之间的平衡在免疫应答的调节过程中具有关键作用，检测这一指标对于了解疾病的状态有重要意义。

2. 细胞周期和 DNA 倍体分析

由于恶变的肿瘤细胞一般出现 DNA 异倍体，所以异倍体 DNA 所占百分比可作为恶变肿瘤的辅助诊断指标之一，目前也有人将异倍体百分率用来作为疾病分型、分期研究的指标。DNA 含量分析还可提供细胞周期信息，所以它对于了解细胞增殖的特征也具有重要意义，对细胞毒性药物的研究很有价值。研究方法可以用一些核酸染料如 PI、EB 等与 DNA 结合，观察细胞周期中某一阶段的静态特征，也可以用 BrdU 和 Hoechst33258 染料标记，连续观察细胞周期循环过程中的动态变化。

3. 细胞凋亡检测

细胞凋亡发生过程中细胞从 DNA 合成与蛋白质表达，到细胞结构可出现一系列变化。目前利用流式细胞术进行细胞凋亡的检测方法有很多种。其中有以细胞凋亡信号通路中的蛋白作为标志物来检测的方法，如半胱氨酸蛋白酶 3 检测法；有利用细胞早期凋亡时细胞膜表面结构及成分的变化进行检测的 Annexin V-FITC/PI 法；也有利用早期细胞凋亡时线粒体功能紊乱的特征性标记物 Apo2.7 检测法；还有分子生物学与形态学相结合的晚期凋亡检测法 TUNEL 法和晚晚期凋亡的检测法 DNA 含量分析法。

4. 细胞增殖

目前动态检测细胞增殖情况应用最广泛的方法为 CFSE 法。活体染料羧基荧光素酰乙酸（carboxy fluorescein diacetate，succinimidyl ester，CFDA-SE）是一种非极性分子，可自由穿透细胞膜并在细胞内被酯酶转化成具有绿色荧光的氨基反应性羧基荧光素琥珀酰亚胺酯（CFSE）。CFSE 是一种对细胞无毒性的染料，化学性质稳定，一旦进入细胞后不能从细胞中释出，也不会代谢降解，只有当细胞发生分裂时，才会平均地分配到子代细胞中。因此 CFSE 含量减少的细胞代表增殖的子代细胞。由于增殖细胞群中，各连续子代细胞的荧光强度以其母代的 0.5 倍递减，从而可以用流式细胞术动态分析细胞的分裂情况。

5. 流式标准微球定量

定量流式细胞术（quantitative FCM，QFCM）是通过检测标准微球的荧光强度获得标准曲线，通过标准曲线求得待测细胞的某种生物分子的精确数值，从而反映在某种生理病理条件下待测细胞出现的微细改变，对基础医学和临床研究均有重要意义。QFCM 可分为两种：一种是特定细胞群的绝对计数，另一种是细胞上特定抗原的表达数量。

6. 细胞分选

利用流式细胞仪可快速、大量地得到特定的细胞群，是目前主流的细胞分选方式之一。

（二）临床疾病的诊断及治疗依据

临床方面应用流式细胞术的原理和方法与基础研究中相似，只是由于某些疾病与特殊的细胞表面标志或细胞特征相关，用它们可以作为疾病诊断和治疗的辅助性指标。目前流式细胞术已经被应用到临床多个专业，随着对各种疾病研究的深入，越来越多的疾病相关细胞表面标志物被确定，流式细胞术作为迅速、大样本、精确分析的手段将会得到更广泛的应用。

（1）白血病诊断：正常白细胞在其分化过程中，随着癌变过程的不同、成熟阶段的差异，会在细胞膜表面表达不同的分化抗原。白血病细胞则在癌变的过程中，丧失了正常细胞的系列专一性和分化阶段规律性，在本质上有别于正常骨髓细胞。应用此特点可进行免疫表型分析，以鉴别各种白血病和淋巴瘤，辅助临床诊断、评估疗效和预后。常用的抗原包括：CD3、CD5、CD7、CD19、CD20、CD22、CD10、HLA-DR、CD13、CD14、CD33、CD34、GLY-A、MPO 等等。

（2）强直性脊柱炎的诊断：由流行病学统计结果显示，HLA-B27 基因型阳性的人患遗传性免疫疾病的概率比一般人要高很多，以强直性脊柱炎为例，其发生率约为一般人的 87 倍。因此检测可以有效帮助临床鉴别诊断强直性脊柱炎等血清阴性骨关节疾病。其他与 HLA-B27 相关性疾病还有：遗传性关节炎如 Reiters 综合征、反应性关节炎、肠性关节炎等。

（3）血小板疾病及活化血小板检测：通过血小板膜糖蛋白的检测可以诊断先天性或

获得性血小板疾病如 Bernard-Soulier 综合征（CD42b-42a）、血小板无力症（CD41-CD61）、免疫性血小板减少等等。

（4）器官移植的配型及免疫状态监控：以流式细胞仪进行器官移植前配对（Flow Cytometry Cross Match，FCCM）的优势在于抗体检测的特异性、敏感度以及检测结果和手术成功率相关性。利用多参数测定，可了解受者血中是否有抗供者抗体，此抗体与供者的哪种白细胞反应，以及该抗体是否会造成细胞毒性。移植前的评估包括 HLA 配型及混合淋巴细胞反应，移植后的评估包括外周血淋巴细胞亚群测定、抗供者抗体检测等等。移植后定期检查外周血淋巴细胞亚群，可以预估排异反应，以及病毒感染等问题。

（5）AIDS 诊断及治疗监控：由于特定细胞群体的绝对计数在临床诊断与治疗上具有极大意义，如 $CD4^+T$ 细胞绝对计数可辅助 HIV 监控治疗，也可通过定量标准微球得到其他淋巴细胞亚群的绝对数值。

二、样品制备

（一）样品单细胞悬液的制备

新鲜组织或贴壁培养的细胞需要用流式细胞术检测时，应该用 0.25% 胰酶消化成单细胞悬液。若细胞浓度太高，还需要经过 300 目的尼龙网过滤后再上机检测。

血液标本需要经过抗凝处理以后再进行检测，如果要检测白细胞的特征，还需要加入溶血剂，以去除红细胞的干扰。

（二）荧光染色

染色要求：荧光试剂需要能特异识别某一群细胞，有效区分不同细胞亚群；非特异反应水平低；抗体效价高，用量适用于常规标本。

要使用特异的单克隆抗体，最好使用荧光直接标记的抗体，并且要采用适当的阴性对照物。要摸索抗体最适滴度，即有效抗体量与细胞浓度的比例。抗体量过少，细胞量过多的时候会造成假阴性结果；抗体量过多则会造成浪费。

胞膜和胞内染色：通常，先胞膜染色，再固定、膜通透和胞内染色，最后是胞核蛋白和 DNA 染色。

（三）设立对照

要得到好的实验结果，几乎所有的检测都要建立对照试验来排除干扰因素。对照包括：

1. 阳性对照

使用已知阳性样本，帮助排除试剂的质量、浓度、特异性以及染色方法等因素造成的假阴性结果。在诊断抗原表达缺失性疾病时，需确定抗原表达正常时的抗原表达强度和百分含量，也要设阳性对照。

2. 阴性对照

（1）空白对照。

由于存在自发荧光，即不经荧光染色，细胞内部荧光分子经光照发出的荧光，需要设立空白对照来去除自发荧光信号（噪声信号）。一般说来，细胞成分中能产生自发荧光的分子（核黄素、细胞色素等）的含量越高，自发荧光越强，如肿瘤细胞、粒细胞等；样本死细胞比例越高，自发荧光越强。

（2）同型对照。

所谓同型对照，就是将空白对照样品用同型对照抗体标记，用于排除非特异性染色和自发荧光。同型对照抗体是与实验染色的单克隆抗体特异性无关的免疫球蛋白亚型，与染色的单克隆抗体具有相同种属来源、相同免疫球蛋白亚型、相同荧光素标记、相同剂量和浓度。例如，标记 FITC 的单克隆抗体为小鼠 IgG1 亚类抗体，标记 PE 的单克隆抗体为小鼠 IgG2a 亚类抗体，同型对照应用相同浓度和剂量的未免疫小鼠血清的纯化 IgG1（γ1）和 IgG2a（γ2a），并分别标记 FITC 和 PE。

3. 补偿对照（双色或多色分析时）

荧光补偿（compensation）是指在流式细胞多色分析中，纠正荧光素发射光谱重叠（spectral overlap）的过程，即从一个被检测的荧光信号中去除任何其他的干扰荧光信号。需要将单种荧光素标记的单克隆抗体分别进行单色荧光染色，几色分析就需要制备几个补偿对照管。

三、选择荧光抗体

（1）选择荧光抗体时，需要了解流式细胞仪的类型及荧光光谱。选择适当强度的光源作为荧光物质的激发光源，并选择适合于被检荧光物质选择性吸收的光谱滤光片接收荧光。最好提前了解使用的流式细胞仪激发光波长范围和发射光检测范围，以免购买了发射波长荧光重叠的试剂，或者超出仪器激发光波长范围或发射光检测范围的试剂却无法检测。表 5-1 为常用荧光素的激发波长和发射波长谱。

（2）了解不同抗体的细胞反应谱，以及染色模式，根据不同的实验目的选择抗体。因为相同 CD 编号的抗体可能识别不同的抗原决定簇。如 CD45RA 表达在幼稚/静止 T 淋巴细胞，而 CD45RO 表达在记忆/活化 T 淋巴细胞。

（3）常用荧光素的特点：FITC 的效率（即荧光强度）取决于溶液的 pH 值，因此在使用 FITC 时应注意溶液的酸碱度。PE 相对分子质量较大，但化学结构非常稳定，有很高的荧光效率，并易与抗体分子结合。因此，一般来讲，表达较低的抗原会选择 PE 标记。

（4）自发荧光：每个细胞群体的自发荧光水平都不同，自发荧光在高波长范围里（>600nm）迅速降低。因此检测自发荧光水平高的细胞时，使用发射光波长较长的荧光染料（如 APC）。

（5）用不同颜色的荧光素标记不同种类的单克隆抗体，可以在一个细胞上同时分析多种抗原分子，但并非各种荧光抗体均可以自由地组合在一起，在确定组合选择之前，还必须考虑到一些影响因素。

①抗原密度。高表达的抗原几乎可以用任何荧光素标记的抗体检测，而较低表达的抗原（如细胞因子）则需要用较高 S/N 比值的荧光素（如 PE，PE-CY5，APC）标记的抗体检测，从而达到有效区分阳性细胞群和阴性细胞的目的。

②荧光素浓度、配伍不当、试剂的质量均可导致假阴性/假阳性结果。一个抗体组合内的抗体可能来源不同的公司，有不同的浓度、不同的亚型，可能均需要自身的同型对照，而实际上，这是非常困难的。尽量选择同一家公司的试剂可以减少干扰。

③常用的多色组合。FITC+PE：最常用的双色组合。FITC+PE+APC：最常用的三色组合，进行多色荧光染色时荧光光谱重叠补偿很小。FITC+PE+PerCP+APC：最常用的四色组合，一般 PE 和 APC 用于检测表达较低的抗原上，而 FITC 和 PerCP 用于检测表达较高的抗原上，如 CD3/CD8/CD45/CD4。PerCP-Cy5.5 与 PE 之间的重合光谱范围很小，也可用于四色组合。PE-Cy7 可与 FITC、PE、PE-Cy5 标记的抗体一同使用，荧光补偿小。PE-Cy5 可与 FITC、PE 同时使用，但不能与 APC 同时使用，二者之间荧光干扰太大。

表 5-1 　　　　　　　　　　　常用荧光素的激发光和发射光波长

荧光染料	激发光（nm）	发射光（nm）	应　用
indo-1（unbound）	335	490	calcium flux（钙流量）
indo-1（bound to calcium）	335	405	calcium flux（钙流量）
hoechst 33342	350	470	DNA analysis（DNA 分析）
DAPI	359	462	DNA analysis（DNA 分析）
alexa350	350	442	phenotyping（分型）
PerCP	470	670	phenotyping（分型）
R-Phycoerythrin	480	578	phenotyping（分型）
green fluorescent protein（GFP）	488	510	reporter molecule（报告分子）
YO-PRO-1	488	510	apoptosis analysis（凋亡分析）
FITC	488	525	phenotyping（分型）
fluorescein diacetate	488	530	cell viability（细胞活力）
alexa488	488	530	phenotyping（分型）
sytox green	488	530	DNA analysis（DNA 分析）
SNARF-1	488	530~640	pH measurement（pH 测定）
fluo-3	488	530	calcium flux（钙流量）
DsRED	488	588	reporter molecule（报告分子）
PE-Cy5（Tricolor, cychrome）	488	670	phenotyping（分型）
PE-Cy7	488	770	phenotyping（分型）
ECD	488	620	phenotyping（分型）
propidium iodide	495	637	DNA analysis（DNA 分析）
rhodamine 123	515	525	membrane potential（膜电位）
yellow fluorescent protein（YFP）	519	534	reporter molecule（报告分子）

续表

荧光染料	激发光（nm）	发射光（nm）	应　用
LDS-751	543	712	nucleated cell detection（有核细胞测定）
7-aminoactinomycin D	546	655	DNA analysis（DNA 分析）
alexa546	546	573	phenotyping（分型）
Cy3	550	565	phenotyping（分型）
CMXRos（mitotracker red）	560	610	mitochondrial membrane potential（线粒体膜电位）
texas Red	596	615	phenotyping（分型）
TO-PRO-3	643	661	DNA analysis（DNA 分析）
alexa647	647	667	phenotyping（分型）
APC-Cy7	647	774	phenotyping（分型）
allophycocyanin（APC）	650	660	phenotyping（分型）

（郭　卫，章晓联）

第三节　实验：人外周血 T 淋巴细胞亚群的检测与分析

【目的与原理】

（1）了解流式细胞术检测人外周血 T 淋巴细胞亚群的基本原理；

（2）掌握流式细胞术检测人外周血 T 淋巴细胞亚群的方法与步骤。

T 淋巴细胞主要分为辅助 T 细胞（Th）和细胞毒 T 细胞（Tc）两个亚群。T 淋巴细胞亚群的测定是检测机体细胞免疫功能的重要指标，对辅助临床疾病的诊断，探索疾病的发病机制、病程、疗效、预后、监测及指导临床治疗有重要意义。例如，AIDS 病人体内 $CD4^+T$ 淋巴细胞亚群的百分比例相对降低，而 $CD8^+T$ 细胞亚群百分比例相对升高。所有成熟 T 淋巴细胞的表面都表达膜分子 CD3，而 Th 细胞除表达 CD3 外还表达 CD4，Tc 细胞除表达 CD3 外还表达 CD8，即 $CD3^+/CD4^+$ 为 Th 细胞，$CD3^+/CD8^+$ 为 Tc 细胞。利用抗原抗体特异性反应原理，将不同单克隆抗体设法带上各种荧光染料作为荧光探针；当细胞被激光照射后，细胞膜上的抗原抗体复合物的荧光探针发射出不同光谱的荧光，荧光的强弱代表了细胞表面的抗原量；这些荧光通过流式细胞仪的识别和分辨，从而实现对细胞表面抗原的定量检测。因此，我们可通过流式细胞术检测细胞膜分子 $CD3^+CD4^+$ 以及 $CD3^+CD8^+$ 的表达，从而计算出 Th 和 Tc 细胞分别所占的比例。

细胞表面分子免疫标记方法一般分为两种：直接免疫荧光法和间接免疫荧光法。直接免疫荧光法，即荧光标记的单克隆抗体直接与待检细胞反应来鉴定相应表面分子。其优点为：①由于反应体系中只有细胞与抗体的参与，结果判断较简单；②特异性强，与其他抗原交叉染色较少；③操作步骤少，方法简便、省时。间接免疫荧光法，即先用未标记的特异性一抗与待检抗原反应，反应一定时间后，洗去未结合的抗体，再与荧光素标记的二抗反应，通过对荧光素标记的二抗示踪来鉴定相应表面分子。其优点为：①敏感性较高；②用一种荧光标记的抗体就能与一种以上的相应的抗体配合鉴定多种未知抗原。缺点为：①反应中有多种因子参与，容易产生非特异性染色，结果判断较困难；②操作步骤多，费时，细胞损失多。

【仪器与试剂】

(1) 流式细胞仪；

(2) 荧光标记抗人单克隆抗体及同型对照抗体；

(3) 红细胞裂解液。

【方法与步骤】

1. 全血直接标记法

(1) 取四只流式检测管，分别标记同型对照、实验、补偿 1、补偿 2。分别加入 $100\mu L$ 待测肝素抗凝人静脉全血于管底，同型对照管中加入荧光标记的同型对照抗体作为阴性对照，待测管加入两种荧光标记的抗人单克隆抗体，补偿 1 和补偿 2 中分别加入一种荧光标记的抗人单克隆抗体，各 $5\mu L$，充分混匀，室温反应 30 min。具体步骤参照各厂家说明书执行。

(2) 加入红细胞裂解液，裂解红细胞。

(3) 上流式细胞仪检测。

2. 检测步骤

(1) 先测同型对照管，根据 FSC 和 SSC 散点图上的细胞分群设门确定淋巴细胞群，根据同型对照标本细胞群所在位置调节电压，使主要细胞群完全显示且全部位于 Q3 区以内。

(2) 再测补偿 1、补偿 2 管，并根据两管的阳性细胞群位置调节各荧光之间的补偿。

(3) 最后按同型对照的电压值，补偿管测出的补偿值为实验方案主要参数，检测实验管细胞群所在位置。

【观察项目】

(1) FSC-SSC 散点图上的细胞分群，能准确区分每个群代表的细胞。

(2) 观察散点图上双阳区（$CD3^{+}CD4^{+}$）细胞百分含量。

如图 5-10 所示：左上角 Q1 区为 $CD3^{+}CD4^{-}$ 细胞群即细胞毒 T 细胞；右上角 Q2 区为 $CD3^{+}CD4^{+}$ 细胞群即辅助 T 细胞。

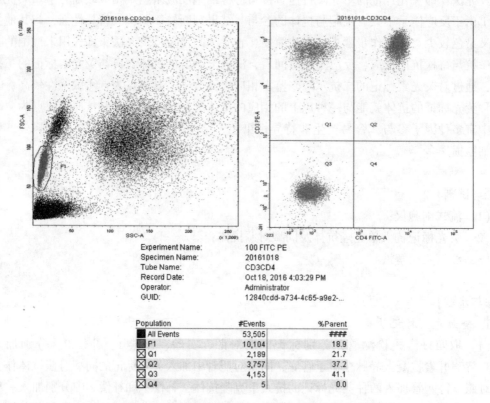

图 5-10　FSC-SSC 散点图上的细胞分群及百分含量

【注意事项】

（1）每次实验都需要设置同型对照和荧光补偿管，同型对照用于调节电压，补偿管用于调节各荧光之间的补偿，调节荧光补偿时电压不可再调节。

（2）以 FSC 和 SSC 设门确定淋巴细胞群时，尽量去除细胞碎片的影响。细胞碎片一般位于 FSC/SSC 坐标图的左下角。

（柳卫凰，章晓联）

第四节　实验：流式细胞仪检测细胞周期与细胞凋亡——PI 单染色法

【目的与原理】

（1）了解流式细胞术 PI 法检测细胞周期与细胞凋亡的基本原理；

（2）掌握流式 PI 法样品处理步骤与结果分析。

正常细胞进行增值和分裂的一个循环，叫一个细胞周期。增殖细胞中 DNA 含量随着细胞增殖周期的不同时相而发生相应的变化。G_0 期细胞为静止期细胞，其细胞 DNA 含量为较恒定的 2C 值；G_1 期细胞具有增殖活性，G_1 期细胞的 DNA 含量与 G_0 期细胞 DNA 含量相同，均为 2C 值。当细胞进入 S 期后，DNA 含量逐渐增加，从 2C 到 4C 直到细胞 DNA 倍增结束，进入 G_2 期，最终进入 M 期。在 M 期分裂为两个子细胞之前，G_2 和 M 期细胞的 DNA 含量均为恒定的 4C 值，即为四倍体细胞群。FCM 对 DNA 进行定量分析时，可将一个细胞群在直方图上分为三部分，即 G_0/G_1，S 和 G_2+M 三部分。G_0/G_1 和 G_2+M 细胞峰的 DNA 分布均为正态分布，S 期可以认为是一个加宽的正态分布（图 5-11）。

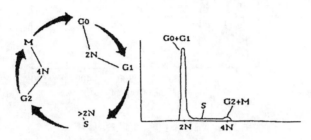

图 5-11　细胞周期与 DNA 的倍体关系

　　流式细胞术利用特殊的荧光染料（PI、EB、AO 等）与细胞内 DNA 碱基结合，被荧光染料染色的细胞在激光照射下发射出荧光，荧光强度与 DNA 含量成正比。流式细胞仪通过测定细胞的荧光强度推算出细胞的 DNA 含量。

　　流式细胞术可根据细胞凋亡时在细胞、亚细胞和分子水平上所发生的特征性改变将其区别于正常细胞。其中细胞核的改变最具特征性，其次是凋亡细胞形态上的改变影响它们的光散射特性。在流式细胞仪前向散射光/侧向散射光（FSC/SSC）散点图中，凋亡细胞体积变小，FSC 较正常细胞降低；此外细胞凋亡时由于染色体降解，核破裂形成，细胞内颗粒往往增多，故凋亡细胞 SSC 较正常细胞增加。以上为凋亡细胞与正常细胞相比可能出现的特征性变化。细胞坏死时，由于细胞肿胀，体积增大，其 FSC 会增大；SSC 在细胞坏死时也增大，因此也可根据前向散射光和侧向散射光区别凋亡细胞和坏死细胞。总之，细胞凋亡出现低于正常的 FSC 和高于正常的 SSC，坏死细胞则呈较高的 FSC 和 SSC。

　　用特殊 DNA 染料检测细胞时，如果细胞群中存在凋亡细胞，在 G0/G1 峰前可出现一个亚峰，即亚二倍体峰，定量该峰细胞比例可作为细胞凋亡的定量分析。（图 5-12）

【仪器与试剂】

　　(1) 碘化丙啶（PI）染液：将 PI 溶于 PBS（pH7.2）中，终浓度为 100 μg/ mL，加入 0.1% TritonX-100，4 ℃避光保存。

　　(2) RNase A　1 mg/mL；

　　(3) 预冷 70%乙醇；

　　(4) 0.01mol/L　PBS（pH7.2）；

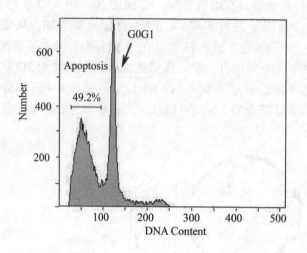

图 5-12 细胞凋亡峰（亚二倍体峰）

（5）300 目筛网；

（6）流式细胞仪。

【方法与步骤】

方法 1：DNA 含量样品的制备与分析

（1）收集细胞（1~5）×10^6 个/mL，1000 r/min 离心 5 min，弃去培养液，PBS 洗涤 1 次。

（2）离心并弃去上清液，加入冰预冷的 70% 乙醇固定，在 4 ℃ 固定 4h 或过夜。

（3）离心弃去固定液，加入 RNase A（终浓度 1 mg/ml）60~80 μL /管，振荡混匀，于 37 ℃ 水浴 30 min。

（4）随即置冰上 2min 终止 RNase 作用。

（5）用 1 mL PI 染液染色细胞，于 4℃ 避光染色 15~30 min。

（6）300 目的筛网过滤 1 次，上机检测。

设置流式相应的荧光检测通道（激光光波波长为 488 nm，发射光波波长大于 620 nm）与流式检测方案（图 5-13）。

方法 2：一步法测量 DNA 含量样品制备

（1）PI 综合染液的配制：生理盐水 129.6 mL，PI 10 mg、RNase 2 mg、1.0% Triton X-100（0.5 mL）、枸橼酸钠 200 mg、加蒸馏水至 200 mL，调 pH 7.2~7.6，置 4℃ 冰箱中避光保存备用。

（2）将单细胞悬液或加固定液细胞悬液离心沉淀弃上清液，用 PBS 洗涤 2 次，按细胞浓度为 1×10^6/mL，加入 PI 综合染液；

（3）置于 4℃ 冰箱，避光染色 20~30 min；

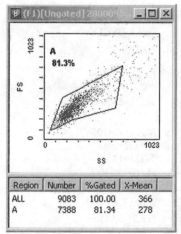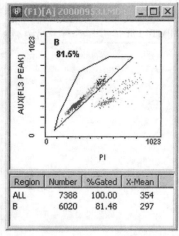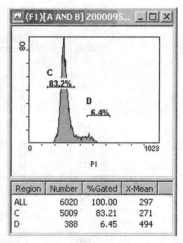

图 5-13　流式荧光检测通道与检测方案

（4）离心洗涤，弃去上清 PI 染液，再加少许 PBS 液，上机检测。

【观察项目】

（1）观察细胞周期各时相变化及各周期所占所有细胞的比例。

（2）观察 G1/G0 期前亚二倍体峰所占比例即凋亡率及各周期的变化。

（3）用 Muticycle 软件分析细胞周期与细胞凋亡率（图 5-14）。

【注意事项】

（1）分析 PI 荧光的直方图时，先用门技术排除粘连或聚集的细胞以及发微弱荧光的细胞碎片，在 PI 荧光的直方图上，凋亡细胞在 G_1/G_0 期前出现一亚二倍体峰。如以 G_1/G_0 期所在位置的荧光强度为 1.0，则一个典型的凋亡细胞样本其亚二倍体峰的荧光强度为 0.45，可用鸡和鲑鱼的红细胞的 PI 荧光强度做参照标准，两者分别为 0.35 和 0.7，可以确保在两者之间的不是细胞碎片而是完整的细胞。

（2）在前散射光对侧散射光的散点图或地形图上，凋亡细胞与正常细胞相比，前散射光降低，而侧散射光可高可低，与细胞的类型有关。

（3）流式细胞术的 DNA 染色法检测细胞凋亡存在一定的局限性。比如，机械处理的肿瘤标本常有许多碎片，在 DNA 直方图上出现较宽的杂信号峰，使凋亡细胞被"淹没"其中，不少文献将 G_1 峰前的所有信号均算为凋亡细胞，可能会过高计算凋亡细胞的数量。

（4）流式单染 PI 法是属于晚期细胞凋亡检测方法，并且由于亚 G_1 峰是 DNA 断裂后胞浆内含量减少的结果，因此在评价细胞早期凋亡时，该指标不够灵敏。

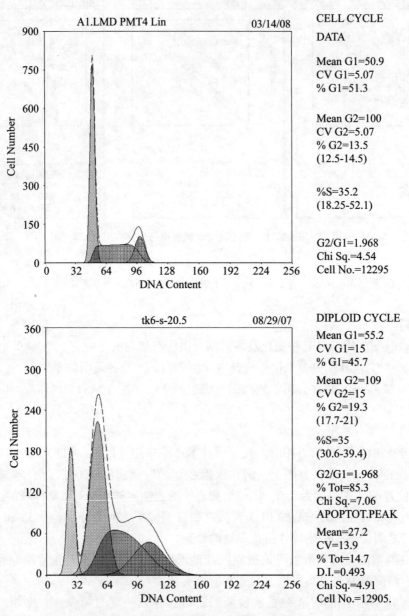

图 5-14　细胞周期与细胞凋亡检测

（汪艳，柳卫凰，章晓联）

第五节　实验：流式细胞术检测细胞早期凋亡
——Annexin V/PI 双染法

【目的与原理】

掌握流式细胞术检测细胞早期凋亡 Annexin V/PI 双染法的基本原理。

细胞凋亡早期改变发生在细胞膜表面，这些细胞膜表面的改变之一是磷脂酰丝氨酸（PS）从细胞膜内转移到细胞膜外，使 PS 暴露在细胞膜外表面。PS 是一种带负电荷的磷脂，正常主要存在于细胞膜的内面，在细胞发生凋亡时细胞膜上的这种磷脂分布的不对称性被破坏而使 PS 暴露在细胞膜外。Annexin V 是一种 Ca^{2+} 依赖的磷脂结合蛋白，最初发现是一种具有很强的抗凝血特性的血管蛋白，Annexin V 具有易于结合到磷脂类如 PS 的特性。因此，该蛋白可充当一敏感的探针检测暴露在细胞膜表面的 PS。而 PS 转移到细胞膜外不是凋亡所独特的，也可发生在细胞坏死中。两种细胞死亡方式间的差别是在凋亡的初始阶段细胞膜是完好的，而细胞坏死在其早期阶段细胞膜的完整性就破坏了。前文所述 DNA 荧光染料只能进入细胞膜被破坏的坏死细胞并显色，因此，可以建立一种用 Annexin V 结合在细胞膜表面作为凋亡的指示并结合一种染料排除试验以检测细胞膜完整性的检测方法。

【仪器与试剂】

（1）孵育缓冲液：10 mmol/L HEPES/NaOH，pH 7.4，140 mmol/L NaCl，5 mmol/L $CaCl_2$；

（2）标记液：将 FITC-Annexin V（贝博公司产品）和 PI 加入到孵育缓冲液中，终浓度均为 1 mg/mL 流式细胞仪。

【方法与步骤】

（1）细胞收集：悬浮细胞直接离心收集，贴壁细胞用不含 EDTA 的胰酶消化后离心收集。每管样本细胞浓度约为 $1×10^6/mL$，1000 r/min 离心 5 min，弃上清。

（2）用预冷 PBS 洗涤细胞两次，1000 r/min 离心 5 min。

（3）用 400 μL1X 结合缓冲液重悬细胞。

（4）在细胞悬液中加入 5 μL FITC-Annexin V 染液，轻轻混匀后于 4 ℃ 避光孵育 15 min。

（5）加入 10mlPI 染液轻轻混匀后于 4 ℃ 避光孵育 5 min，上机检测。

（6）流式细胞仪分析：流式细胞仪激发光波长用 488 nm，用一波长为 525 nm 的带通滤片检测 FITC 荧光，另一波长为 610nm 带通滤片检测 PI。

【观察项目】

活细胞对 PI 有抗染性，坏死细胞则不能。细胞膜有损伤的细胞 DNA 可被 PI 染色产生红色荧光，而细胞膜保持完好的活细胞则不会有红色荧光产生。因此，在细胞凋亡的早期 PI 不会着染而没有红色荧光信号，正常活细胞与此相似。在流式细胞仪的散点图上，左下象限显示活细胞，为（FITC⁻/PI⁻）；右上象限是非活细胞，即坏死细胞，为（FITC⁺/PI⁺）；而右下象限为凋亡细胞，显现（FITC⁺/PI⁻）（图 5-15）。

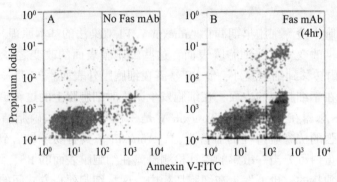

图 5-15　早期细胞凋亡的检测

【注意事项】

（1）因检测细胞的类型、凋亡诱导种类、使用的仪器不同，因而流式检测的荧光补偿也不同，建议每次检测需设立四个对照，未经凋亡诱导处理的细胞未染色作为阴性对照；经凋亡诱导处理的细胞 Annexin V-FITC 和 PI 双染作为阳性对照；经凋亡诱导处理的细胞分别单染 Annexin V-FITC 和 PI 作为单阳性对照，用于仪器调节荧光补偿。

（2）PI 染色时间过长有可能造成检测的凋亡率偏高，建议首先进行 Annexin V-FITC 染色，上机前 5 min 再加入 PI 染色。

（3）整个操作过程动作要尽量轻柔，勿用力吹打细胞，尽可能在 4 ℃下操作。

（4）贴壁细胞用胰酶消化时间不宜过长，细胞离心时间与转速不易过高，最好 800～1 000 r/min 离心 5min，否则容易引起假阳性结果。

（汪艳，柳卫凰，章晓联）

第六章 生物分子定量分析

第一节 实时荧光定量PCR

一、基本原理

聚合酶链式反应（PCR）可对特定核苷酸片段进行指数级的扩增。在扩增反应结束之后，研究者可以通过凝胶电泳的方法对扩增产物进行定性分析，这样分析的是PCR终产物，只能定性地确定感兴趣的片段是否有表达。但是在许多情况下，研究者感兴趣的是未经PCR信号放大的起始模板量。例如，想知道某一转基因动植物的转基因拷贝数或者某一特定基因在特定组织中的表达量，在这种需求下荧光定量PCR技术应运而生。实时荧光定量PCR就是通过对PCR扩增反应中每一个循环产物荧光信号的实时检测，从而实现对起始模板定性及定量的分析。在实时荧光定量PCR反应中，引入了荧光化学物质，随着PCR反应的进行，PCR反应产物不断累积，荧光信号强度也等比例增加。每经过一个循环，收集一次荧光强度信号，这样就可以通过荧光强度变化监测产物量的变化，从而得到如图6-1所示的荧光扩增曲线图。

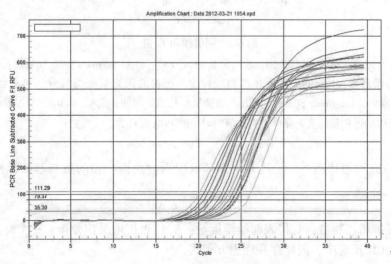

图 6-1 实时荧光扩增曲线示意图

　　一般而言，荧光扩增曲线可以分成三个阶段：荧光背景信号阶段，荧光信号指数扩增阶段和平台期。在荧光背景信号阶段，扩增的荧光信号被荧光背景信号所掩盖，无法判断产物量的变化。而在平台期，扩增产物已不再呈指数级的增加。由此可见，PCR 的终产物量与起始模板量之间没有线性关系，根据最终的 PCR 产物量不能计算出起始 DNA 拷贝数。只有在荧光信号指数扩增阶段，PCR 产物量的对数值与起始模板量之间存在线性关系，可以选择在这个阶段进行定量分析。

　　为了定量和比较不同样本初始模板量，如图 6-2 所示，在实时荧光定量 PCR 技术中引入了两个非常重要的概念：荧光阈值和 C_T 值。荧光阈值是在荧光扩增曲线上人为设定的一个值，它可以设定在荧光信号指数扩增阶段的任意位置上，但一般将 PCR 反应的前15 个循环的荧光信号作为荧光本底信号（baseline）。荧光阈值的缺省设置是 3~15 个循环的荧光信号标准偏差的 10 倍。每个反应管内的荧光信号到达设定的阈值时所经历的循环数被称为 C_T 值（threshold cycle）。

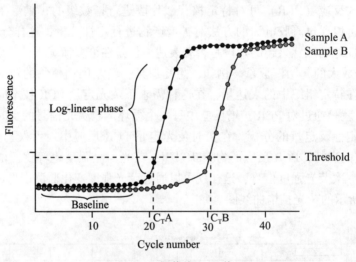

图 6-2　阈值线和 C_T 值

　　其中 Sample A，Sample B 各代表一次实时定量 PCR 反应；Fluorescence 代表荧光强度；Cycle number 指 PCR 运行的循环数；Baseline 指 PCR 产物量较少，产物的荧光信号与背景信号无法区分阶段；Threshold 代表阈值；Log-linear phase：（PCR 产物量呈）指数扩增期；C_TA，C_TB 分别代表 A、B 两个实时定量 PCR 反应中产物量的荧光强度达到阈值时对应的 PCR 循环数。

　　PCR 反应在理想状态下，经过 n 个循环反应后，获得产物的量与起始模板之间有如下关系：

$$Y = X_0 \times (1 + E_V)^n$$

式中：Y 代表扩增产物量；X_0 代表起始模板量；E_V 代表扩增反应效率；n 代表循环数。而在实时定量 PCR 反应中，同样存在理想方程式：

$$R_n = R_B + X_0 (1 + E_v)^n R_S$$

式中：R_n 代表反应运行 n 个循环后扩增产物的量；R_B 代表背景信号；R_S 代表单位信号强

度；其余字母代表含义与普通 PCR 理想方程中的意义相同。当循环数等于 C_T 值时，将 $n = C_T$ 代入上述方程式，得到：

$$R_T = R_B + X_0 (1 + E_V)^{C_T} R_S$$

将此方程经过等式两边同时取对数等变形方式，得到以下等式：

$$\lg(R_T - R_B) = \lg X_0 + C_T \lg(1 + E_V) + \lg R_S$$

$$C_T \lg(1 + E_V) = -\lg X_0 + \lg(R_T - R_B) - \lg R_S$$

$$C_T = \frac{-\lg X_0 + \lg(R_T - R_B) - \lg R_S}{\lg(1 + E_V)}$$

$$C_T = -\frac{\lg X_0}{\lg(1 + E_V)} + \frac{\lg(R_T - R_B) - \lg R_S}{\lg(1 + E_V)}$$

用字母 k 和 b 代替上式中常数，得到方程：

$$C_T = -k \lg X_0 + b$$

从以上方程可以得知，每个模板的 C_T 值与该模板的起始拷贝数的对数存在线性关系，起始拷贝数越多，C_T 值越小。利用已知起始拷贝数的标准品可作出线性标准曲线，其中横坐标代表起始拷贝数的对数，纵坐标代表 C_T 值（图 6-3）。因此，只要获得未知样品的 C_T 值，即可从标准曲线上计算出该样品的起始拷贝数。

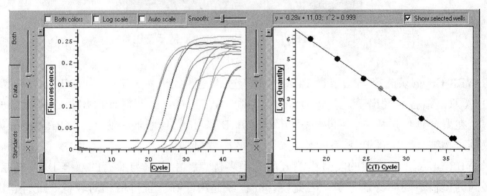

图 6-3 荧光定量标准曲线

二、荧光染料和荧光探针

用来进行实时荧光定量 PCR 的荧光染料包括探针类和非探针类两种，探针类是利用与靶序列特异杂交的探针来指示扩增产物的增加，非探针类则是利用荧光染料或者特殊设计的引物来指示扩增的增加。前者由于增加了探针的识别步骤，特异性更高，但后者则简便易行。

（一）SYBR Green I

SYBR Green I 是一种结合于双链 DNA 小沟中的染料（图 6-4）。与双链 DNA 结合后，其荧光大大增强。这一性质使其用于扩增产物的检测非常理想。SYBR Green I 的最大吸收波长约为 497nm，发射波长最大约为 520nm。在 PCR 反应体系中，加入过量 SYBR 荧光染料，若 SYBR 荧光染料特异性地与 DNA 双链结合，会发射荧光信号，而不与 DNA 双链结合的 SYBR 染料分子不会发射任何荧光信号，从而保证荧光信号的增加与 PCR 产物的增加完全同步。

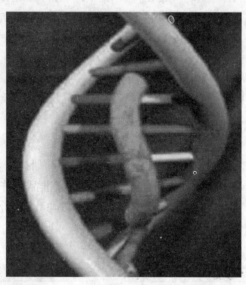

图 6-4　SYBR Green I 结合 DNA 双链示意图

　　SYBR Green 荧光染料法定量 PCR 的基本过程是：①开始反应，当 SYBR Green 染料与 DNA 双链结合时发出荧光。②DNA 变性时，SYBR Green 染料释放出来，荧光急剧减少。③在聚合延伸过程中，引物退火并形成 PCR 产物。④聚合完成后，SYBR Green 染料与双链产物结合，定量 PCR 系统检测到荧光的净增量加大。

　　SYBR Green I 在核酸的实时检测方面有很多优点，由于它与所有的双链 DNA 相结合，不必因为模板不同而特别定制，因此设计的程序通用性好，且价格相对较低。此外，由于一个 PCR 产物可以与多分子的染料结合，因此 SYBR Green I 的灵敏度很高。但是，由于 SYBR Green I 与所有的双链 DNA 相结合，由引物二聚体、单链二级结构以及错误的扩增产物引起的假阳性会影响定量的精确性，用此方法要想得到比较好的定量结果，对 PCR 引物的特异性和 PCR 反应的质量就要求比较高。

　　在 Realtime-PCR 反应的终点，可通过设定 PCR 仪的程序，使 PCR 产物温度逐渐升高，并且在每升高温度 1℃ 或 0.5℃ 时收集一次荧光信号，从而得到如实验中图 6-30 所示的"热变性曲线"，又叫融解曲线（Dissociation Curve），PCR 产物从全部结合 SYBR Green I、高荧光强度的双链状态，到双链逐渐打开、荧光强度逐渐下降，直至完全解链为单链 DNA、荧光强度降至背景水平。通过将融解曲线中的每一温度对应的荧光强度求导数，生成一条新的"熔解曲线"，如实验中图 6-30 所示，得到曲线峰值所对应的温度即为产物 DNA 中一半双链打开时的温度，即熔解温度（即 T_m）。不同 DNA 序列由于 G/C 含量不同，其熔解温度往往是不同的。通过熔解曲线分析可以识别扩增产物和引物二聚体，因而可以在一定程度上区分非特异扩增。

（二）分子信标（molecular beacon）

分子信标是一种在靶 DNA 不存在时形成茎环结构的双标记寡核苷酸探针（图 6-5）。在此茎环结构中，位于分子一端的荧光基团与分子另一端的淬灭基团紧紧靠近。在此结构中，荧光基团被激发后不是产生光子，而是将能量传递给淬灭剂，这一过程称为荧光谐振能量传递（FRET）。由于"黑色"淬灭剂的存在，由荧光基团产生的能量以红外光而不是可见光形式释放出来。如果第二个荧光基团是淬灭剂，其释放能量的波长与荧光基团的性质有关。分子信标的茎环结构中，环一般为 15~30 个核苷酸长，并与目标序列互补；茎一般 5~7 个核苷酸长，并相互配对形成茎的结构。荧光基团连接在茎臂的一端，而淬灭剂则连接于另一端。分子信标必须非常仔细地进行设计，以实现在复性温度下，模板不存在时形成茎环结构，模板存在时则与模板配对。与模板配对后，分子信标的构象改变使得荧光基团与淬灭剂分开。当荧光基团被激发时，它发出自身波长的光子。

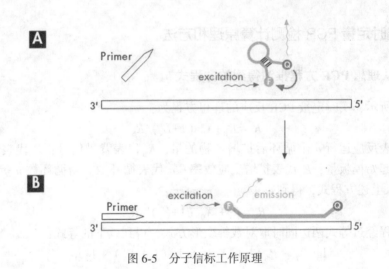

图 6-5 分子信标工作原理

（三）TaqMan 探针

TaqMan 技术是在普通 PCR 原有的一对特异性引物基础上，增加了一条特异性的荧光双标记探针（图 6-6）。TaqMan 探针是一种寡核苷酸探针，被设计为与目标序列上游引物和下游引物之间的序列配对。荧光报告基团如 FAM（或 TET、VIC、JOE、HEX 等）连接在探针的 5′ 末端，而淬灭基团（通常为 TAMRA）则在 3′ 末端。当完整的探针与目标序列配对时，荧光基团发射的荧光因与 3′ 端的淬灭剂接近而被淬灭。但在进行延伸反应时，聚合酶的 5′ 外切酶活性将探针进行酶切，使得荧光基团与淬灭剂分离 TaqMan 探针适合于各种耐热的聚合酶。随着扩增循环数的增加，释放出来的荧光基团不断积累。因此荧光强度与扩增产物的数量呈正比关系。TaqMan 探针水解有两个前提：①引物和探针都必须与模板结合；②与探针特异结合的 DNA 模板得到扩增。基于这两点要求，即使发生非特异性扩增，也不会影响检测结果。

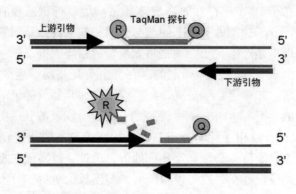

图 6-6　TaqMan 探针工作原理

三、实时定量 PCR 检测计算原理和方法

(一) 从理想 PCR 方程推演得到的方程式

如前文所示，实时定量 PCR 反应的理想方程为：

$$R_n = R_B + X_0 \ (1 + E_v)^n R_S$$

式中：R_n 代表反应运行 n 个循环后扩增产物的量；R_B 代表背景信号；R_s 代表单位信号强度；X_0 代表起始模板量；E_v 代表扩增反应效率；n 代表循环数。当循环数 n 等于 C_T 值时，将 $n = C_T$ 代入上述方程式，得到：

$$R_T = R_B + X_0 \ (1 + E_v)^{C_T} R_s$$

将此方程经过等式两边同时取对数等变形方式，得到以下的等式：

$$\lg(R_T - R_B) = \lg X_0 + C_T \lg \ (1 + E_V) + \lg R_S$$

$$C_T \lg(1 + E_V) = - \lg X_0 + \lg(R_T - R_B) - \lg R_S$$

$$C_T = \frac{- \lg X_0 + \lg(R_T - R_B) - \lg R_S}{\lg(1 + E_V)}$$

$$C_T = - \frac{\lg X_0}{\lg(1 + E_V)} + \frac{\lg(R_T - R_B) - \lg R_S}{\lg(1 + E_V)}$$

用字母 k 和 b 代替上式中常数，得到方程：

$$C_T = -k \lg X_0 + b$$

(二) 绝对定量

绝对定量的目的是测定未知样品中目标基因的拷贝数量或浓度，需要使用标准品做标准曲线。标准品可以使用已知拷贝数的 DNA 模板作梯度稀释，一般需要至少制备 5 个不同浓度。定量 PCR 系统先测定标准品和未知样品的 C_T 值，然后将标准品的 C_T 值对其起始拷贝数或浓度的对数作图，得出标准曲线，其方程式即为前文中的方程：$C_T = -k \lg X_0 + b$；未知样品根据其 C_T 值通过标准曲线比对，或代入方程中，得出其起始拷贝数或浓度。

(三) 相对定量

相对定量的目的是计算出目标基因相对于另一种基因（参比基因）的高低。将两种基因在同一样本中的含量相比较，一般是求出一种基因相对于另一种基因的百分比就可以了，因此作相对定量不需要标准曲线。参比基因一般选用在细胞内拷贝数固定、表达恒定的看家基因，如 β-actin，GAPDH 等，由于它们在样本中的含量比较恒定，受环境因素影响较小，其他的基因与它们相比较得出相对高低，就容易看出其变化规律。目前相对定量使用最广泛的是 $2^{-\Delta\Delta C_T}$ 方法。

1. $2^{-\Delta\Delta C_T}$ 方法的推导

由前述 PCR 反应指数扩增的公式是：

$$X_n = X_0 \times (1 + E_x)^n$$

式中：X_n 是第 n 个循环时目标基因拷贝数；X_0 是目标基因初始拷贝数；E_x 是目标基因扩增效率；n 是循环数；C_T 代表目标扩增产物达到设定阈值所经历的循环数。

因此：$X_T = X_0 \times (1 + E_x)^{C_{T,X}} = K_X$

式中：X_T 是目标分子达到设定的阈值时的分子数；$C_{T,X}$ 是目标分子扩增达到阈值时的循环数；K_x 是一个常数。

对于内参反应而言，也有同样的公式：

$$R_T = R_0 \times (1 + E_R)^{C_{T,R}} = K_R$$

用 X_T 除以 R_T 得到：

$$\frac{X_T}{R_T} = \frac{X_0 \times (1 + E_x)^{C_{T,X}}}{R_0 \times (1 + E_R)^{C_{T,R}}} = \frac{K_X}{K_R} = K$$

假设目标序列与内参序列扩增效率相同：

$$E_X = E_R = E$$

$$\frac{X_0}{R_0} \times (1 + E_x)^{C_{T,X} - C_{T,R}} = K$$

或：

$$X_N \times (1 + E)^{\Delta C_T} = K$$

式中：X_N 代表经过均一化处理过的初始目标基因的量；ΔC_T 表示目标基因和内参基因 C_T 值的差异（$C_{T,X} - C_{T,R}$）。整理上式得

$$X_N = K \times (1 + E)^{-\Delta C_T}$$

最后用任一样本 q 的 X_N 除以参照标本（calibrator, cb）的 X_N 得到：

$$\frac{X_{N,q}}{X_{N,cb}} = \frac{K \times (1 + E)^{-\Delta C_{T,q}}}{K \times (1 + E)^{-\Delta C_{T,cb}}} = (1 + E)^{-\Delta\Delta C_T}$$

在这里 $-\Delta\Delta C_T = -(\Delta C_{T,q} - \Delta C_{T,cb})$

对于一个少于 150bp 的扩增片断而言，如果 PCR 反应体系内离子浓度、引物序列和浓度都进行了适当的优化，扩增效率接近于 1，上式中的 $1+E$ 也就无限接近 2。因此目标

序列的量通过内参照基因均一化处理之后相对于参照因子而言就是 $2^{-\Delta\Delta C_T}$。

2. $2^{-\Delta\Delta C_T}$ 方法的假设和应用

要使 $2^{-\Delta\Delta C_T}$ 计算方法有效，目标序列和内参序列的扩增效率必须相等。看两个反应是否具有相同的扩增效率的方法是看它们模板浓度梯度稀释后扩增产物 ΔC_T 如何变化。

3. $2^{-\Delta\Delta C_T}$ 内标和参照因子的选择

使用内标基因的目的是为了对加入到反转录反应中的 RNA 进行均一化处理。标准的看家基因一般可被用作内标基因。适合于实时 PCR 反应内标基因包括 GAPDH，β-actin，β_2-microglobulin 以及 rRNA。当然，其他的看家基因也同样能被用作内标。一般推荐在应用某一基因作为内标之前应首先确证该基因的表达不会受实验处理的影响。

$2^{-\Delta\Delta C_T}$ 方法中参照因子的选择决定于基因表达定量实验的类型。最简单的设计就是把未经处理的样品作为参照因子（Calibrator）。经内标基因均一化处理后，通过计算，目标基因表达差异通过经过处理的样本相对于未经处理的样本的倍数来表示。对于未经处理的参照样，$\Delta\Delta C_T = 0$，而 $2^0 = 1$。所以根据定义，未处理样本的倍数变化为 1。而对于那些经过处理的样本，相对于参考因子基因表达的倍数为 $2^{-\Delta\Delta C_T}$。同样的分析也可用于不同时相的基因表达差异，在这种情况下，一般选 0 时刻的样本作为参照因子。

有些情况下，并不是比较不同处理样本基因表达差异。例如，有的是想看某一器官中特定 mRNA 的表达。在这种情况下，参照因子可能是另一器官中该 mRNA 的表达。例如，比较大脑和肾脏总 RNA 中 c-myc 表达的差异，可人为选择大脑为参照因子，通过计算得到肾脏 c-myc 表达量经 GAPDH 校正相对于大脑的表达量的结果。尽管相对定量方法可用于这种组织之间的比较，但结果的生物学解释是相当复杂的。不同种类细胞中目标和参照转录本单一的相对量变化可能在任何特定的组织中都存在。

（四）实时 PCR 数据的统计学分析

实时 PCR 最终分析的是阈值循环或 C_T。

C_T 值通过 PCR 信号的对数值和循环数来确定，因此 C_T 值是一个指数而非线性概念。所以，在任何统计分析中都不要用原始的 C_T 值来表示结果。正如前文中所描述的一样，PCR 相对量通常和内标和参照样本一起计算而很少直接用 C_T 值来表示，除非我们想检验重复样本之间的差别。为此，我们使用 SYBR Green 通过 real-time PCR 来检测相同 cDNA 的 96 个重复反应。所有反应组分在同一管中混好后分装到 96 个管中，进行实时 PCR 分析，得到了每一个样本的 C_T 值。为了比较样品间的差异，计算了 96 个样本的平均值±标准偏差（standard deviation，SD），如果通过原始 C_T 值计算，平均值 ±SD 是 20.00 ± 0.193，CV 为 0.971%。但是如果把原始 C_T 值用 2^{-C_T} 转化成线性形式，平均值±SD 是 $9.08 \times 10^{-7} \pm 1.33 \times 10^{-7}$，CV 为 13.5%。从这个简单的例子我们可以看出，通过原始 C_T 值来反映变化是错误的，应该避免。用 2^{-C_T} 将单个数据转化成线性形式来说明重复样本之间的变化和差异更准确可靠。

（五）结论

实时定量 PCR 实验设计和数据分析可以采用相对定量和绝对定量两种方法，研究人员在设计实时定量 PCR 实验分析基因表达的时候首先要问的一个问题就是：数据最后会以一个什么样的形式得到。如果需要知道绝对的拷贝数，就必须用绝对定量的方法，否则只需要给出基因表达相对量就足够了。相对定量可能比绝对定量要更容易一些，因为它不需要绘制标准曲线。

四、实时荧光定量 PCR 技术的应用

实时荧光定量 PCR 技术是 DNA 定量技术的一次飞跃。运用该项技术，可以对 DNA、RNA 样品进行定量和定性分析。定量分析包括绝对定量分析和相对定量分析。前者可以得到某个样本中基因的拷贝数和浓度；后者可以对不同方式处理的两个样本中的基因表达水平进行比较。除此之外还可以对 PCR 产物或样品进行定性分析。例如，利用熔解曲线分析识别扩增产物和引物二聚体，以区分非特异扩增；利用特异性探针进行基因型分析及SNP 检测等。目前实时荧光 PCR 技术已经被广泛应用于基础科学研究、临床诊断、疾病研究及药物研发等领域。其中最主要的应用集中在以下几个方面：

（1）DNA 或 RNA 的绝对定量分析。包括病原微生物或病毒含量的检测，转基因动植物转基因拷贝数的检测，RNAi 基因失活率的检测等。在临床医学工作中，实时荧光定量PCR 技术用于检测临床样本中的病毒拷贝数已经是一些感染性疾病的确诊金标准。例如，艾滋病时对 HIV 病毒载量的检测，乙型肝炎时对 HBV 病毒载量的检测，均需使用绝对定量法。除此之外，在食品安全领域，需要鉴定食品污染源时，使用绝对定量的实时定量PCR 技术分析检测食源致病菌是迅速而敏感的方法。在农业领域，进行动植物的致病因素分析时，也可以使用实时定量 PCR 技术绝对定量法，往往同时使用多种病原体的特异性引物进行 PCR 反应，经济高效地排查致病源。

（2）基因表达差异分析。广泛应用于各专业的科学研究工作中，例如经过不同处理（如药物处理、物理处理、化学处理等）样本之间比较特定基因的表达差异。比较特定基因在不同时相的表达差异以及 cDNA 芯片中某些基因的表达差异等。在临床相关的研究中，也被用于检测不同人群间、同一个体不同组织间基因的相对表达量差异。

（3）基因分型。例如通过设计运行高分辨率熔解曲线，可以检测出不同样品中同一基因中的单个核苷酸的差异，称为单核苷酸多态性（SNP）检测，同理也可以进行不同样品中同一基因甲基化程度差异性检测等。

（郭　卫）

第二节　MicroRNA

MicroRNA（miRNA）是一类长度约 22 个核苷酸的单链小分子 RNA（single-stranded RNAs，ssRNA），由内源性的发夹状结构的转录子剪切而来，具有非蛋白质编码特性和广泛调节转录后基因表达的作用。

一、概述

1993 年，第一个小 RNA 分子 lin4 的发现揭开了 microRNA 研究的序幕。随着对不同长度的 RNA 分子片断的克隆和测序研究，及高精度、多重核苷酸测序（deep sequencing technologies）技术和生物信息学预测方法的应用，大量的 microRNA 被陆续发现。microRNA 通过影响 mRNA 的稳定性或转录后翻译实现对广泛基因组和转录组的调控，调节各种细胞的生物学功能，包括细胞的发育、分化、增殖、代谢、死亡、转位子的沉默和抗病毒等。

（一）MicroRNA 的起源与加工

1. miRNA 基因及其转录

截至写稿当前，据 miRNA 数据库统计，已发现人类转录子中包含 1881 种 miRNA 前体和 2603 种 miRNA 成熟序列。由于 DNA 复制的特点，绝大部分哺乳动物 miRNA 基因存在同源体。这些同源物在 miRNA 5′末端第 2-7 个序列相同，由于这 6 个核苷酸序列（seed sequence，种子序列）在与靶基因 mRNA 配对中发挥着重要作用，所以以前认为这些同源物是多余的。目前认为，由于 miRNA 的 3′端序列对靶基因配对也有重要作用，且这些姊妹 miRNA 的表达模式不同，具有相同种子序列的 miRNA 家族成员在体内发挥着不同的作用。大约有 50% 的哺乳动物 miRNA 基因所在位点与其他 miRNA 靠近，这些相同基因位点的 miRNA 称为 miRNA 簇（miRNA cluster）。每个 miRNA 簇由同一个多顺反子转录单位（transcipt unit，TU）转录而来。一些 miRNA 基因位于 TU 的非编码区，另一些位于 TU 编码区。TU 非编码区的 miRNA 基因中，位于内含子非编码区的 miRNA 基因约占总 miRNA 的 40%，位于外显子的非编码区的 miRNA 基因约占总 miRNA 的 10%。位于 TU 蛋白编码区的 miRNA 基因通常处于内含子部位，约占所有 miRNA 基因位点的 40%。目前仅发现少量 miRNA 基因位于蛋白编码基因的外显子上（图 6-7）。

绝大部分 miRNA 基因的转录由 RNA 聚合酶 II（RNA polymerase II，Pol II）介导，也有少数含 Alu 重复序列（人基因组中的中等重复序列，以其中有限制性内切酶 Alu 的切点而得名。）的 miRNA 基因由 Pol III 介导转录。一系列 Pol II 相关的转录因子均可调控 miRNA 的转录。

2. pri-miRNA 在核内的剪切

Pol II 介导 miRNA 基因转录，使后者形成约几个 kb 长、具有茎环结构的原 miRNA（pri-miRNA）。pri-miRNA 在其茎环结构的尾部被水解，形成 60～70 bp 的小发夹结构 miRNA，称为 miRNA 前体（pre-miRNA）。这一过程发生在细胞核内，由核内具有 III 型 RNA 酶活性的 Drosha 酶介导。Drosha 需要一个协同因子，DGCR8（DiGeorge syndrome critical region gene 8）蛋白协助（人体内由 DGCR8 协同，果蝇和线虫体内由 Pasha 协同）识别 pri-miRNA。Drosha 与 DGCR8 形成一个约 650 kDa 的蛋白复合物，称为 Microprocessor complex。典型的 pri-miRNA 有一个约 33 bp 的双链区，末端分别是环状结构和单链 RNA 片断。DGCR8 通过识别 pri-miRNA 的双链区和单链片断，协助 Drosha 在双链区下游 11 个

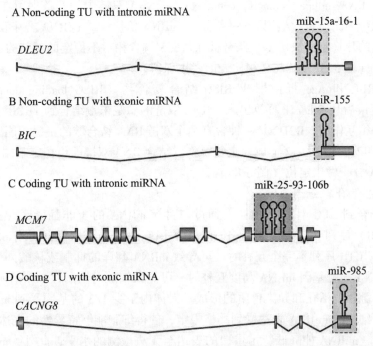

图 6-7 miRNA 基因在基因组上所处的位置示意图

A：miRNA 基因位于非编码转录单位的内含子中。B：miRNA 基因位于非编码转录单位的外显子中。C：miRNA 基因位于编码转录单位的内含子中。D：miRNA 基因位于编码转录单位的外显子中。

碱基处切断 pri-miRNA 的游离单链，形成 pre-miRNA。

3. pre-miRNA 出核

pre-miRNA 形成后，被转运蛋白 Exportin 5（EXP5）转运到细胞浆。EXP5 是核转运受体家族成员。EXP5 与 GTP 偶联的转录因子 Ran 在核内结合后形成 Exportin 5-RanGTP，识别 pre-miRNA 含 3′末端 1-8 nt 单链的大于 14 bp 的双链 RNA 干并与之结合（图 6-8A）。进入胞浆后 GTP 水解，pre-miRNA 被释放。

4. pre-miRNA 在胞浆内的剪切

pre-miRNA 进入胞浆后，末端的环状结构被 Dicer 剪切，形成约 22 nt 的 miRNA 双链复合物。因此，Drosha 识别并剪切形成成熟 miRNA 的一侧末端，Dicer 剪切形成 miRNA 的另外一侧末端。Dicer 也是一类具有 RNase Ⅲ 活性的蛋白，约 200 kDa。Dicer 高度保守，存在于所有真核生物的器官中。Dicer 与双链 RNA（dsRNA）结合蛋白相互作用，后者含有三个 dsRNA 结合域，可与 pre-miRNA 结合。在人体内，Dicer 与两种密切相关的 dsRNA 结合蛋白 TRBP 和 PACT 相互作用。

（二）MicroRNA 的作用机制

1. Argonaute 定位

Dicer 水解形成的 22 nt 的双链 RNA 分子结合到 Argonaute（Ago）蛋白上，形成效应复合物 RISC（RNA induced silencing complex）。miRNA 双链中的一条保留在 Ago 蛋白上，称为 miRNA 指导链或 miRNA；另外一条称为 miRNA 信使链或 miRNA*，随后被降解。两条双链 5′末端的热稳定性决定哪一条链被保留，5′端含相对不稳定的碱基的那一条链通常会被选择保留（如 5′GU 与 5′GC 相比，前者被保留）。

Dicer，TRBP 和 Ago 蛋白形成 RISC 结合复合物（RISC loading complex，RLC）。miRNA 双链解链后从 Dicer 上释放出来，RNA 双链的稳定末端结合到 TRBP 上，另一末端则与 Ago 蛋白相互作用。R2D2 是一种含有两个双链 RNA 结合域的蛋白，能感受热力学稳定性的大小。R2D2 与 Dicer2 形成稳定复合物，结合 RNA 双链的更稳定末端一侧，为 Ago 蛋白结合 RNA 分子做出定位（图 6-8）。

2. miRNA 结合靶基因

miRNA 结合到 RLC 上形成 RISC，通过与目标 mRNA 的 3′非翻译区（3′-untranslated region，3′-UTR）序列互补结合，影响 mRNA 的稳定性或转录后翻译。当 miRNA 与靶基因 mRNA 的 3′-UTR 序列不完全互补时，可导致 mRNA 翻译的抑制或核酸外切酶性 mRNA 降解；而 miRNA 与靶基因 mRNA 高度互补时，可导致核酸内切酶性 mRNA 降解。其他类型的调控包括翻译的活化和异染色质的形成。人体内至少 1/3 的基因受到 microRNA 的直接调控。每个细胞的 miRNA 表达受到严格限定，使得细胞能够特异性的表达所需的蛋白。在某些情况下，miRNA 能降低特定蛋白的表达至无法检测的水平，此外，miRNA 也能依据细胞的发育阶段或所处的环境调控基因表达量。因此，miRNA 具有广泛的调控基因的能力，能整合转录及其他生物学过程，使动、植物细胞的基因调节更为复杂并具有适应性。

（三）MicroRNA 生物合成的调节

表达谱分析表明，绝大部分 miRNA 表达具有细胞发育和组织特异性。miRNA 水平的精确调控对于哺乳动物正常细胞非常关键，其失调通常导致包括肿瘤在内的疾病的产生。

1. 转录水平的调控

miRNA 基因转录水平的调控是调节相应组织特异性和发育阶段特异性 miRNA 含量的主要方式。miRNA 基因启动子区域与蛋白编码基因相似，存在 CpG 岛，TATA 盒序列，组氨酸修饰的启动元件等的存在表明这些 miRNA 基因受到各种转录因子、增强子、沉默子或染色体修饰的调控。

很多转录因子可正性或负性调控组织特异性和发育阶段特异性 miRNA 基因的转录（图 6-9A），如 MYC 和 MYCN 都能促进淋巴细胞 miR-17-92 原癌基因簇及神经细胞瘤 miR-9 的表达，同时抑制肿瘤相关 miR-15a 的表达。P53 促进 miR-34 和 miR-107 家族的表达，促进细胞周期静止和凋亡。RE1 沉默转录因子（RE1 silencing transcription factor，REST）招组氨酸去乙酰化酶和甲基化 CpG 结合蛋白（methyl CpG binding protein）MeCP2 到 miR-124 基因启动子区，阻止其在神经元前体细胞和非神经元细胞中的转录。miR-148a，miR-34b/c，miR-9，let-7 的转录依赖于其基因启动子区的甲基化状态，受到 DNA 甲级转移酶 DNMT1 和 DNMT3b 的调节。

miRNA 也在转录因子调控网络中发挥作用，能驱动或抑制 miRNA 的表达。一些

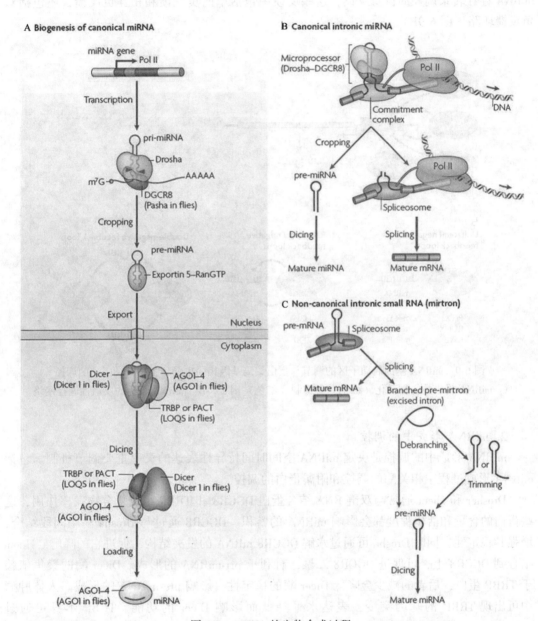

图 6-8　miRNA 的生物合成过程

A：经典的 miRNA 的基因由 RNA 聚合酶 II（Pol II）转录生成 pri-miRNA，在 DGCR8 介导下由 Drosher 酶切去末端形成约 65 nt 的 pre-miRNA。pre-miRNA 的 3′末端有 2 nt 的单链结构，被 EXP5 识别后转运 pre-miRNA 出胞。出胞后，Dicer 酶立即对其进行二次剪切形成 miRNA 双链。Dicer，TRBP，AGO1-4 形成复合物，协助 RSIC 的形成。B：经典的内含子 miRNA 与 mRNA 共同转录，内含子被剪接复合物识别后与 Drosher-DGCR8 复合物偶联，水解形成 pre-miRNA，进入 miRNA 合成通路。水解后剩余部分形成剪接体，最终产生 mRNA。C：非经典内含子 miRNA 的产生包括剪接内含子和去除分支两个过程，一些含 miRNA 的内含子（mirtron）末梢会有多余序列，需进一步修剪形成 pre-miRNA。

miRNA 存在转录调控的自身反馈，这些反馈中包括单向负反馈和相互负反馈，还包括双负反馈环路（图 6-9B）。

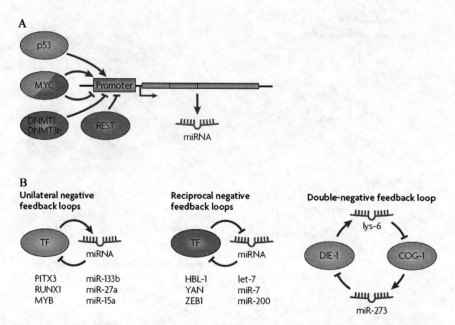

图 6-9 miRNA 基因启动子区的调节与蛋白编码基因相同也受到各种转录因子的调控

A：miRNA 转录的各种活化（绿色）和抑制（红色）因子。B：miRNA 表达的反馈性调控网络。

2. miRNA 形成中的调控

miRNA 形成中的调控是决定 miRNA 空间时间特异性表达的又一重要调节机制。包括 miRNA 形成过程中相关酶的调控和附属蛋白的调控。

Drosher 和 Dicer 通常与双链 RNA 结合蛋白 DGCR8 和 TRBP 组成复合物发挥作用，这些蛋白的含量和活化程度都会影响 miRNA 的蓄积。DGCR8 通过与 Drosha 酶中间段结合，增强其稳定性，同时 Drosha 可通过水解 DGCR8 mRNA 的发夹结构，促进它的降解。Heom 结合到 DGCR8 上，可促进 DGCR8 二聚，有利于 pri-miRNA 的形成。Dicer 酶的聚集依赖于 TRBP 蛋白，后者的减少会降低 Dicer 酶的稳定性，影响 pre-miRNA 的形成。人体肿瘤中可出现 TRBP 的基因突变，表达水平降低而影响 Dicer 的功能。TRBP 本身可通过 MAPK/ERK（mitogen-activated protein kinase，丝裂原活化蛋白激酶 MAPK；extracellular regulated kinase，细胞外调控蛋白激酶 ERK）催化的丝氨酸磷酸化而增强稳定性。

除 DGCR8 和 TRBP 外，其他与 Drosher，Dicer 或 miRNA 前体相互作用的蛋白也调节 miRNA 的形成。如 LIN28 蛋白可从多个方面影响 let-7 的形成。LIN28 结合到 pri-let-7 的环状结构末端，影响 Drosha 酶对其的水解；LIN28 招募 TUT4 末端的多聚尿苷酸（poly U）聚合酶，诱导 pre-let-7 的 3′末端多聚尿苷酸化，抑制 Dicer 酶发挥作用，并促进 pre-let-7 降解。LIN28 的抑制作用具有高度特异性，仅影响 let-7 家族。LIN28-let-7 调节系统高度保守，在维持胚胎干细胞的多能分化潜能中发挥重要作用。P68 和 P72 解链酶是 Drosha 复合物的成员之一，影响 1/3 鼠类 pri-miRNA 的形成。转化生长因子（transforming growth factor-β，TGF-β）和骨生发蛋白（bone morphogenetic protein，BMP）信号级联产物 SMAD 蛋白，不仅在转录水平调节基因表达，而且调节 Drosha 酶介导的 miRNA 形成。SMAD 与 Drosha，P68 形成复合物影响 pri-miR-21 的形成。TGF-β 和 BMP4 促进 miR-21 的形成，促进血管平滑肌细胞分化为具有收缩能力的平滑肌细胞。

3. miRNA 功能单位的调节

在 miRNA 形成 RISC 的过程中，RISC 的两个核心蛋白 AGO 和 GW182 受到许多蛋白的调节，最终影响 miRNA 的形成。如分子伴侣热休克蛋白 HSP90 可增强 AGO2 的稳定性，TRIM71 促进 AGO2 泛素化而降解，导致 RISC 的形成。应激反应发生时，MAPK/p38 激酶信号通路的活化导致 AGO2 蛋 387 位丝氨酸的磷酸化，后者促进 AGO2 募集到 RISC 形成小体（Processing body，P body）上。GW182 蛋白可抑制 RISC 的功能，它有三种同源物，包括 TNRC6A，TNRC6B 和 TNRC6C。GW182 的调控机制还不清楚，可能也存在泛素化过程。

RISC 对目标 mRNA 的抑制效应可受到 RNA 结合蛋白（RNA binding protein，RBP）的影响。一些 RBP 可阻碍（DND1，HuR，APOREC3G）或促进（FMRP，PUF，HuR）miRNA 介导的沉默效应（图 6-10）。在 Huh7 细胞中，HuR 在应激状态下从核内转移到胞浆中，结合到 CAT-1 mRNA 的 3'-UTR 上，阻碍了 miR-122 对 CAT-1 的抑制作用。mRNA 从 RISC 形成小体上释放出来，募集到核糖体上，引起转录的活化。DND1 结合到 miR-430 在 NANOS1 和 TDRD7 mRNA 的结合位点上，从而拮抗 miR-430 对 NANOS1 和 TDRD7 mRNA 的抑制作用。而 RUF 蛋白则表现出与 RISC 的协同作用。RUF 增强 let-7 对靶基因的抑制作用，HuR 也可增强 let-7 对 MYC mRNA 翻译的抑制作用。

4. 亚细胞定位

蛋白质适当的亚细胞定位是其发挥功能所必需的。多泡小体（multivesicular body，MVB）可促进 miRNA 的抑制功能。多泡小体的腔膜面聚集泡状结构，能将 RISC 降解产物运输到溶酶体或细胞外。miRNA 介导的沉默效应被认为在胞浆发生，然而一些细胞核内也发现了 miRNA 和 AGO。人 GW182 蛋白和 TNRC6B 在胞浆和核内循环出现。目前还不清楚 RISC 成分的穿梭对于其功能发挥有无重要作用，在植物中已发现 miRNA 核内也可发挥转录抑制效应（图 6-10）。

5. miRNA 降解的调节

miRNA 降解过程目前还不完全清楚。通常认为 miRNA 是一类高度稳定的分子，用 RNA 聚合酶 II 抑制剂或去除 miRNA 形成的酶后，细胞内 miRNA 半衰期长达数十小时甚至几天。然而这种长半衰期与其对发育的精确调控功能并不相符。miR-29b 在细胞对数生长期的半衰期比细胞静止在有丝分裂期长。这种降解的加速与 miR-29b 的 3'末端序列有关。与大部分 miRNA 不同，miR-29b 主要位于核内，这种定位由 3'末端序列修饰有关。在成熟 miRNA 的 3'末端序列加上腺苷或尿苷会改变 miRNA 的稳定性（图 6-11），高精度、多重核苷酸测序表明 miRNA 存在大量的类似修饰。在肝脏细胞内，miR-122 的 3'末端序列在 GLD-2-多聚腺苷聚合酶的催化作用下加上单个腺苷可抑制 miR-122 的降解。miR-26a 的 3'末端序列在核苷酸转移酶 Zcchc11 的作用下加上尿苷后促进 miR-26a 的降解。

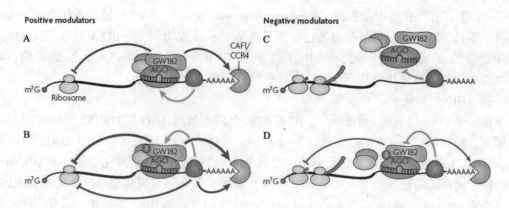

图 6-10 RBP 与 RISC 在靶基因 mRNA 的 3′-UTR 区相互作用

A：RBP 促进（绿色）RISC 复合物与 mRNA 结合，增强其抑制作用。B：RBP 增强 RISC 的抑制作用也可通过促进 RISC 下游效应进行，如抑制核糖体与 mRNA 启动子结合或促进 mRNA 3′末端去腺苷化，这一过程可能通过对 RISC 复合物蛋白的转录后修饰（绿色问号）进行。C：RBP 抑制（红色）RISC 的作用可通过阻碍 RISC 与 mRNA 结合或将 RISC 从 mRNA 上去除。D：RBP 也可以影响 RISC 与效应器的相互作用而抑制 RISC 的功能。

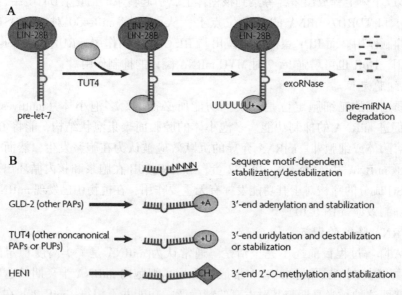

图 6-11 在 pre-miRNA 或成熟 miRNA 的 3′末端修饰可影响 miRNA 的稳定

二、microRNA 的研究方法和技术

microRNA 的研究是基础和生物医学中发展迅速的一个研究领域，采用了很多新的研究技术。但由于 microRNA 分子较小，相关实验通常需要在现有的分子生物学研究技术上

改良或采用特殊的研究方法进行。目前对 microRNA 的实验研究主要从生物信息学（bioinformatics）和分子生物学两个方面进行。

（一）　生物信息学分析方法

1. microRNA 序列信息的获取

多种方法可用于获取目标 microRNA 基因的详细信息。当前最常用的是由英国著名的生物研究机构 Wellcome Trust Sanger 中心建立的 microRNA 信息综合网站：microRNA Data Base（http：//microrna. sanger. ac. uk），也称为 miR Base。

2. microRNA 新基因的预测及注册

生物信息学预测的基本原理是，首先利用已知的 microRNA 前体序列对目标物种的全基因组正反链序列进行同源性扫描，这会获得大量同源性由高到低的候选基因序列，然后通过各种 RNA 二级结构分析及预测软件对这些基因序列进行结合动力学分析作进一步筛选。其最终结果仍需通过 Northern Blotting 等实验方法进行验证才能提交注册。目前，研究者多使用如下软件和网络资源对候选 microRNA 基因序列进行二级结构分析和新序列筛选：

MirScan（http：//genes. mit. edu/mirscan/）

RNAfold Vienna RNA Package（http：//www. tbi. univie. ac. at/~ivo/RNA/）

The DINA MeltServer（http：//www. bioinfo. rpi. edu/applications/hybrid/quikfold. php）

Mfold-3. 2（http：//www. bioinfo. rpi. edu/%7Ezukerm/export/）

3. microRNA 簇分析

microRNA 簇分析技术即目的基因与相邻 microRNA 基因关系分析。韩国首尔大学建立了一个 microRNA 基因成簇分析的在线服务器 ProMiR（http：//cbit. snu. ac. kr/~ProMiR2/index. php），它可以分析预测目的 microRNA 基因附近的新 microRNA 基因并可搜寻目标序列是否含有成簇 microRNA 基因，是一种快速、方便的 microRNA 基因簇在线分析工具。

4. microRNA 基因的转录调控分析

完整的 microRNA 基因或 microRNA 基因簇必然具有非蛋白编码基因的常规特征，至少应具有相应的启动子和调控因子，故而在目的 microRNA 的功能研究前对其基因组序列进行详细的转录特征分析是很有必要的。目前，主要采用启动子和转录因子结合位点分析软件对 microRNA 基因或 microRNA 基因簇进行转录特征分析。此外，因 microRNA 基因簇是作为一个多顺反子被共同转录的，故成簇分布的 microRNA 间不应含有通用的 RNA 聚合酶Ⅱ启动子。常用下列启动子分析软件对 microRNA 基因进行 RNA 聚合酶Ⅱ启动子分析：

Promoter2. 0（http：//www. cbs. dtu. dk/services/Promoter/）

Promoter Scan（http：//thr. cit. nih. gov/molbio/proscan）

Neural Network Promoter Prediction（http：//www. fruitfly. org/seq_ tools/promoter. html）

真核生物转录因子结合位点分析通常在 BIOBASE 生物数据库进行，常用下列软件搜索 TRANSFAC 转录因子数据库以预测目的基因序列的转录因子结合位点：

BIOBASE 生物数据库（http：//www. gene-regulation. de/）

TRANSFAC 转录因子数据库

（http：//www. gene-regulation. com/cgi-bin/pub/database/transfac/search. cgi）

转录因子结合位点预测数据库：

Patch（http：//www. gene-regulation. com/cgi-bin/pub/programs/patch/bin/patch. cgi）

P-MATCH1. 0 （http：//www. gene-regulation. com/cgi-bin/pub/programs/pmatch/bin/p-match. cgi）

AliBaba2（http：//wwwiti. cs. uni － magdeburg. de/～grabe/alibaba2/）

5. microRNA 的种系发育分析

对目的 microRNA 基因进行种系发育分析不但可以观测 microRNA 基因在物种进化过程中的序列演化和基因变迁，还可以帮助我们更好地理解 microRNA 家族成员间的亲缘关系，甚至有时还可以发现新的 microRNA 基因。总的来说包括以下步骤：

（1）目的 microRNA 基因在多个物种或同一物种内的序列数据采集，主要在"microRNA Base"和"Ensemble"网站进行。

（2）目的 microRNA 基因在物种间或种内的保守性分析，常用的多序列比较软件，如本地化软件 ClustalW，ClustalX，和 Genedoc，在线软件 Wu-blast 等均可执行该项工作，使用 RNAfold 对候选 microRNA 基因 RNA 二级结构稳定性分析。

（3）通过 Phylip，Cluster 和 Treeview 或其他软件绘制目的基因的进化树。

（4）对目的 microRNA 基因的物种进化史分析。

因 miR Base 网站提供了已知所有物种 microRNA 的成熟和前体序列下载，故可直接从该网站获取目的 microRNA 的前体序列用作保守分析。如需扩大目的 microRNA 或 microRNA 家族种系发育分析的数据库，可采取比较基因组学的方法探测各个物种中潜在的 microRNA 基因，即使用 MirScan 或 miRseeker 搜索目标物种全基因组，然后利用 RNAfold 分析候选 microRNA 基因二级结构的稳定性即可发现具有目标 microRNA 家族新成员可能性基因序列，该过程也是 microRNA 新序列的发现方法之一。

6. miRNA 靶基因的鉴定

由于 microRNA 可通过完全或不完全互补的方式特异性识别靶基因 mRNA，仅通过生物信息需序列比对很难确定它们的靶基因。目前公认的几个 miRNA 靶基因预测网站包括：

（1）miRanda（http：//www. microrna. org/microrna/home. do））

（2）PicTar（http：//pictar. mdc-berlin. de/cgi-bin/PicTar_ vertebrate. cgi）

（3）TargetScan（http：//www. targetscan. org/）

（4）MicroCosm（http：//www. ebi. ac. uk/enright-srv/microcosm/cgi-bin/targets/v5/search. pl）

（5）PITA（http：//genie. weizmann. ac. il/pubs/mir07/mir07_ prediction. html）

这些在线工具的预测基于序列比对原理进行。通常采用 miRNA 的种子序列（seed sequence）与备选 mRNA 的 3′-UTR 保守序列进行比对。生物信息学预测可迅速找出大量靶基因，但最终仍需要分子生物学方法进行最后鉴定。

（二）　MicroRNA 的分子生物学研究方法

1. miRNA 的检测方法

（1）新 miRNA 基因的克隆。

现在常用的直接克隆方法源自 Thomas Tuschl 针对 siRNAs 的克隆方法，多个实验小组经过改善后用于 miRNAs 克隆表达研究。miRNAs 克隆所依赖的结构特征是其特异的 5′端磷酸基团与 3′末端羟基基团，以 T4 RNA 连接酶在分子末端加上连接子，此后利用 RT-PCR 方法扩增获得目的片段，克隆到合适的载体，测序验证。miRNA 克隆过程中，总 RNA 分离、富集，根据分子量用 PAGE 纯化，获得小分子 RNA 以及分子末端一系列修饰反应是不可或缺的。所得到小分子 RNA 需要生物信息学方法与分子生物学方法确认，进而注册到 miRNA 数据库，获得标准编号及名称。克隆研究不仅可以获得新的 miRNA 基因，而且可以提供精确的表达信息。

（2）PAGE/Northern blotting。

miRNA 分子量小，用常规的琼脂糖凝胶难以有效分离，通常选择非变性的聚丙烯酰胺凝胶（约 15% 的 PAGE 胶）电泳分离 RNA 样品，转膜后用^{32}P 标记的特异性较高的 miRNA 的互补序列 LNA（locked nucleic acid）探针检测目的 RNA 基因的信号强度。PAGE/Northern blotting 与常规核酸杂交技术原理相同，均是根据碱基互补原理，设计特异探针，与膜杂交，经放射自显影后分析杂交信号。尽管 Northern blotting 分析 miRNA 并不十分敏感，但它仍有利于在单一实验中同时检测 pre-miRNA 和 miRNA，并可显示量效关系，在验证芯片结果及降低其可能的假阳性方面起着至关重要的作用。因此，该方法是目前 miRNA 表达研究的重要技术。

（3）实时定量 PCR。

实时定量 PCR（real-time PCR）技术常用于检测成熟的 miRNA 分子的含量。由于 miRNA 的 3′末端没有多聚 A 尾（poly A tail），因此需要在 cDNA 合成时对序列进行修饰，在逆转录引物上增加茎环结构。cDNA 合成后，可以采用 Taqman 探针或 SYBR Green 荧光染料进行实时定量 PCR 分析（图 6-12）。这种分析方法快速、敏感且简单易行，但仅用于分析成熟 miRNA，不能分析 pre-miRNA。

（4）表达谱分析。

目前有三种分析 miRNA 表达谱的方法，包括杂交、RT-PCR 和测序。

Microarray 即基于杂交技术，将已知 miRNA 的互补序列 LNA 探针以微阵列的形式锚定在生物芯片上，与其"配体"分子反应，反应结果用核素、荧光、化学发光或酶标法显示，再通过计算机软件分析，综合成可读总信息，实现对 miRNA 表达谱的高通量筛选或检测，其缺点在于只能检测已知 miRNA。

384 孔 RT-PCR 也能实现对 miRNA 表达谱的分析，称为 PCR array。其方法是将 miRNA 逆转录引物锚定在 384 孔板内，将待测模板与含有 SYBR Green 的 RT-PCR 反应体系混合后分装到孔板内上机检测分析，可快速分析 miRNA 表达谱。

miRNA 表达谱也可通过 miRNA 的克隆测序分析获得（图 6-13）。这一方法的原理是高拷贝数的 miRNA 测序的频率高于低拷贝数 miRNA，因此每一个 miRNA 的测序次数可转

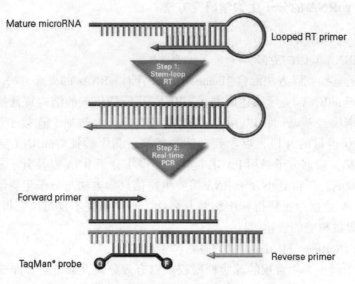

图 6-12 miRNA 的逆转录和 real time PCR 扩增原理

miRNA 的逆转录引物针对特异性成熟 miRNA 序列设计，逆转录过程中在 miRNA 上增加茎环结构。

化为其表达谱。微量测序仪（capillary sequencer）可用于表达谱分析，但更常用的是第二代测序技术（next generation sequencing）。唯一的问题是目前还没有一个像 mRNA 内 GAPDH 或 β-actin 那样公认的广泛存在的内参 miRNA，因此测序分析的表达谱通常以比例出现（某一 miRNA 拷贝数占所有 miRNA 拷贝数的百分比）。

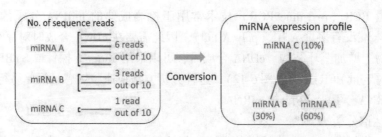

图 6-13 测序法分析 miRNA 表达谱的分析原理

（5）原位杂交。

原位杂交也可用于测定 miRNA。传统的检测 mRNA 的原位杂交探针由 RNA 聚合酶合成，标记物（放射性核素和生物素、地高辛等非放射性物质）参入合成的 RNA 内，而测定 miRNA 的探针则在脱氧核糖核酸转移酶的作用下，在 3′末端将地高辛等标记到 miRNA 的互补序列 LNA 上作为检测的分子探针。尽管原位杂交可检测细胞或组织 miRNA 的水平，但其敏感度相对较低。如果用原位杂交检测 pri-miRNA 或 pre-miRNA，则可以用普通 mRNA 分子探针。

（6）Sensor 分析法。

Sensor 分析法能够克服原位杂交的低敏感性，其原理基于 miRNA 和靶基因 mRNA 完全互补会导致靶基因水解（图6-14）。这一方法用表达报告基因 GFP 或 LacZ 的转基因小鼠进行。GFP 或 LacZ 的 3'UTR 序列内置换为 CMV 或 CAG 启动子，其 3'-UTR 区与目的 miRNA 完全互补。这一报告基因在转基因小鼠的所有组织内表达，在表达目的 miRNA 的组织内缺失。因此，未检测到报告基因的细胞表明有目的 miRNA 表达。

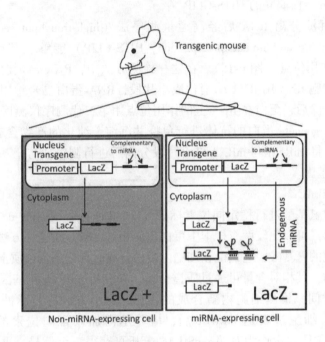

图 6-14　Sensor 分析法

用表达 LacZ 的转基因小鼠作为报告基因，其 3′末端含有与目的 miRNA 完全互补的序列，不含目的 miRNA 的细胞可检测到 LacZ 活性，用 X-gal 染色时细胞呈蓝色；含有目的 miRNA 的细胞 LacZ mRNA 序列被降解，用 X-gal 染色时细胞呈白色。

2. miRNA 靶基因的检测方法

（1）生物信息学方法。

由于 microRNA 可通过完全或不完全互补的方式特异性识别靶基因 mRNA，仅通过生物信息需序列比对很难确定它们的靶基因。目前常用 MiRanda，TargetScan，PicTar，MicroCosm 和 PITA 等在线软件进行靶基因分析，这些软件计算方法各有优缺点，结合使用可降低靶基因分析时的误差。

（2）Microarray。

miRNA 的主要功能是降低靶基因 mRNA 的稳定性，因此细胞过表达 miRNA 后细胞靶基因 mRNA 水平会降低。Microarray 分析比较过表达和对照组细胞内总 mRNA 的表达谱可检测 miRNA 的靶基因。但这一方法的检测结果仍需分子生物学方法验证。

（3）荧光素酶分析（luciferase assay）。

荧光素酶分析是验证 miRNA 靶基因最常用的生物化学分析方法。这一方法采用荧光素酶作为报告基因，检测 miRNA 对靶基因的 mRNA 翻译的抑制或降解，但不能区别这两个过程。将生物信息学分析获得的预测靶基因的 3′-UTR 序列部分或完全克隆到质粒中荧光素酶基因的 3′-UTR 区。检测与对照组相比，过表达 miRNA 后荧光素酶的表达水平是否降低。在这一检测方法中也可用 miRNA 拮抗剂（antagonist），观察是否出现荧光素酶表达水平的升高。

（4）Argonaute 蛋白偶联的 HITS-CLIP。

交联免疫共沉淀分离 RNA 后经高通量测序法（high-troughput sequencing of RNAs isolated by cross-linking and immunoprecipitation，HITS-CLIP）能够全基因范围分析在体 RNA 蛋白质相互作用位点（图 6-15）。在这一检测方法中，RNA 与蛋白质结合后用紫外光照射交联，全细胞 RNA 用 RNA 酶消化成小片段，RNA-蛋白复合物用免疫共沉淀的方法纯化。将蛋白去除后，蛋白在 RNA 上的作用位点用第二代测序仪测序。在研究 miRNA 靶基因时，用抗 Argonaute 蛋白的抗体进行免疫共沉淀，纯化的产物含有 miRNA 和目的 mRNA 结合片段，将 miRNA 与 mRNA 结合片段分离后进行测序，与靶基因数据库进行比对确定 miRNA 靶基因。

（5）Pulsed SILAC。

培养的细胞对氨基酸进行稳定同位素标记（stable isotope labeling using amino acids in cell culture，SILAC）可以比较两个样本中蛋白质的相对含量。在这一方法中，细胞培养液中含有放射物标记的氨基酸，它们能在细胞内蛋白合成时标记到蛋白质上。标记和未标记的蛋白形成混合物，其相对含量可通过质谱分析。在分析 miRNA 靶基因时，同位素仅加入培养基中较短时间，检测细胞内新合成的蛋白，这个方法称为脉冲式 SILAC（pulse SILAC，pSILAC）。细胞过表达 miRNA 后，培养基内加入含同位素的培养基（heavy medium），以非相关同位素作为对照，pSILAC 分析可获得三个信号，重度，中度和轻度（未标记蛋白）信号。中度同位素信号蛋白的出现是由于 miRNA 对靶基因蛋白合成的抑制作用产生。通过分析重度和中度同位素信号的比例分析 miRNA 的靶基因。

3. miRNA 获得性和缺失性功能研究

（1）获得性功能研究。

通过构建 CMV 或 CAG 质粒，在细胞内过表达 pri-miRNA 或 pre-miRNA 序列，可进行 miRNA 获得性功能研究。也可采用病毒质粒进行转染。直接转染 pre-miRNA（miRNA precursor）或双链 miRNA 拟似物（miRNA mimics）到细胞中实现 miRNA 的瞬时过表达。

（2）缺失性功能研究。

基因敲除小鼠广泛用于基因功能的研究，据此已有多种相似技术用于 microRNA 调控研究。Dicer 是 miRNA 成熟过程中必需的加工酶，条件性敲除 miRNA 加工因子 Dicer，可得到所有成熟 miRNA 的缺失体。实验研究表明，miRNA 在生命体活动中发挥重要功能，但是所提供的仅是所有 miRNA 共同作用的结果，而单个 miRNA 发挥什么作用仍无从可知。由此引申出在 Dicer 缺失的情况下，获得全部 miRNA 的缺失体后，再单独过表达某一特异的 miRNA、miRNA 家族或 miRNA 基因簇，进而可以直接用于其功能研究。miRNA 通过与其靶基因的调控序列互相作用，在转录后水平调控靶基因的表达，并以此方式参与生物体多种生理、病理过程。据此可选择突变调控位点来阻断 microRNA 与其靶基因之间相

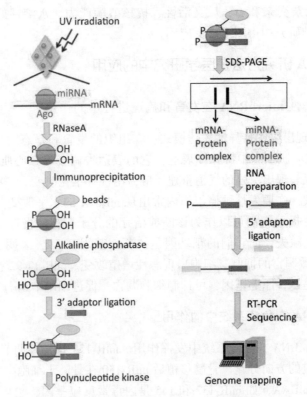

图 6-15　交联免疫共沉淀分离 RNA 后高通量测序法（HITS-CLIP）流程图

互作用，达到抑制调控作用的目的。单个 miRNA 的基因敲除小鼠已成功用于 miRNA 功能研究，为详细阐述 miRNA 的功能提供了有力的实验工具。

多个实验室及生物公司开发出针对单一 miRNA 表达抑制的分子，这些寡核苷酸分子与特异 miRNA 序列互补，经多种方法加以修饰，以稳定其在细胞水平或体内水平的活性。这些分子对特异 miRNA 的表达抑制是不可逆的，可有效完成单个 miRNA 分子某些功能研究。现举例如下：

① Antagomirs。

Antagomirs 是经过胆固醇共价修饰的寡核苷酸分子，与特异 miRNA 序列互补，可有效抑制其表达。

② ASOs（antisense oligonucleotides）。

ASOs 是另外一种体内特异抑制目的 microRNA 表达的单链 RNA 分子，该分子保存完整的磷酸基团，且有 2′-O-甲基化修饰，以达到体内稳定性增强的目的。2′-O-甲基化修饰的寡核苷酸对特异 miRNA 的功能抑制是不可逆转的，体外及体内水平均表现出阻断 miRNA 对靶基因 mRNA 的影响，这种抑制作用是通过特异针对 RISC 的引导小分子 RNA 完成的。

③ LNA-microRNA 与 Ambion Anti-miRTM microRNA 抑制剂。

锁定核酸（LNA）是一种新型的寡核酸衍生物，LNA 作为一种新的反义核酸，具有与 DNA/RNA 强大的杂交亲和力、反义活性、抗核酸酶能力、水溶性好及体内无毒等优点，因此目前在基础研究中得到了广泛应用。

三、MicroRNA 研究方法在医学研究中的应用

（一）组织特异性 microRNA 在发育和病理进程中的作用

很多 miRNA 表现出组织特异性表达模式，在组织的发育和稳态的维持中发挥着重要作用。如 miR-1-2 在心肌细胞中特异性表达，它的表达失调会导致心肌发育的严重失常。缺乏 miR-155 的小鼠表现出更强的气道重建反应，出现纤维化改变。一些 miRNA 与肿瘤、病毒感染等疾病相关。在原发性肿瘤组织内常出现 miRNA 的水平改变。miRNA 在各种肿瘤中表达模式的改变提示它们可以作为诊断或治疗的分子靶标。慢性淋巴细胞白血病中 miR-15a 和 miR-16-1 缺失，而它们的靶基因是抗凋亡基因 Bcl-2，表明 B 细胞内 miR-15a 和 miR-16-1 缺失导致凋亡的抑制，细胞出现恶性增殖改变。miR-17-92 在 B 细胞白血病中表达上调，被认为是一种原癌基因，可抑制细胞凋亡，促进细胞增殖。

（二）MicroRNA 在免疫系统中的作用

大量证据表明 miRNA 在免疫系统中发挥作用。miR-155 特异性调节 Th 细胞向产生依赖 T 细胞的抗体反应的方向分化。骨髓移植后 miR-150 在骨髓干细胞中表达上升，影响 B 细胞的成熟。一些 miRNA，如 miR-132 和 155 是内毒素反应基因，也可被细胞因子诱导。miR-146a 受到 NF-kB 调节。miR-146 下调 Toll 样受体和细胞因子信号反应。miR-146 在 T-reg 细胞的发育和活化中发挥作用，对自身免疫性疾病的进程有重要影响。

（三）MicroRNA 与生物靶向治疗

针对 miRNA 在肿瘤中表现出的原癌基因（oncomiR）或抗肿瘤基因特性，补充抗肿瘤 miRNA 或拮抗 oncomiR 可能会成为肿瘤治疗的新手段。miR-1 和 miR-133 属于同一转录单位，在小鼠模型和人体心肌肥大时表达水平降低。在体给予 miR-133 的拮抗剂（agomiR-133）可导致显著的心肌肥大改变，表明 miR-133 具有成为心肌肥大的治疗药物的潜力。

（王　媛）

第三节　RNAi 技术

一、概述

RNA、DNA、蛋白质一起构成生命的基本框架，是生物体最重要的物质基础。RNA 从 DNA 那儿获得自己的遗传信息，然后将其遗传信息传递给蛋白质。但长久以来，人们

认为遗传信息由 DNA 决定，功能则通过蛋白质来行使，而 RNA 只是起传递作用，它的功能研究也一直被忽略。然而，随着科学技术的发展，随着科学研究的深入，一系列发现表明，这些小角色 RNA 分子事实上操纵着许多细胞功能。它可通过互补序列的结合反作用于 DNA，从而关闭或开启基因的表达。甚至某些小分子 RNA 可以通过调节基因的开关来调控细胞的发育时钟。1990 年 Richard Jorgensen 在研究改变色素的转基因矮牵牛花时意外发现，将编码紫花色素的多拷贝基因置于一个强启动子后，导入矮脚牵牛中，并没有产生预期的深紫色花，相反却产生了白花和白紫杂色的矮牵牛花。Jorgensen 将将这种现象命名为协同抑制 "cosuppression"，因为导入的基因和其相似的内源基因同时都被抑制。随后，Romano 和 Macino 在脉孢菌属（Neurospora crassa）中发现了相似现象，即导入类胡萝卜素基因后引起被转化细胞中大约 30% 脉孢菌基因失活，当时将这种现象命名为基因表达的阻抑作用（quelling）。随后在 1995 年，康奈尔大学的 Su Guo 博士在试图阻断秀丽新小杆线虫（C. elegans）中的 par-1 基因表达时，发现利用反义 RNA 技术能特异性地阻断该基因的表达，而同时在对照实验中给线虫注射正义 RNA（sense RNA）以期观察到基因表达的增强。但得到的结果是二者都同样地切断了 par-1 基因的表达途径。这是与传统上对反义 RNA 技术的解释正好相反的。该研究小组一直没能给这个意外的现象合理解释。直到 1998 年 2 月，华盛顿卡耐基研究院的 Andrew Fire 和马萨诸塞大学医学院的 Craig Mello 才首次揭开这个悬疑之谜。他们发现，将体外转录得到的双链 RNA 纯化后注射线虫，能够高效特异性阻断相应基因的表达，而经过纯化的单链 RNA 却正好相反，其抑制效应变得十分微弱。且通过实验证明，Su Guo 博士遇到的正义 RNA 抑制基因表达的现象，以及过去的反义 RNA 技术对基因表达的阻断，都是由于体外转录所得 RNA 中污染了微量双链 RNA 而引起。该小组将这一现象称为 RNA 干扰（RNA interference，RNAi）。这一发现于 1998 年 2 月 19 日发表在 Nature 杂志上。而在 2006 年两人也因此分享当年的诺贝尔生理医学奖。在随后的短短一年中，RNAi 现象被广泛地发现于真菌、拟南芥、水螅、涡虫、锥虫、斑马鱼等大多数真核生物中。

在线虫中的研究发现 RNAi 过程中的第一步是序列特异的效应分子（siRNA）的产生，此效应分子存在的第一个证据可能是在植物 PTGS（post-transcription gene silence 转录后基因沉默）过程中发现的 21～25 nt 的 RNA 分子。用果蝇胚胎提取物进行体外 RNAi 反应，其中的 dsRNA（double-strand RNA 双链 RNA）被切割成 ~22nt 的 siRNA；而导入化学合成的 21～23nt 的 siRNA 也同样促进同源 mRNA 的降解。之后在注射 dsRNA 的果蝇胚胎和线虫中，以及转染了 dsRNA 的果蝇 S2 细胞中均发现了小 RNA 产物。2001 年，Emily 等人在果蝇中确定了降解 dsRNA 的关键酶，并命名为 Dicer，此酶属于 RNaseIII 家族，并在进化上保守。之后，Wianny 等在小鼠胚胎中，Svoboda 等在小鼠的卵母细胞中完成 RNAi 的实验，Elbashir 等在哺乳动物细胞中用 siRNA 诱导产生了特异性的 RNAi，RNAi 技术迅速扩展到哺乳动物领域。

事实上，RNA 干预或干涉（RNA interference，RNAi）是指双链 RNA 对基因表达的阻断作用。双链 RNA 经酶切后会形成很多小片段，称为 siRNA，这些小片段一旦与信使 RNA（mRNA）中的同源序列互补结合，会导致 mRNA 失去功能，即不能翻译产生蛋白质，也就是使基因"沉默"了。一些小的双链 RNA 可以高效、特异地阻断体内特定基因表达，促使 mRNA 降解，诱使细胞表现出特定基因缺失的表型。它也是机体抵御外在感染的一种重要保护机制。随着研究的不断深入，RNAi 机制逐步阐明，且成为功能基因组研究领域中的有力工具，RNAi 也越来越为人们所重视。由于可以作为一种简单、有效的代替基因敲除的遗传工具，可以毫不夸张地说，RNAi 正在功能基因组学领域掀起一场真正的革命，并将彻底改变这个领域的研究步伐，为此也被 Science 评为 2001 年最重要的成果之一。

二、RNAi 的机制

目前，我们对 RNAi 机制的理解主要是来自线虫与植物的遗传学分析和果蝇提取物的生化研究。尤其是后者，Carther 和 Sharp 等人建立的体外 RNAi 模型为阐明 RNAi 的机制提供了便利的工具。随着研究的不断深入，关于 RNAi 的作用机制和途径的描述越来越清晰。

通过对果蝇胚胎提取物和 S2 细胞的生化分析提出的 RNAi 作用机制（图 6-16）模型认为：RNAi 过程分三个阶段，每一阶段具有不同的步骤。RNAi 的起始阶段是 dsRNA 被剪切成 siRNA，此步骤需要 ATP 提供能量；RNAi 效应阶段首先将 siRNA 组装成无活性的蛋白复合体，在 ATP 提供能量的情况下，siRNA 解链将无活性的复合体转变成活性形式；然后在无需或少量 ATP 的帮助下，以 siRNA 为指导，该复合体识别并切割互补的靶 RNA，使靶 RNA 失去功能；而 RNAi 的扩增阶段则是形成更多的高效 siRNA 分子。这三个阶段的具体过程如下：

第一步起始阶段，dsRNA 分子在特异性核酸内切酶 Dicer 的作用下直接被裂解成 21-23 nt 的小片段双链 siRNA。在这一步中，siRNA 产生的关键酶是 Dicer，具有高度保守性，在线虫中的同源蛋白是 DCR-1，拟南芥则是 CARPEL FACTORY（CAF/SIN-1），它们都属于双链 RNA 特异内切酶 RNaseIII 家族成员，是一种 ATP 依赖性内切酶，有 4 个开放阅读区，含 5 个组成部分：2 个 RNaseIII 结构域、N 端 RNA 解旋酶结构域、1 个 PAZ 结构域和 C 端 dsRNA 结合基序。而且，在这一过程也需要 Rde-1、Rde-4 的参与，通过 Rde-1、4 编码的蛋白识别 dsRNA，引导 dsRNA 与 Dicer 结合形成酶-dsRNA 复合体，在 ATP 作用下，Dicer 先将 dsRNA 解旋，接着在内切酶的作用下，在 U 处切割为 21-23 nt 的核苷酸小片段，该小片段其 3′端为羟基，且有 2 个突出的单核苷酸，其 5′端则为磷酸基团，此结构形式是 siRNA 进入蛋白复合体所必需的，且这种小双链 RNA 序列与所作用的靶 mRNA 序列具有同源性，这种与靶 mRNA 序列同源的小片段 RNA 即是 siRNA。不同的 siRNA 长度可能反应了物种之间 Dicer 同源蛋白的空间和结构的不同。

第二步效应阶段：生成的 siRNA 双链与一些酶和相关因子共同组成 RNA 诱导的沉默复合体（RNA-Induced Silencing Complex, RISC），具有序列特异性的核酸内切酶活性，能特异性地降解与 siRNA 同源的靶 mRNA，导致特定基因沉默。RISC 复合体大约为 500 kDa，其组成成分目前还没有完全搞清楚，它由多种蛋白成分组成，包括内切核酸酶、外切核酸酶、解旋酶和同源 RNA 链搜索活性等。目前对于 RISC 复合物研究较清楚的是 Argonaute 蛋白家族成员，如线虫中的 QDE-1，果蝇的 Ago-2，人的 eIF2C 等均是相应的 RISC 组成成分，该蛋白家族均含有 PAZ domain 和 PIWI domain。当 ATP 存在时，RISC 中依赖 ATP 的解旋酶解开 siRNA 双链，活化 RISC，释放出正义 RNA 链，而反义 RNA 链与靶 mRNA 的同源序列互补结合，然后由活化的 RISC 中的核酸内切酶在互补区的中间距 siRNA 反义链 3′末端 12 bp 处切断靶 mRNA 序列，切割成很多具有 21~25 nt 的 siRNA 片段。RISC 犹如一个 mRNA 降解平台，可与不同的 siRNA 结合，并在不同的情况下结合不同的调节分子，实现对不同的靶 mRNA 的切割与降解。

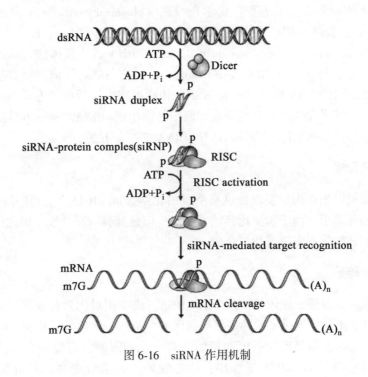

图 6-16　siRNA 作用机制

第三步扩增阶段：即随机降解的 PCR（random degradative PCR）模式，这一阶段 RdRP（RNA-dependent RNA polymerase，RNA 依赖的 RNA 聚合酶）以配对的 siRNA 为引物，以靶 RNA 为模板，类似 PCR 扩增形成 dsRNA，然后由 Dicer 切割形成新的 siRNA，进入下一步反应。此模型可能解释了 RNAi 的高效性，因为 RdRP 扩增了 siRNA 的数量，通过高效的 RISC "酶"，可以催化多轮剪切反应。

除了上述 RNAi 的机制，即通过切割靶 RNA，达到阻止基因表达的功能外，在真菌和植物中还发现了 RNAi 抑制基因表达的一种新的可能机制：诱导基因组的甲基化。当甲基化发生在启动子区时，可以抑制基因的转录。

2000 年，在线虫和人细胞内也发现了大约 21 nt 大小的 RNA，其特点是由茎环样的单链前体剪切而来，其中的关键蛋白也是 Dicer，并且也形成蛋白复合体 miRNP。这类 RNA 命名为 microRNA（miRNA），至今在动植物体内已鉴定出 500 多个。现在公认的 miRNA 的功能也是转录后基因沉默，它们在生物体的发育，生长分化，凋亡等方面可能都起着关键的作用。它与 siRNA 的区别：一是内源性的；二是在功能机制上，miRNA 与靶 RNA 互补或不完全互补，也能阻抑蛋白的翻译。尽管 miRNA 与 siRNA 有着很多的不同，但是它们形成中都需要 Dicer，形成的复合体中也均有 Argonaute 蛋白家族成员，人工的 siRNA 在体内也能产生类似 miRNA 的功能，而内源的 miRNA 也能剪切完全互补的靶 RNA，推测它们可能具有基本相同的途径。

三、siRNA 的制备方法介绍

目前 siRNA 的制备方法有五种：化学合成法（chemical synthesis）；体外转录法（in vitro transcription）；长链 dsRNA 的 RNaseIII 家族体外消化法（Dicer，E. coli RNase III、in vitro RNase III-family enzymatic digestion of dsRNA）；siRNA 表达载体法（siRNA expression vectors）；siRNA 表达框架法（siRNA expression cassettes，SECs）。前三种方法是在体外制备 siRNA，需要专门的 RNA 转染试剂将 siRNA 转到细胞内；后两种方法则是基于具有合适启动子的载体或转录元件在哺乳动物或细胞中转录生成 siRNA。每种方法都有自己的优点和缺点，一般都是根据实际实验目的选择 siRNA 的制备方法。

（一）化学合成

许多公司都可以根据用户要求提供高质量的化学合成 siRNA。主要的缺点有价格高，周期长，且有特殊需求。由于价格比其他方法高，但是其具有高效性，因此通常是用其他方法筛选出最有效的序列再进行化学合成。

（二）体外转录

以 DNA Oligo 为模板，在体外转录合成 siRNA，成本相对化学合成法而言较低，且能更快得到 siRNA。不足之处是实验的规模受到限制，虽然一次体外转录合成能提供足够做数百次转染的 siRNA，但是反应规模和量始终有一定的限制，需要研究人员花很长的时间。但是体外转录得到的 siRNA 毒性小，稳定性好，转染效率高，只需要化学合成的 siRNA 量的 1/10 就可以达到化学合成 siRNA 所能达到的效果。

（三）用 RNase III 消化长片断双链 RNA 制备 siRNA

其他制备 siRNA 的方法的缺陷是需要设计和检验多个 siRNA 序列以便找到一个有效的 siRNA。而用制备一份混合有各种 siRNAs "混合鸡尾酒" 的方法就可以避免这个缺陷。通常是选择 200～1000 碱基的靶 mRNA 模板，用体外转录的方法制备长片断双链 dsRNA，然后用 RNase III（or Dicer）在体外消化，得到一种 siRNAs "混合鸡尾酒"。在除掉没有被消化的 dsRNA 后，这个 siRNA 混合物就可以直接转染细胞，方法和单一的 siRNA 转换一样。由于 siRNA 混合物中有许多不同的 siRNAs，通常能够保证目的基因被有效地抑制。

dsRNA 消化法的主要优点在于可以跳过检测和筛选有效 siRNA 序列的步骤，为研究人员节省时间和开支（注意：通常用 RNase III 比用 Dicer 要便宜）。不过这种方法的缺点也很明显，就是有可能引发非特异的基因沉默，特别是同源或者是密切相关的基因。

前面的 3 种方法主要都是体外制备 siRNAs，并且需要专门的 RNA 转染试剂将 siRNAs 转到细胞内。而采用 siRNA 表达载体则属于：利用转染到细胞的 DNA 模板，在体内转录得到 siRNA。这两种方法的优点在于不需要直接操作 RNA。后面则主要介绍体内表达得到

siRNA 的各种方法。

（四）siRNA 表达载体

多数 siRNA 表达载体依赖三种 RNA 聚合酶Ⅲ 启动子（pol Ⅲ）中的一种，操纵一段小的发夹 RNA（short hairpin RNA，shRNA）在细胞中的表达。这三类启动子包括人源和鼠源的 U6 启动子和人 H1 启动子。RNA pol Ⅲ 启动子可以在哺乳动物细胞中调控表达更多的小分子 RNA，而且它可以通过添加一串（3~6 个）U 来终止转录的。要使用这类载体，需要两段编码短发夹 RNA 序列的 DNA 单链，退火后克隆到相应载体的 pol Ⅲ 启动子下游。

siRNA 表达载体的优点在于可以进行较长期研究——带有抗生素标记的载体可以在细胞中持续抑制靶基因的表达，持续数星期甚至更久。

病毒载体也可用于 siRNA 表达，其优势在于可以直接高效率感染细胞进行基因沉默的研究，避免由于质粒转染效率低而带来的种种不便，而且转染效果更加稳定。

（五）siRNA 表达框架

siRNA 表达框架（siRNA expression cassettes，SECs）是一种由 PCR 得到的 siRNA 表达模板，包括一个 RNA pol Ⅲ 启动子，一段发夹结构 siRNA，一个 RNA pol Ⅲ 终止位点，能够直接导入细胞进行表达。与 siRNA 表达载体不同的是，SECs 不需要载体克隆、测序等颇为费时的步骤，可以直接由 PCR 得到。因此，SECs 成为筛选 siRNA 的最有效工具，甚至可以用来筛选在特定的研究体系中启动子和 siRNA 的最适搭配。如果在 PCR 两端添加酶切位点，那么通过 SECs 筛选出的最有效的 siRNA 后，可以直接克隆到载体中构建 siRNA 表达载体。构建好的载体可以用于稳定表达 siRNA。

四、siRNA 的转染方法

将制备好的 siRNA，siRNA 表达载体或表达框架转导致真核细胞中的方法主要有以下几种：

（一）磷酸钙共沉淀

将氯化钙，RNA（或 DNA）和磷酸缓冲液混合，沉淀形成包含 RNA（或 DNA）且极小的不溶的磷酸钙颗粒。磷酸钙-RNA 复合物黏附到细胞膜并通过胞饮进入目的细胞的细胞质。沉淀物的大小和质量对于磷酸钙转染的成功至关重要。在实验中使用的每种试剂都必须小心校准，保证质量，因为甚至偏离最优条件十分之一个 pH 都会导致磷酸钙转染的失败。

（二）电穿孔法

电穿孔通过将细胞暴露在短暂的高场强电脉冲中转导分子。将细胞悬浮液置于电场中会诱导沿细胞膜的电压差异，电压差异会导致细胞膜暂时穿孔。电脉冲和场强的优化对于成功的转染非常重要，因为过高的场强和过长的电脉冲时间会不可逆地伤害细胞膜而裂解细胞。一般而言，成功的电穿孔过程都伴随高水平的毒性。

（三）DEAE-葡聚糖和 polybrene

带正电的 DEAE-葡聚糖或 polybrene 多聚体复合物和带负电的核酸分子使得核酸可以结合在细胞表面。通过使用 DMSO 或甘油获得的渗透休克将核酸复合体导入。两种试剂都已成功用于转染。DEAE-葡聚糖仅限于瞬时转染。

（四）机械法

转染技术也包括使用机械的方法，比如显微注射和基因枪（biolistic particle）。显微注射使用一根细针头将 DNA，RNA 或蛋白直接转入细胞质或细胞核。基因枪使用高压 microprojectile 将大分子导入细胞。

（五）阳离子脂质体试剂

在优化条件下将阳离子脂质体试剂加入水中时，其可以形成微小的（平均大小为 $100 \sim 400$ nm）单层脂质体。这些脂质体带正电，可以靠静电作用结合到 DNA 的磷酸骨架上以及带负电的细胞膜表面。因此使用阳离子脂质体转染的原理与以前利用中性脂质体转染的原理不同。使用阳离子脂质体试剂，核酸并没有预先包埋在脂质体中，而是带负电的核酸分子自动结合到带正电的脂质体上，形成核酸-阳离子脂质体复合物。据称，一个约 5 kb 的质粒会结合 $2 \sim 4$ 个脂质体。被俘获的核酸就会被导入培养的细胞。为了达到高的转染效率，在转染实验过程中，需要注意以下几点：

1. 纯化 siRNA

在转染前要确认 siRNA 的大小和纯度。为得到高纯度的 siRNA，推荐用玻璃纤维结合，洗脱或通过 $15\% \sim 20\%$ 丙烯酰胺胶除去反应中多余的核苷酸，小的寡核苷酸、蛋白和盐离子。

2. 避免 RNA 酶污染

微量的 RNA 酶污染将导致 siRNA 实验失败。由于实验环境中 RNA 酶普遍存在，如皮肤，头发，所有徒手接触过的物品或暴露在空气中的物品等都有可能被 RNA 酶污染，因此保证实验每个步骤不受 RNA 酶污染非常重要。

3. 状态良好的细胞和严格的操作确保转染的重复性

通常，状态良好的细胞转染效率较高。此外，较低的传代数能确保每次实验所用细胞的稳定性。为了优化实验，推荐用 50 代以下的传代细胞，否则细胞转染效率会随传代次数增加而明显下降。

4. 避免使用抗生素

Ambion 公司推荐从细胞种植到转染后 72 小时期间避免使用抗生素。抗生素会在穿透的细胞中积累毒素。有些细胞和转染试剂在 siRNA 转染时需要无血清的条件。这种情况下，可同时用正常培养基和无血清培养基做对比实验，以得到最佳转染效果。

5. 选择合适的转染试剂

针对 siRNA 制备方法以及靶细胞类型的不同，选择好的转染试剂和优化的操作条件对 siRNA 转染实验的成功至关重要。

6. 通过合适的阳性、阴性对照优化转染和检测条件

对大多数细胞，看家基因是较好的阳性对照。将不同浓度的阳性对照和阴性对照 siRNA 转入靶细胞（同样适合实验靶 siRNA），转染 48 h 后统计对照蛋白或 mRNA 相对于未转染细胞的降低水平。过多的 siRNA 将导致细胞毒性甚至导致细胞死亡。

7. 通过标记 siRNA 来优化实验

荧光标记的 siRNA 能用来分析 siRNA 稳定性和转染效率。标记的 siRNA 还可用作 siRNA 胞内定位及双标记实验（配合标记抗体）来追踪转染过程中导入了 siRNA 的细胞，将转染与靶蛋白表达的下调结合起来。

五、RNAi 干扰现象的几个重要特点

RNAi 技术之所以可能成为一种十分有用的分子遗传学实验手段，一方面是随着基因组计划带来大量遗传信息资源，使得寻找新的基因、弄清基因的功能和基因间的相互关系等变得更为迫切；另一方面，有目的地合成 dsRNA，进行特异性基因阻抑的整个过程所需要的技术环节，对许多实验室来说并非难事，因此，从技术角度上也较容易普及。相比较其他的技术手段，RNAi 自身具有以下几点重要特征：①RNA 干扰是转录后水平的基因沉默；②RNAi 具有很高的特异性，特异降解与之序列相应的单个内源基因 mRNA；③RNAi 抑制基因表达具有很高的效率，表型可以达到缺失突变体表型的程度，而且少量的 dsRNA 分子（数量远远少于内源 mRNA 的数量）就能完全抑制相应基因的表达，达到催化放大的效果；④RNAi 抑制基因表达的效应具有穿过细胞界限，在不同细胞间长距离传递和维持信号甚至传播至整个机体，最终达到可遗传性的特点；⑤dsRNA 不得短于 21 个碱基，因为长链 dsRNA（大于 30 nt）也在细胞内被 Diecr 酶切割成 ~21 nt 左右的 siRNA，并由 siRNA 来介导 mRNA 切割。⑥ATP 依赖性：在去除 ATP 的样品中 RNA 干扰现象降低或消失，这显示 RNA 干扰是一个 ATP 依赖的过程。

六、RNAi 的应用及前景

目前普遍认为生物中自然存在 RNAi 的作用是在动植物中作为基因组免疫系统（genome immune system）有效防止外源有害基因如病毒的侵入，也是基因表达调控的一个重要途径。因此 RNAi 现象不但具有十分重要的生物学意义，而且 RNAi 技术在生命科学研究中也具有极其广泛的应用前景。

（一）疾病治疗

一方面，RNAi 可以直接用于疾病相关基因的抑制，从而达到疾病治疗或预防的目的。例如，在抗肿瘤治疗中，RNAi 可用于抑制癌基因的表达；或者利用 RNAi 的高度特异性敲除点突变激活的癌基因；也可用于抑制基因扩增或抑制融合基因表达；还可用于抑制其他与肿瘤发生发展相关基因（如血管内皮生长因子 VEGF 或多药耐药基因 MDR）的表达。在治疗病毒性疾病的研究中，可以设计针对病毒基因组 RNA 的 siRNA 或针对宿主细胞病毒受体的 siRNA 来抗病毒，目前针对乙型肝炎病毒（HBV）、丙型肝炎病毒（HCV）、呼

吸道合胞病毒（RSV）、流感病毒（influenza virus）、脊髓灰质炎病毒（poliovirus）、HIV-1、SARS 等均取得了令人欣喜的体外病毒抑制作用。但是，由于目前基因治疗缺少高效低毒的转运载体，限制了 RNAi 在体内的应用。另一方面，目前更可能实现的是利用 RNAi 确定新的疾病相关基因，尤其是建立高通量的 RNAi 功能分析方法可以为下一步的药物筛选提供更多的可能靶蛋白；并可以利用 RNAi 来确认许多疾病的发生发展机制，为其治疗提供依据。

（二）功能基因组的研究

在功能基因组研究中，需要对特定基因进行功能丧失以确定其功能。由于 RNAi 具有高度的序列专一性，可以特异地使特定基因沉默，获得功能丧失或降低的突变，因此 RNAi 可以作为一种强有力的研究工具，用于功能基因组的研究。RNAi 技术高效、特异、低毒性、周期短、操作简单等优势是传统的基因敲除技术和反义技术所无法比拟的。根据基因组测序结果或 EST 文库构建的 dsRNA 文库可以用于大规模的基因组筛选。根据 DNA 芯片原理，将微电子技术与 RNAi 技术结合，构建 RNAi 芯片，让细胞生长在多种 siRNA 片段组成的点阵芯片上，只要解决好核酸从固相化物的解离问题（如利用核酸酶切割）和转染技术问题，就能产生各种基因功能失活表型库，并得到相应的 mRNA-表型对应关系。联合应用 DNA 芯片技术还可能得到各个基因间相互影响的网络关系。甚至可以应用 RNAi 建立基因功能敲除动物模型代替繁琐的传统基因敲除。

（三）在其他领域的研究

在发育研究中，已经发现许多 miRNA 可能参与其中的基因调节。例如，在线虫中，let-7 和 lin-4 对幼虫发育起着关键作用；而在拟南芥中，miR-172 参与花发育的调节。这提示 RNAi 现象可能对发育也是极其重要的。可以利用基因敲除来研究在早期胚胎发育过程中基因的功能。又如在信号传递途径中，根据 RNAi 产生的功能丧失表型，可以很容易地从某一信号传递途径被阻抑的所有表型中鉴定出被降解的 mRNA，从而鉴定出参与了信号传递通路的信号分子。还有可能通过打靶某一信号分子 mRNA 阐明其与其他信号分子在传递通路中的关系。

尽管 RNAi 技术飞速发展，但在分子机制的研究和应用方面还存在着许多问题。

在 RNAi 机制的研究方面，至今仍然有许多不完全清楚：RISC 的组成成分，它是否与 miRNP 是一致的，或者是部分一致的；RISC 的组装步骤，其相关蛋白是如何与 siRNA 组合在一起的，如何成为活性形式等；以及对靶 RNA 的剪切作用，其相关的分子机制如何，是需要特异的蛋白来剪切靶 RNA，还是引导的 siRNA 本身即有剪切作用等。在许多真核生物中都发现了 RNAi 现象，而在原核生物中却未发现，提示了 RNAi 的进化地位，但是其在进化中是如何出现的，如何保存下来的，在生物体中的意义有多大，目前均没有分析清楚，还需要更多的研究来阐明。

在 RNAi 应用方面，因为不完全互补的 siRNA 也可能抑制基因的表达，虽然其机制和相关的 RNA 序列要求仍未知，但有可能对 RNAi 的特异性提出挑战，RNAi 不能完全区别出仅有几个碱基的突变。而靶 RNA 上与 siRNA 结合的部位特征还需进一步确认，以提高

siRNA 设计的效率。

在应用研究领域，最主要的问题还是转运系统的选择，如何找到一种高效而低毒的用于人体的转运载体是摆在所有 RNAi 应用面前的最大挑战。

总之，随着 RNAi 研究的进一步深入，对 RNAi 机制的进一步理解，以及解决应用方面的限制因素，RNAi 将是基因功能研究和疾病基因治疗的革命性工具。

（孙桂鸿）

第四节　生物芯片技术

一、生物芯片简介

生物芯片（biochip）技术是 20 世纪 80 年代发展起来的一门多学科结合的技术，它涉及生物、化学、医学、物理、材料、微电子技术、生物信息、精密仪器等学科。生物芯片技术是将微细加工技术和有关的化学合成技术相结合，将大量探针分子固定于载体即微小的基片（如玻璃、硅片、有机材料薄膜等）上，然后与标记的样品分子进行杂交，通过检测杂交信号的强弱，对靶分子的序列和数量进行统计分析的技术。它以一种综合、全面、系统的观点研究生命现象，将成千上万乃至几十万个与生命相关的信息集成在一块的芯片上，可以对不同个体在不同生长发育阶段或不同生理状态下活体细胞和组织中大量基因表达、蛋白活性进行平行分析，研究相应基因、蛋白在生物体内的功能，阐明不同层次多基因、蛋白协同作用的机理，进而在人类重大疾病如癌症、心血管疾病的发病机理、诊断治疗、药物开发等方面检测和治疗中发挥巨大的作用。生物芯片已成为后基因组时代生命科学研究强有力的工具。

近年来，生物芯片技术得到了迅猛发展，目前已有多种芯片出现，从生物芯片固定的生物材料种类来分有：基因芯片、蛋白质芯片、细胞芯片、组织芯片等。从生物芯片的结构来分类有：微阵列芯片、过滤分离芯片、介电电泳分离芯片、生化反应芯片和毛细管电泳芯片以及其他生物组分的芯片。

目前，生物芯片广泛应用于生命科学研究、疾病诊断、药物筛选和新药发明、环境检测及农作物优育等方面。随着人类基因组计划（Human Genome Project，HGP）即全部核苷酸测序的完成，人类基因组研究的重心逐渐进入后基因组时代，逐渐转向基因的功能及基因的多样性的研究，因而生物芯片的发展就带来了基因表达研究方法上的一场革命。

二、生物芯片种类

（一）基因芯片（gene chip）

基因芯片也叫 DNA 芯片、DNA 微阵列（DNA microarray）、寡核苷酸阵列（oligonucleotide array），是指采用原位合成（in situ synthesis）或显微打印手段，将数以万计的 DNA 探针固化于支持物表面上，产生二维 DNA 探针阵列，然后与标记的样品进行杂交，通过检测杂交信号来实现对生物样品快速、高效地检测或医学诊断。由于常用硅芯片作为固相支持物，且在制备过程运用了计算机芯片的制备技术，所以称之为基因芯片技术。其工作原理与经典的核酸分子杂交方法是一致的，都是应用已知核酸序列作为探针与互补的靶核苷酸序列杂交，通过随后的信号检测进行定性与定量分析。而基因芯片中，如 DNA 芯片，即将无数预先设计好的寡核苷酸或 cDNA 在芯片上做成点阵，与样品中同源核酸分子杂交的芯片。其基本原理同芯片技术中杂交测序（sequencing by hybridization，SBH）。即任何线状的单链 DNA 或 RNA 序列均可被分解为一个序列固定、错落而重叠的寡核苷酸，又称亚序列（subsequence）。例如可把寡核苷酸序列 TTAGCTCATATG 分解成 5 个 8 nt 亚序列：

　（1）　　　　　　　　CTCATATG
　（2）　　　　　　　GCTCATAT
　（3）　　　　　　AGCTCATA
　（4）　　　　　TAGCTCAT
　（5）　　　　TTAGCTCA

这 5 个亚序列依次错开一个碱基而重叠 7 个碱基。亚序列中 A、T、C、G 4 个碱基自由组合而形成的所有可能的序列共有 65536 种。假如只考虑完全互补的杂交，那么 48 个 8 nt 亚序列探针中，仅有上述 5 个能同靶 DNA 杂交（图 6-17）。可以用人工合成的已知序列的所有可能的 n 体寡核苷酸探针与一个未知的荧光标记 DNA/RNA 序列杂交，通过对杂交荧光信号检测，检出所有能与靶 DNA 杂交的寡核苷酸，从而推出靶 DNA 中的所有 8 nt 亚序列，最后由计算机对大量荧光信号的谱型（pattern）数据进行分析，重构靶 DNA 互补寡核苷酸序列。

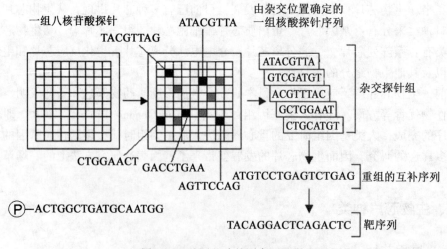

图 6-17　基因芯片的测序原理图

　　基因芯片主要技术流程包括：芯片的设计与制备、靶基因的标记、芯片杂交与杂交信号检测。

基因芯片能够在同一时间分析大量的基因，实现生物基因信息的大规模检测。基因芯片技术具有高度并行性、多样性、微型化和自动化这 4 大特点。同时，它还具有操作简便、信息综合处理能力强、结果可靠和仪器配套齐全等优势，因而备受青睐。

(二) 蛋白质芯片

蛋白质芯片主要是蛋白质如抗原或抗体在载体上的有序排列，依据蛋白质分子之间、蛋白质与核酸之间、蛋白质和配体之间的相互作用原理进行杂交、检测和分析。为了解决传统的蛋白质分析所用的二维凝胶技术中存在的问题，抗体或蛋白质序列芯片应运而生。尽管在细胞中参与各种不同反应的都是蛋白质，但是 mRNA 数量的变化并不精确表明蛋白质数量的变化，它们之间存在三维时空上的差异，要解决基因组和蛋白质组研究之间的差异问题需要其他可以直接分析蛋白特性的高通量技术，这样蛋白芯片就应运而生。

蛋白芯片基本原理：

蛋白芯片与基因芯片的原理相似。不同之处，一是芯片上固定的分子是蛋白质，如抗原或抗体等；其二，检测的原理是依据蛋白与蛋白、蛋白与核酸、蛋白与其他分子的相互作用。蛋白芯片技术的基本原理是将各种蛋白质有序地固定于滴定板、滤膜和载玻片等各种载体上成为检测用的芯片，然后，用标记了特定荧光抗体的蛋白质或其他成分与芯片作用，经漂洗将未能与芯片上的蛋白质互补结合的成分洗去，再利用荧光扫描仪或激光共聚焦扫描技术，测定芯片上各点的荧光强度，通过荧光强度分析蛋白质与蛋白质之间相互作用的关系，由此达到测定各种蛋白质功能的目的（图 6-18、图 6-19、图 6-20）。

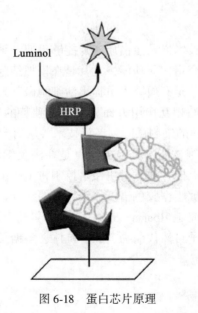

图 6-18 蛋白芯片原理

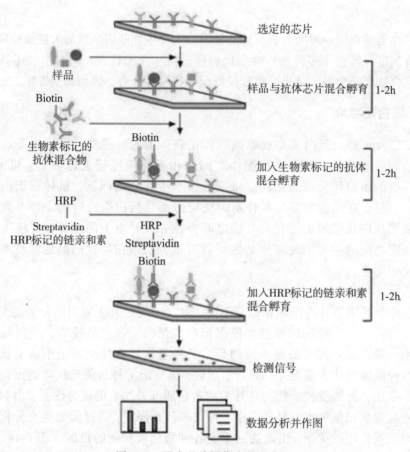

图 6-19 蛋白芯片操作步骤示意图

（三）细胞芯片

基因芯片、高通量质谱技术以及蛋白质芯片能够迅速、系统地研究生物样品中 mRNA 或蛋白质的表达量，但在研究蛋白质功能，尤其是在模拟细胞内环境和研究基因、蛋白之间相互作用方面存在不足，于是有研究人员提出活细胞微阵列芯片的概念，在研究蛋白质功能，尤其是在研究蛋白质的相互作用方面显现出了独特的优势。2002 年，康奈尔大学的 Wilosn C. Xu 提出了一种新的细胞微阵列芯片技术。从诸多的固体半固体材料（如尼龙膜、琼脂糖胶等）中选定纤维素脂，其最大特点是在满足细胞生长条件的同时防止微溢流导致细胞间的交叉污染。点样针通过微机械手控制将 100 pL~1.5 nL 的细胞液点在有缓冲、固定和维持湿度作用的琼脂糖胶色谱纸作为衬里的纤维素脂膜上，形成微孔状的细胞微阵列芯片。在此基础上研究了 Rpamaycni 对 YPD 培养基上酵母细胞生长的影响。该细胞芯片能大规模的研究小分子自然代谢物、肽、抗体、多糖及其他大分子与细胞之间的相互作用。

（四）组织芯片

组织芯片（tissue arrays）技术最初是从 Kononen 等人使用标准免疫组化方法，利用组

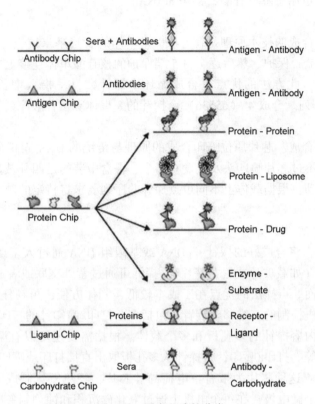

图 6-20　蛋白芯片的分类

织芯片技术研究 645 例各种乳腺癌组织标本中多种基因发展而来。从不同的组织内进行活体解剖后取出不同的组织，然后包埋在受体区组内，构成了组织芯片。如将某种细胞或器官的一部分，按一定的图案排列在玻璃表面上，从而制得特定的组织芯片。组织芯片可以将数十个甚至上千个不同个体的临床组织标本，按预先设计的顺序排列在一张玻片进行分析研究，是一种高通量、多样本的分析工具。它可能同时对上百甚至上千种正常或疾病，或者疾病发展不同阶段的正常、病理生理状态下的组织样本，进行某一个或多个特定的基因，或与其相关的基因表达产物的研究。

三、芯片技术流程

（一）芯片的制备

　　基因芯片种类较多，根据载体不同可分为：玻璃片载体芯片、硝酸纤维素膜载体芯片和硅片载体芯片；根据制备方法不同分为两大类：原位合成和合成后交联。原位合成指直接在载体上用四种核苷酸合成所需的探针；合成后交联是将预先制备好的探针利用手工或自动点样装置定位在经特殊处理的载体上。原位合成适用于寡核苷酸；合成后交联多用于大片段 DNA，有时也用于寡核苷酸，甚至 mRNA。

1. 原位合成法

（1）原位光刻合成的技术原理是在合成碱基单体的 5′羟基末端连上一个光敏保护基，利用光照射使羟基端脱保护，然后逐个将 5′端保护的核苷酸单体连接上去，这个过程反复进行直至合成完毕。此方法的优点是合成循环中探针数目呈指数增长，由此可生产出 $10^6/cm^2$ 高密度的阵列。合成 4^8（65536）个探针的 8 聚体寡核苷酸序列仅需 $4 \times 8 = 32$ 步操作，8 h 内完成。

（2）原位喷印合成。芯片原位喷印合成的原理与传统的 DNA 固相合成一致，形式类似于喷墨打印，只不过芯片喷印头及墨盒有多个，墨盒中装的是四种碱基等液体。喷印头可在整个载体上移动，根据载体上不同位点探针的序列要求将特定的碱基喷印在特定的位置。

2. 合成后交联法

（1）直接点样：将合成好的探针、cDNA 或基因组 DNA 通过人工或特定的高速点样仪直接点在载体上（如载玻片或尼龙基片）。探针可通过紫外交联或者通过修饰的氨基基团固定到载玻片表面。点样法的优点在于成本较低，制作方便，可在任何实验室中制备。点样仪为一套计算机控制的三维移动装置，包括多个打印/喷印针的打印/喷印头，一个减震底座，上面可放内盛探针的多孔板和多个载体。根据需要还可以有温度和湿度控制装置、针头洗涤装置等。打印/喷印针将探针从多孔板取出直接打印或喷印于载体上。

（2）电定位法：这种芯片为带有正电荷的硅芯片，经热氧化制成 1 mm×1 mm 的阵列，每个阵列含多个微电极，在每个电极上通过氧化硅沉积和蚀刻制备出样品池，把连接了链亲和素的琼脂糖覆盖在电极上，在电场作用下将生物标记的探针结合在特定电极上。

（二）样品的制备

待分析样品的制备是基因芯片实验流程的一个重要环节，探针在与芯片靶基因结合杂交之前必须进行分离、扩增及标记。标记方法根据样品来源、芯片类型和研究目的的不同而有所差异。通常是在待测样品的 PCR 扩增、逆转录或体外转录过程中实现对探针的标记。对于检测细胞内 mRNA 表达水平的芯片，一般需要从细胞和组织中提取 RNA，进行逆转录，并加入偶联有标记物的 dNTP，从而完成对探针的标记过程。对于阵列密度较小的芯片可以用同位素标记探针，所需仪器均为实验室常规使用设备，易于开展相关工作，但是在信号检测时，一些杂交信号强的点阵容易产生光晕，干扰周围信号的分析。高密度芯片的分析一般采用荧光素标记探针，通过适当内参的设置及对荧光信号强度的标化可对细胞内 mRNA 的表达进行定量检测。近年来运用的多色荧光标记技术可更直观地比较不同来源样品的基因表达差异，即把不同来源的探针用不同激发波长的荧光素标记，并使它们同时与基因芯片杂交，通过比较芯片上不同波长荧光的分布图获得不同样品间差异表达基因的图谱，常用的双色荧光试剂有 Cy3-dNTP 和 Cy5-dNTP。对多态性和突变检测型基因芯片采用多色荧光技术可大大提高芯片的准确性和检测范围，例如用不同的荧光素分别标记靶序列及单碱基错配的参考序列，使它们同时与芯片杂交，通过不同荧光强弱的比较得出靶序列中碱基错配的信息。

（三）杂交反应

该反应是指标记的样品与芯片上的靶基因进行杂交，产生检测信号的过程。基因芯片与探针的杂交过程与一般的分子杂交过程基本相同，杂交反应的条件要根据靶基因或探针的长度、标记元素种类及芯片的类型来优化。如果用于检测基因表达，所需的杂交时间较长，样品浓度相对高，而杂交温度偏低，有利于增加检测的特异性和低拷贝基因检测的灵敏度；进行多态性分析及基因测序或突变检测时，每个核苷酸或突变位点都必须显现出来，严谨的杂交温度和时间控制尤为重要。合适的杂交条件可使生物分子间的反应处于最佳状态，增强其检测的灵敏度，减少错配率，提高信噪比。

（四）信号检测和结果分析

芯片经杂交反应后，各反应点形成强弱不同的光信号图像，用芯片扫描仪和相关软件加以分析，即可获得有关的生物信息。如果是用同位素标记靶基因，其后的信号检测即是放射自显影；若用荧光标记，则需要一套荧光扫描及分析系统，对相应探针阵列上的荧光强度进行分析比较，得到待测样品的相应信息。图像的分析可用落射荧光显微镜（epifluorescence micro-scope）、电荷偶联装置照相机（charge-coupled device camera）、共聚焦激光扫描仪（confocal laser scanner）等进行。

四、芯片技术的应用

（一）基因表达水平的检测

用基因芯片进行的表达水平检测可自动、快速地检测出成千上万个基因的表达情况。如 Schena 等用人外周血淋巴细胞的 cDNA 文库构建一个代表 1046 个基因的 cDNA 微阵列来检测体外培养的 T 细胞对热休克反应后不同基因表达的差异，发现有 5 个基因在处理后存在非常明显的高表达，11 个基因中度表达增加和 6 个基因表达明显抑制。该结果还用荧光素交换标记对照组和处理组及 RNA 印迹方法证实。Schena 等采用拟南芥基因组内共45 个基因的 cDNA 微阵列（其中 14 个为完全序列，31 个为 EST），检测该植物的根、叶组织内这些基因的表达水平，用不同颜色的荧光素标记逆转录产物后分别与该微阵列杂交，经激光共聚焦显微镜观察，发现该植物根和叶组织中存在 26 个基因的表达差异，而参与叶绿素合成的 CAB1 基因在叶组织较根组织表达高 500 倍。

（二）基因诊断

从正常人的基因组中分离出 DNA 与 DNA 芯片杂交就可以得出标准图谱。从病人的基因组中分离出 DNA 与 DNA 芯片杂交就可以得出病变图谱。通过比较、分析这两种图谱，就可以得出病变的 DNA 信息。这种基因芯片诊断技术以其快速、高效、敏感、经济、平行化、自动化等特点，将成为一项现代化诊断新技术。例如 Affymetrix 公司，把 P53 基因全长序列和已知突变的探针集成在芯片上，制成 P53 基因芯片，将在癌症早期诊断中发挥作用。又如，Heller 等构建了 96 个基因的 cDNA 微阵，用于检测分析风湿性关节炎（RA）相关的基因，以探讨 DNA 芯片在感染性疾病诊断方面的应用。现在，肝炎病毒检测诊断芯片、结核杆菌耐药性检测芯片、多种恶性肿瘤相关病毒基因芯片等一系列诊断芯片逐步开始进入市场。

（三）药物筛选

如何分离和鉴定药物的有效成分是目前中药产业和传统的西药开发遇到的重大障碍，基因芯片技术是解决这一障碍的有效手段。它能够大规模地筛选且通用性强，能够从基因水平解释药物的作用机理，即可以利用基因芯片分析用药前后机体的不同组织、器官基因表达的差异。如果再利用 cDNA 表达文库得到的肽库制作成肽芯片，则可以从众多的药物成分中筛选到起作用的部分物质。还有，利用 RNA、单链 DNA 有很大的柔性，能形成复杂的空间结构，更有利于与靶分子相结合的特点，可将核酸库中的 RNA 或单链 DNA 固定在芯片上，然后与靶蛋白孵育，形成蛋白质-RNA 或蛋白质-DNA 复合物，可以筛选特异的药物蛋白或核酸，因此芯片技术和 RNA 库的结合在药物筛选中将得到广泛应用。在寻找 HIV 药物中，Jellis 等用组合化学合成及 DNA 芯片技术筛选了 654536 种硫代磷酸八聚核苷酸，并从中确定了具有 XXG4XX 样结构的抑制物，实验表明，这种筛选物对 HIV 感染细胞有明显阻断作用。生物芯片技术使得药物筛选，靶基因鉴别和新药测试的速度大大提高，成本大大降低。这一技术具有很大的潜在应用价值。

（四）个性化医疗

临床上，同样药物的剂量对病人甲有效可能对病人乙不起作用，而对病人丙则可能有副作用。在药物疗效与副作用方面，病人的反应差异很大。这主要是由于病人遗传学上存在差异（单核苷酸多态性，SNP），导致对药物产生不同的反应。例如细胞色素 P450 酶与大约 25% 广泛使用的药物的代谢有关，如果病人该酶的基因发生突变就会对降压药异喹胍产生明显的副作用，5%~10% 的高加索人缺乏该酶基因的活性。现已弄清楚这类基因存在广泛变异，这些变异除对药物产生不同反应外，还与易犯各种疾病如肿瘤、自身免疫病和帕金森病有关。如果利用基因芯片技术对患者先进行诊断，再开处方，就可对病人实施个体优化治疗。另一方面，在治疗中，很多同种疾病的具体病因是因人而异的，用药也应因人而异。例如乙肝有较多亚型，HBV 基因的多个位点如 S、P 及 C 基因区易发生变异。若用乙肝病毒基因多态性检测芯片每隔一段时间就检测一次，这对指导用药和防止乙肝病毒耐药性很有意义。又如，现用于治疗 AIDS 的药物主要是病毒逆转录酶 RT 和蛋白酶 PRO 的抑制剂，但在用药 3~12 月后常出现耐药，其原因是 rt、pro 基因产生一个或多个点突变。rt 基因四个常见突变位点是 Asp67→Asn、Lys70→Arg、Thr215→Phe、Tyr 和 Lys219→Glu，四个位点均突变较单一位点突变后对药物的耐受能力成百倍增加。如将这些基因突变部位的全部序列构建为 DNA 芯片，则可快速地检测病人是某个或多个基因发生突变，从而可对症下药，所以对指导治疗和预后有很大意义。

（五）测序

基因芯片利用固定探针与样品进行分子杂交产生杂交图谱而排列出待测样品的序列，这种测定方法快速而具有十分诱人的前景。Markchee 等用含 135000 个寡核苷酸探针的阵列测定了全长为 16.6 kb 的人线粒体基因组序列，准确率达 99%。Hacia 等用含有 48000 个寡核苷酸的高密度微阵列分析了黑猩猩和人 BRCA1 基因序列的差异，结果发现在外显子 11 约 3.4 kb 长度范围内的核酸序列同源性在 98.2%~83.5% 之间，提示了二者在进化上的高度相似性。

（六）生物信息学研究

人类基因组计划（HGP）是人类为了认识自己而进行的一项伟大而影响深远的研究计划。目前的问题是面对大量的基因或基因片断序列如何研究其功能，只有知道其功能才能真正体现 HGP 的价值-破译人类基因这部天书。后基因组计划、蛋白组计划、疾病基因组计划等概念就是为实现这一目标而提出的。基因的功能并不是独立的，一个基因表达的上调或者下调往往会影响上游下游几个基因表达状态的改变，从而进一步引起和这几个基因相关的更多基因的表达模式的改变。基因之间的这种复杂的相互作用组成了一张交错复杂的立体的关系网。像过去那样孤立地理解某个基因的功能已经远远不够了，需要站在更高的层次全面地理解这种相互关系，全面了解不同个体基因变异、不同组织、不同时间、不同生命状态等的基因表达差异信息，并找出其中规律。生物信息学将在其中扮演至关重要的角色。基因芯片技术就是为实现这一环节而建立的，使对个体生物信息进行高速、并行采集和分析成为可能，必将成为未来生物信息学研究中的一个重要信息采集和处理平台，成为基因组信息学研究的主要技术支撑。研究基因生物学功能的最好方式是监测基因在不同组织、不同发育阶段、不同健康状况下在机体中活性的变化。这是一项非常麻烦的工作，但基因芯片技术可以允许研究人员同时测定成千上万个基因的作用方式，几周内获得的信息，用其他方法需要几年才能得到。

生物芯片技术在实际应用中可广泛应用于疾病诊断和治疗、药物基因组图谱、药物筛选、中药物种鉴定、农作物的优育优选、司法鉴定、食品卫生监督、环境检测、国防等领域。它将为人类认识生命的起源、遗传、发育与进化、为人类疾病的诊断、治疗和防治开辟全新的途径，为生物大分子的全新设计和药物开发中先导化合物的快速筛选和药物基因组学研究提供技术支撑平台。随着生物信息学的发展，生物芯片技术，在医学、生命科学、药业、农业、环境科学等凡与生命活动有关的领域中均具有重大的应用前景。

（孙桂鸿）

第五节 从体细胞到干细胞的重编程

一、技术原理

诱导多潜能性干细胞（induced pluripotent stem cells，iPS 细胞）是通过在分化的体细胞中表达特定的几个转录因子，以诱导体细胞的重编程而获得的具有自我更新且多向分化能力的干细胞。

2006 年，日本 Yamanaka 研究小组通过将逆转录病毒介导的 Oct-4，Sox2，Klf4 及 c-Myc 四个基因转入鼠成纤维细胞，将体细胞重编程为具有多分化潜能的干细胞，并将该类干细胞命名为 iPS 细胞。iPS 细胞不论是在形态、增殖分化能力、细胞表面抗原、基因表达模式等方面，均与胚胎干细胞（ES 细胞）有着极大的相似性，而且，iPS 细胞在体内外均能向三个胚层的细胞类型分化。

随后，2007 年底日本 Yamanaka 和美国 Thomson 实验室分别报道他们成功将人皮肤成纤维细胞重编程为人 iPS 细胞。近年来国内外多家实验室完成了多种类型体细胞向 iPS 细胞的重编程与 iPS 细胞向特定组织类型细胞的再分化研究。目前有关 iPS 的研究已成为国内外生命科学研究中的一个热点。iPS 细胞制备技术使得在不使用胚胎或卵母细胞的前提下制备用于疾病研究或治疗的干细胞成为可能，这一新的突破在理论上首次证实了人类已分化成熟的体细胞同样可以被重编程为类胚胎干细胞，在技术上成功地避开了伦理问题，并为获得患者自身遗传背景的干细胞提供了新途径，为干细胞和再生医学的研究与应用开辟了一个全新的领域，成为干细胞研究领域新的里程碑。

iPS 细胞问世后，其研究成果和技术突破便层出不穷，包括利用各种不同组织细胞来诱导 iPS 细胞生成、新的 iPS 细胞诱导方法的建立、诱导 iPS 细胞产生效率的提高、iPS 细胞产生及细胞重编程机制的研究、iPS 细胞的定向诱导分化及其在疾病模型治疗中的作用等。

常用的建立 iPS 细胞的方法是在体细胞内利用逆转录病毒载体导入重编程转录因子。由于所用的病毒载体能随机永久整合到基因组内，可能引起基因突变，这就为 iPS 细胞应用于临床治疗带来风险。为解决这一问题，Stadtfeld 等利用瞬时表达的腺病毒载体转染 4 个基因同样能够实现诱导成纤维细胞和小鼠肝细胞获得 iPS 细胞，而且腺病毒载体并不整合到细胞基因组内。更进一步的研究表明，诱导 iPS 细胞生成可以不使用任何病毒载体，仅用两个表达质粒就可实现诱导小鼠胚胎成纤维细胞形成 iPS 细胞。Marson 等报道，在培养体系中添加诱导因子也可以实现 iPS 细胞的建立。这些研究使得 iPS 细胞具有致瘤风险的安全问题得以解决。另一些研究使得 iPS 的产生效率大大提高。联合利用两个小分子化合物和 Oct4 及 Klf4 两个转录因子可以成功诱导小鼠胚胎成纤维细胞形成 iPS 细胞。另外，DNA 甲基转移酶抑制剂和组蛋白脱乙酰化酶抑制剂亦可提高重编程效率，尤其是丙戊酸（VPA）可以提高重编程效率超过 100 倍。更进一步的研究表明，在添加 VPA 的 Oct4，Sox2 两因子诱导体系中，重编程也可以进行。丁盛等人利用化学小分子将重编程效率提高了 100~200 倍，达到 0.1% 左右，而最近我国研究者报道利用 Vitamin C 将诱导 iPS 的效率提高到 10% 左右。

有关 iPS 应用的研究也迅速开展。例如，将其向造血细胞诱导分化，治疗小鼠的镰刀状红细胞性贫血；将小鼠 iPS 细胞在体外分化为多巴胺能神经元，移植入帕金森氏病模型的大鼠脑内以改善疾病症状等。这些都证明以 iPS 细胞为基础的细胞治疗在动物体内可以实现。在人类方面，已成功地将一个患家族性脊髓侧索硬化症（ALS）的患者的成纤维细胞重编程为 iPS 细胞，并且诱导 iPS 细胞成为有一定缺陷的运动神经元。已成功从患脊髓性肌萎缩的儿童患者皮肤成纤维细胞获得 iPS 细胞。此外，更多种类的人类疾病 iPS 细胞系也已经成功建立。但 iPS 技术真正用于疾病的细胞治疗还有相当长的路要走，还有一系列的科学和技术问题有待深入系统的研究。

二、技术路线

（1）皮肤成纤维细胞的准备。6 mm 打孔活检获取皮肤组织，立即将活检组织放进人成纤维细胞（hFib）培养基中并置于冰上。将活检皮肤组织剪成 0.5~1 mm 大小的碎片，置于 6 孔板的小孔中间，小孔的底部都倒有足够的 hFib 培养基。将组织固定在 6 孔板底部，再加入 hFib 培养基至 3 mL。37 ℃、5% CO_2 环境下培养，7~10 d 后成纤维细胞就会生长达密集状态。常规细胞传代；然后每 5~7 d 按 1:3 的比例传代或当细胞融合达 80% 时即可传代。细胞冻存于液氮。

（2）293T 细胞的准备。293T 细胞进行计数并调整细胞密度为 $2×10^5$ 个/mL，100 mm 培养皿、37 ℃、5% CO_2 条件下孵育过夜。

（3）逆转录病毒制备。从 293T 细胞中吸取培养液到 10 mL 新鲜 293T 培养基中。向每个 100 mm 平皿中加入 20 μL 的 FuGENE6 转染试剂、300 μL 的 DMEM，混匀；室温下孵育 5 min。每个平皿中再加入 2.5 μg 的逆转录病毒载体、0.25 μg 的 VSV-G 和 2.25 μg 的 Gag-Pol。混匀并在室温下孵育 15 min。加入转染试剂。37 ℃、5% CO_2 下孵育48h。收集含逆转录病毒的培养基并用 0.45 μm 滤器过滤。将含逆转录病毒的培养基转移到 38.5 mL Beckman 离心管中，用 Beckman XL-90 超速离心机在 4 ℃下、70000 g 离心 90 min。去上清，在病毒沉淀物上覆盖 1 mL DMEM 并轻轻摇动。在 4 ℃下存放过夜使沉淀溶解。

（4）逆转录病毒感染鼠皮肤成纤维细胞。在 6 孔板的每个孔中加入 $1×10^5$ 个成纤维细胞，37 ℃、5% CO_2 下孵育24h。第 2 天：吸走培养基，PBS 清洗 3 次，然后再加入 2 mL 新鲜逆转录病毒感染培养基。37 ℃、5% CO_2 下孵育72h。第 4 天：将一管冷冻保存在液氮中的受辐射 MEFs（iMEFs，分离自 CF1 小鼠）在 37 ℃水浴中轻摇解冻，轻轻往冷冻管里加入 1 mL 预热的 MEF 培养基，混匀，再将其转移至含 4 mL 预热 MEF 培养基的 15 mL 离心管中。室温、200 g 离心 10 min，弃上清。用 12 mL MEF 培养基重悬 iMEFs。将细胞在 37 ℃、5% CO_2 下孵育过夜。第 5 天：以 $2.5×10^5$ 到 $5×10^5$ 个/mL 的接种量将所有感染过的细胞置于 iMEFs 培养皿上传代。第 6 天：将培养基吸走替换以添加了 Y-27632（终浓度为 10 μM）的 hES 培养基。

（5）在 iMEFs 上培养感染过的鼠皮肤成纤维细胞：每天用新鲜 hES 细胞培养基饲养细胞，大约培养两周至 iPS 克隆出现。

（6）iPS 细胞克隆的挑取与扩增：第 1 天：在挑取克隆的前 1~2 d，准备一个含

iMEFs 的 12 孔板（或 4 孔板）。吸走 iMEFs 上的 MEF 培养基，用 1.5 mL DMEM/F12 清洗，每孔再加入 1.5 mL 的 hES 细胞培养基，最后将培养板置于培养箱孵育。将 20 μL 移液器设置到 10 μL，挑取单个的 iPS 细胞克隆，在含 hES 细胞培养基的 iMEF 12 孔板（或 4 孔板）中每孔放一个克隆。将这些细胞置于 37 ℃、5% CO_2 下孵育过夜。静置 48 h。第 4 天：用 2 mL hES 细胞培养基换液培养细胞。7d 后，克隆会长大到足以传代。再过 7d 后，接下来的细胞培养传代可以转到 6 孔板上。

（7）iPS 细胞的形态学、增殖特性、分子生物学等的鉴定：传代培养后对其多能性进行鉴定并检测其增殖特性，之后采用不同诱导培养基进行三胚层诱导分化实验。鉴定多能性：RT-PCR 检测标记物：Oct4，Sox2，Nanog，流式细胞仪检测表面抗原 CD34，CD45，CD44，CD29，CD90，CD106 等，免疫荧光检测 Vimentin，Sma，SSEA1/3/4 以及 HLA1 等。鉴定证明其可向三胚层方向分化：内胚层分化使用肝细胞标记 AFP，Album；中胚层分化分别通过油红 O 染色、I、II 型胶原阳性证实；外胚层分化采用向中脑神经元分化的特殊培养基进行定向诱导分化，免疫荧光检测分化后细胞是否表达神经元标记物 Tuj1，Tau，Map2，GFAP，TH 等。

（武栋成）

第六节　显微操作技术

显微操作技术（Micromanipulation Technique）是指在高倍倒置显微镜下，利用显微操作器（Micromanipulator），控制显微注射针在显微镜视野内移动的机械装置，用来进行细胞或早期胚胎操作的一种方法。显微操作技术包括显微注射、细胞核移植、嵌合体技术、胚胎分割、显微切割等等。

一、显微注射法

显微注射法（microinjection）由 Diacumakos 于 1973 年创立，后来不断改进逐渐成为细胞和分子生物学研究中的一种重要方法。显微注射是利用固定针（holding pipette）固定住胚胎或细胞之后，利用管尖极细（0.1~0.5 μm）的玻璃微量注射针（injection needle），将某些微量物质（如外源 DNA 片段等）直接注射到受体胚胎或细胞中。目前该技术已广泛用于生殖研究和制备转基因动物，亦用于培养细胞的转染，以建立稳定整合外源基因的细胞系。具体来说有以下几方面：

（一）单精注射（intracytoplasmic sperm injection，ICSI）

用注射针将精子吸入后穿入卵子胞浆内，再放出精子完成受精。进一步进行胚胎移植，可以获得后代。尽管精子注射的受精率远低于体外受精，但这一技术对于治疗人类某些不孕症（如少精症、精子不动症等）具有特殊意义；还可以研究受精过程和精子成分在胚胎发育过程中的作用等。首先去除卵子周围的卵丘细胞培养 3~4h 待其排出第 1 极体。显微操作只用于形态正常并成熟的卵母细胞。在显微镜放大 200~400 倍下，用固定针固定卵母细胞，第 1 极体位于 12 或 6 点钟处。直径仅 0.005 mm 的注射针吸入一个近不活动的精子，其尾部先进入吸管，在卵母细胞 9 点钟处将这一个精子注入卵子的细胞浆内，显微注射针将在卵子透明带上刺穿一个小孔，注射针缓慢退出，小孔将会自己结合、复原，基本不会对形成的胚胎造成伤害。固定吸管放开卵母细胞。所有操作都在恒温平台上。受精成功率约为 50%（图 6-21）。

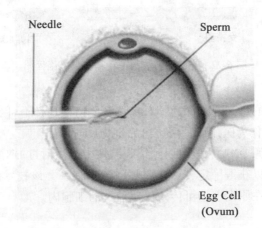

图 6-21　单精注射示意图

（二）转基因动物、转基因细胞系

转基因动物技术在 1991 年第一次国际基因定位会议上被公认是遗传学中继连锁分析、体细胞遗传和基因克隆之后的第四代技术，被列为生物学发展史 126 年中第 14 个转折点。

转基因动物制备的方法：首先将外源 DNA 片段注射到原核期胚胎的雄原核中，外源基因能以一定的几率嵌入到宿主的染色体内。注射过 DNA 的胚胎移植到动物体内，发育产生子代，筛选获得携带目的 DNA 片段的动物，即为转基因动物（图 6-22）。外源基因与动物本身的染色体随机整合，这时外源基因就能随细胞的分裂而扩增，掺入体内所有细胞中，并能遗传给后代。1980 年，Gordon 首次报道用 DNA 显微注射法获得了转基因小鼠；1982 年，美国科学家 Palmiter 首次将大鼠生长激素基因导入小鼠受精卵的雄性原核中，获得了转基因小鼠，其个体比对照鼠增大一倍，称之为"超级鼠"。目前，此法还成功运用于鱼、大鼠、兔子及许多大型家畜，如牛、羊、猪等转基因动物。

转基因动物在诸多领域具有广阔的应用前景：

（1）转基因动物是对多种生命现象本质深入了解的工具，如研究基因结构与功能的关系，细胞核与细胞质的相互关系，胚胎发育调控以及肿瘤等；

（2）可以用来建立多种疾病的动物模型，进而研究这些疾病的发病机理及治疗方法；

（3）由于转基因动物技术可以改造动物的基因组，使家畜、家禽的经济性状改良更加有效，如使生长速度加快、瘦肉率提高，肉质改善，饲料利用率提高，抗病力增强等。

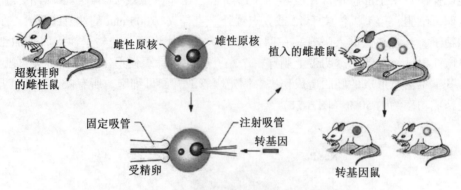

图 6-22　显微注射法制备转基因小鼠流程图

对于动物遗传资源保护的意义更加深远，对挽救濒危物种是必不可少的；

（4）转基因动物可作为医用或食用蛋白的生物反应器。

转基因细胞系：外源 DNA 片段注射到细胞的核中，注射过 DNA 的细胞通过培养、药物筛选和传代检测，可以获得稳定表达外源基因的细胞系。该技术的长处为任何 DNA 而且没有长度上的限制，在原则上均可传入任何种类的细胞内。

二、细胞核移植

细胞核移植（nuclear transplantation）是把一个细胞的核转入另一细胞的细胞质中的技术。提供细胞核的细胞称为供体，接受核的细胞为受体。细胞核移植通常是用玻璃微吸管吸入供体核，再将其注入去核的受体中。受体去核的方法有两种：一是机械法，即以微吸管吸出或用玻璃微针挑出细胞核；另一种是用紫外线照射法使细胞核受到破坏。通常是用玻璃微吸管吸入供体核，再将其注入受体细胞中的过程。供体可以是胚胎干细胞的核，也可以是体细胞的核，分别称作干细胞核移植和体细胞核移植。受体大多是动物的卵子。因卵子的体积较大，操作容易，而且通过发育，可以把细胞核的特征表现出来。

通过细胞核移植技术，将一个胚胎细胞或体细胞的细胞核移入去核的卵细胞，卵细胞在重新移入的细胞核支持下，发育成动物个体称为克隆动物。根据供体细胞核的来源，胚胎细胞或体细胞，分别称作胚胎细胞克隆、体细胞克隆。克隆动物的产生不经过有性繁殖过程，供体细胞核支持个体发育，因此，克隆动物在遗传基础上与供体动物完全一致。对于畜牧业来说，核移植技术可以克隆出大量优秀品种的个体。

胚胎细胞核移植技术对于畜牧业生产，科学实验及生物学基础理论研究都具有非常重要的意义：该技术可使具有优良性状个体的后代在群体中大量增殖，大大加速遗传改良和育种进程；可以迅速扩增转基因动物后代的数量，提高转基因技术的效率；胚胎经性别鉴定后再进行核移植，可以获得大量的期望性别的胚胎；核移植技术可用于珍稀动物品种的扩繁与保存；核移植技术对于实验动物科学也存很重要的意义，基因型相同的个体可提高实验统计的有效性，从而可以大大减少试验样本的数目。

细胞核移植技术已有几十年的历史。1952 年，Briggs 和 King 在两栖类动物中首次获得核移植成功，使得发育生物学上的几个根本问题得到了解答。Gurdon 用非洲爪蟾的上皮细胞等体细胞的核作移植，确立了已经分化的细胞核可以正常发育的事实。中国胚胎学家童第周先生等在鱼类细胞核移植方面做了许多工作。他们在 1976 年前后首次获得的鲤鲫移核鱼，不仅有理论意义，而且也为鱼类育种开辟了一条新的途径。哺乳动物的细胞核移植也早已引起关注，因哺乳类受精卵极小，体外培养和细胞核移植技术难度大，因此直到 1981 年 IIImensee 和 Hoppe 才首次报道获得成功。Mcgrath 和 Solter 在 1983 年发表了用核移植技术与细胞融合相配合的方法，能将 90% 以上的移核卵培养到胚泡期。经过胚胎移植，均可获得一定比例的核移植小鼠。1997 年，英国科学家研制的克隆羊"多莉"Dolly 诞生，供体细胞核来自羊的乳腺细胞。Dolly 的诞生在理论上具有重要意义，说明高等动物高度分化的成体动物细胞核仍具有发育的全能性。目前，已有"克隆鼠"、"克隆牛"的产生。但是，通过体细胞核移植技术克隆动物的费用非常高，用于制作 Dolly 的费用已超过 200 万英磅。对操作者要求很高，效率低也是极明显的，其成功率也只有百分之几。此外，生出的部分个体表现出生理或免疫缺陷。

细胞核移植的操作过程分几个步骤（图 6-23）：

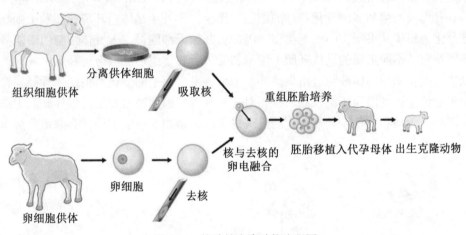

图 6-23　核移植克隆动物流程图

（1）供体核的分离技术。胚胎细胞和体细胞需要在特定实验条件下培养，诱使细胞处于"静止"状态以便调整染色质结构，有助于核的重组与发育，才能进行取核、移植。

（2）受体细胞的去核技术。以排出卵为受体卵，将超排回收的卵母细胞或体外培养成熟的卵母细胞置于含细胞松弛素 B 和秋水仙胺的培养液中，通过操纵显微操作仪，一端用固定吸管吸住胚胎，另一端用一尖玻璃吸管（ϕ30 μm）穿透透明带进入卵周隙，或用一细长玻璃针刺破并切一部分透明带，再用呈直角的去核吸管经切口抵住细胞膜，操纵去核吸管从第 1 极体处吸除第 1 极体以及处于分裂中期的染色体和周围的部分细胞质。

（3）核卵重组技术。在显微操作仪下，用吸管吸取一枚分离出的完整细胞核，注入去核卵母细胞的卵周隙中。

（4）卵母细胞的激活与细胞融合。核移植技术操作过程中的关键步骤是卵母细胞的激活及其与核供体的融合。人工激活卵母细胞的方法很多，目前在试验研究中被广泛采用的是电融合法，适宜的参数及熟练操作可使融合率达到96%。电融合法具有激活卵母细胞与诱导膜融合的双重作用，即通过一定场强的直流脉冲刺激，使二者相邻界面的细胞膜穿孔，形成细胞间桥从而达到融合。电融合是在由一种非电解质（如0.3 M的甘露醇）和两根相近的微细电极（0.2~1 mm）组成的融合小槽内进行。

（5）核移植胚的培养与移植或重复克隆技术。融合后的胚胎经体外或中间受体培养至桑葚胚或囊胚，然后移入与胚龄同期的受体动物子宫角内，可望获得克隆后代。获得的早期胚胎也可以作为供体核重复克隆。

三、嵌合体技术

利用显微操作系统所产生的嵌合体（chimera）主要是将外源具有特种遗传性状的细胞通过显微注射到发育胚胎的囊胚腔，重组的囊胚发育成的杂合个体，该个体一部分组织细胞来源于外源细胞。

通常基因修饰过的胚胎干细胞（embryonic stem cells，ESCs）是作为供体细胞。胚胎干细胞是在受精卵分裂发育成囊胚时，将内细胞团（Inner Cell Mass）分离在体外培养，形成的具有无限增殖和多向分化特性的细胞。无论在体外还是体内环境，胚胎干细胞都能被诱导分化为机体几乎所有的细胞类型；因此，胚胎干细胞被注入受体细胞团中能参与受体的胚胎发育。不同来源的供体胚胎干细胞和受体囊胚重组形成嵌合的胚胎，发育产生嵌合体动物。嵌合动物的体细胞有由供体胚胎干细胞发育而来的，也有由受体囊胚发育而来的。由于毛色基因的嵌合比例较高而且相对容易观察，因此通常使用的供体胚胎干细胞和受体囊胚的来源动物毛色差异显著。通过观察获得的动物毛色能够迅速有效地分辨出嵌合体（图6-24）。

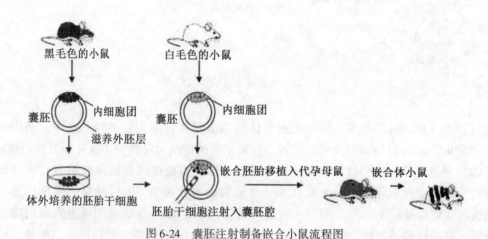

图6-24 囊胚注射制备嵌合小鼠流程图

嵌合体技术主要用于基因打靶技术（主要是小鼠）中，基因打靶技术于2007年获得诺贝尔生理医学奖。基因打靶通过DNA定点同源重组，改变胚胎干细胞（ES）基因组中的某一特定基因，通过囊胚注射制备嵌合体技术，在生物活体内研究此基因的功能。如果经过基因修饰的胚胎干细胞参与嵌合动物生殖细胞系或种系（germ line）形成，并且能够遗传下去，那么通过交配，就能获得完全由胚胎干细胞来源的动物品系（图 6-25）。那么，通过该技术就可以获得定点基因修饰的新品种。基因打靶技术广泛应用于基因功能研究、人类疾病动物模型的研制以及经济动物遗传物质的改良等方面。

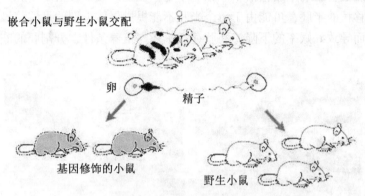

嵌合小鼠与野生小鼠交配

卵　　　精子

基因修饰的小鼠

野生小鼠

图 6-25　种系嵌合小鼠产生基因打靶的小鼠流程图

四、胚胎分割

胚胎分割（embryo splitting）是运用显微操作系统将哺乳动物胚胎在移植前分成若干个具有继续发育潜力的部分，经过体内或体外培养，移植入受体中，从而获得同卵孪生后代的生物技术（图 6-26）。胚胎分割是研究细胞分化、胚胎早期发育、胚胎细胞全能型的有力手段。在胚胎数一定的情况下，通过胚胎分割可获得较多的后代，有助于提高动物的繁殖力，增加牛、羊等单胎动物的双胎率；同时还应用于胚胎早期诊断等工作，在实验生物学、畜牧生产和医学上均具有重要意义。

早在 1904 年，Spemann 就进行了蛙类 2 细胞胚胎的分割实验，并获得同卵双生后代。1968 年，Mullar 等将家兔的 8 细胞胚胎一分为二，移植给受体母兔后，获得了仔兔。20 世纪 70 年代以来，随着胚胎培养及移植技术的发展和完善，哺乳动物胚胎分割取得了突破性进展。到目前，胚胎分割已在绵羊、牛、小鼠、大鼠、马、兔、猪等哺乳动物中广为开展，为生产上提供了大量具有优良品种的动物，同时还给发育遗传学等领域提供了进行科学研究的宝贵材料。胚胎分割技术还可用于产生嵌合体。主要是利用显微操作技术，将同种或异种胚胎的卵裂球分离出来，装入同一个透明带中，或将同种或异种动物的半胚融合在一起，经培养后移植入受体。这种嵌合体对于研究种间妊娠中母胎之间的相互作用及妊娠过程中母体的免疫识别有重要意义。另外，通过分割人的胚胎，能增加可移植的胚胎数，从而提高体外受精和胚胎移植的成功率；还可将部分分割的胚胎进行遗传分析，筛查有遗传缺陷的体外受精胚胎，用于遗传病的早期诊断。

胚胎分割技术涵盖多个步骤，包括胚胎的获取、胚胎的培养、胚胎的分割、半胚的培养、半胚的移植。多种因素会影响胚胎的存活率。实验证明不同时期的胚胎，经分割后，其发育潜能是有差异的。在山羊中，来自囊胚的半胚成活率远高于来自桑葚胚的半胚，这可能是由于分割时，桑葚胚的细胞连接遭到破坏。随着分割次数的增多，分割胚的存活率逐渐下降，发生凋亡的细胞数目增多，尤其是内细胞团中细胞凋亡现象明显。胚胎的性别与胚胎存活率相关，King 等将分割后的牛半胚，一半用于性别鉴定，另一半经培养、冻融后移植，发现雌雄比例明细不是 1：1。在胚胎操作和培养后，雌性胚胎优先丢失。移植入受体的胚胎数会影响胚胎存活率。在奶牛中曾发现，成对移植的半胚存活率和妊娠率明显高于单个移植的半胚，可能由于单个半胚不能提供母体识别的足够信号，不能阻止黄体的退化，继而导致妊娠率的下降。胚胎存活率还与培养条件、分割胚的冻存相关。

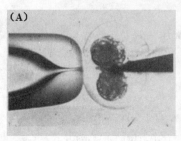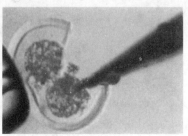

图 6-26　胚胎分割图例

五、显微切割

　　显微切割（microdissection）技术是通过显微操作系统对欲选取的材料（组织、细胞、细胞内组分或染色体区带等）进行切割分离并收集用于后续研究的技术。显微切割技术实际上属于在微观领域对研究材料的分离收集技术，因此应用此技术往往是许多要深入的研究工作中起始的重要一步。

　　显微切割技术的特点可以概括为四个方面：一是"细微"，显微切割的对象可以达到纳米级，显微切割的精度可以达到纳米级，因此利用显微切割技术可以分离收集到核仁、包涵体及染色体特异区带等细微的对象；二是"原位"，利用显微切割技术在组织细胞或染色体的原位取材，因此所取材料的定位清楚，所研究对象的背景明确。例如，何杰金氏淋巴瘤中瘤组织成分多样，特征性的瘤细胞（R-S 细胞及其变异型）占细胞成分的 2% 左右，且呈散在性分布，如果常规地用组织匀浆的方式从组织中提取蛋白质或核酸，则既包含了来自瘤细胞的成分，又包含了来自淋巴细胞、浆细胞、中性粒细胞、嗜酸性粒细胞、组织细胞等多种非瘤细胞的成分，这样所提的蛋白质或核酸来自何种细胞并不清楚，而如果用显微切割技术则可以选择我们需要的细胞，以使研究对象的背景明确；三是"同质"，显微切割技术可以保证所取材料一定层次上的同质性，例如它可以收集 CD4 或 CD8 阳性的同质细胞；四是"结合"，显微切割技术可以与多种分子生物学、免疫学及病理学技术结合使用。正是由于显微切割技术具有上述特点或者称为优势，其在分子病理学研究中应用十分广泛。

　　显微切割技术可以简单、快速地从含有不同成分的组织中非常特异的分离出同质细胞来进行后续分析，大大削弱组织中异质细胞的混淆作用（图 6-27）。

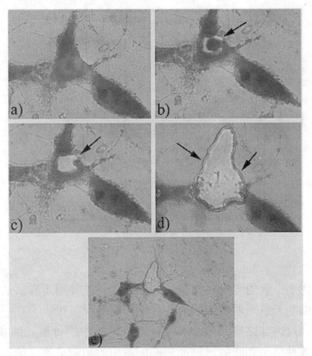

图 6-27　显微切割分离细胞图例

　　染色体显微切割技术（图 6-28）是细胞遗传学与分子遗传学相结合的一项桥梁技术。近年来，该技术在同源基因的定位和克隆的价值备受关注。由于染色体显微切割技术独特的直接性，可减少污染，拓宽遗传学研究范围；通过染色体显微切割技术分离特异染色体片段，结合 PCR 技术可以极大的方便构建特异性 cDNA 文库，将对遗传病致病基因的定位候选克隆有所帮助，同源基因的精确定位也有了一种精确有效的方法。

　　显微切割技术的最新进展主要体现在激光捕获显微切割技术的广泛应用，此项显微切割技术开创了细胞分离技术的新纪元。借助于这一革命性技术，可以快速地精确识别和特异分离单个或群体细胞用于进行下一步的细胞及分子生物学研究，其精确识别是在显微镜下通过细胞形态、免疫组织化学染色及组织化学染色等方法并有计算机辅助实现，而特异分离则是通过低能量红外激光及专用的细胞转移膜实现。所有的细胞分离过程，无论是转移操作还是保存样品，都无需任何手工操作，可以实现无污染的细胞分离，具备较高的准确性和效率。

六、操作仪器设备

显微操作技术设备精密而昂贵，主要有以下几种仪器和设备：

（一）倒置显微镜

显微操作系统所使用的光学仪器应该使操作者清晰地看到目的细胞及其结构，一般来

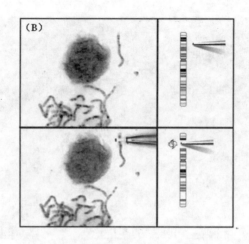

图 6-28　染色体显微切割图例

说，相差显微镜要优于一般的光学显微镜。相差显微镜主要用于观察活细胞或未经染色细胞的形态结构。活细胞无色透明，细胞内各种结构间的反差很小，在一般光学显微镜下难以观察到细胞的轮廓及内部结构，相差显微镜把透过标本的可见光的相位差变成振幅差，从而提高了标本内各种结构之间的对比度，使标本中的结构清晰可辨。若观察生长在培养皿中的贴壁细胞，则需应用倒置相差显微镜，它与相差显微镜基本相同，它的特点是物镜安装在载物台的下方，光源及长焦距聚光器安装在载物台的上方；可以对体外培养细胞进行长时间观察、拍照及录像等以记录活细胞的行为。霍夫曼调制相差是显微操作技术中常用的光学系统，这种方法允许使用塑料培养皿来观察活的标本。专用的霍夫曼物镜和霍夫曼聚光器组合在一起，可使活的、透明的标本形成一个高对比的、具有三维视觉效果的图像，而该图像不带有相差图像中的光晕。干涉微分相差显微镜（DIC）基本原理与相差显微镜非常相似，但它的聚光器装有分光装置，利用分光器将光束分为两组，一组光束通过被检物，另一束则通过周围介质，旋转检偏器，光的干涉形成光程差，可随旋转，两光束形成不同的角度，于是被检物呈现出不同颜色，致使生活细胞如同染上颜色一样，故又称为光染色。它与相差显微镜相比，除有鲜艳的颜色外，在细胞周围不出现明亮的晕环。在倒置显微镜上和立体显微镜上都应有加热装置，即恒温板。恒温板应使标本保持在 37 ℃实际温度在 36~38 ℃之间循环变化。

（二）显微操作臂

通过显微操作臂实现显微操作工具（如固定针和注射针）的精细动作。通常在显微镜载物台的两边分别安装一个显微操作臂，一个控制固定针，另一个控制注射针。大部分型号的显微操作臂包括一个操纵杆，可以在一个平面上任意运动，另外还有一个垂直方向上的调节器。

（三）微量注射器

大多数的显微操作是注入某物质如精子，或移除某物质如卵裂球。微量注射器是进行注射或抽吸的装置。微量注射器发展至今，精度不断提高，准确至微升。有两种基本的微量注射器可供选择：一种为油压，有连接管和显微操作针相连，靠管道内油的压力推动；另一种为气压，管道内所装的为气体。两种微量注射器各有其优缺点，油压微量注射器在连接管内若产生小气泡，可能引起显微操作针内液体的突然蠕动，产生严重后果。因此，有人认为气压微量注射器控制较好，而且不会污染操作台。用来连接微量注射器和显微操作针的连接管也非常重要。软管容易膨胀，可控性较差，应该选择膨胀性较小的聚乙烯硬管。针夹持器（固定器）将连接管和显微操作针连在一起，部分针夹持器需要小的硅垫片密闭连接管和显微操作针之间的连接，另外一些只需一种对开螺母将二者相连。

（四）显微操作针的制备仪器

显微操作针主要有以下几种：一种是固定针，用来固定卵子，是一种平头的微管；另一种是注射针，尖端锐利，用来吸取精子以及将精子注入卵子内。也可应用抽吸针（口径不同）抽吸无核的碎片，或进行 PGD 卵裂球活检。还有一种显微操作针可以应用于穿透或切割透明带。经常进行显微操作一般都配备有一套制针设备（拉针仪、锻针仪、磨针仪），根据所进行显微操作的目的、需求来制备显微操作针。显微操作针除影响操作时间外，也是影响试验效率、胚胎细胞存活、及试验成功与否的重要因素。显微注射针尖如果太粗，则导致插入阻力增加，且注射液流量过多，胚胎、细胞易于裂解；太细则导致针内注射液流出速率过慢，且易阻塞，影响注射效率。固定针的形状和内径也相当关键。针尖端应当绝对平滑，针口不要太大也不要太小。如果太小，会导致吸力不足，对胚胎、细胞操控不易；如太大，则胚胎、细胞易吸入固定针内或者发生变形，而受伤害，影响存活率。

下面以固定针和注射针为例讲述显微操作针的制备过程。

1. 总体设计

显微操作中，绝对要求操作针与工作皿的底部保持水平。通常采用 L 形的显微操作针，也就是在操作针顶端有一个很小的弯度使之与底部保持水平。这样作用于受体细胞的压力为最小。注射针经研磨后尖端必须有一定的斜面而且锋利；注射针的内径、外径严格控制以保证吸入压出顺畅的同时对注射受体损伤最小。

2. 玻璃毛细管的清洗

采用硼硅玻璃毛细管，先将毛细玻璃管置于 1M 的盐酸溶液中浸泡 24h，然后用超纯水连续冲洗多次，直至冲洗出来的水的 pH 值为中性，将毛细玻璃管置于 18Ω 水中浸泡 24h，洗净后，置于 150 ℃的烘箱中烘干及消毒 4h，然后将其储存在一个干净、密封的玻璃容器内以备用。

3. 固定针的制备

固定针的制备分三步：拉、烧、弯。"拉"：将硼硅玻璃毛细管置于拉针仪，设置后将中间长约 1 cm 的一段拉至合适外径，然后钝性将其一分为二，所得毛细玻璃管的断面必须垂直、平滑、干洁，有斜面或钝角的弃之。"烧"：将拉好的毛细玻璃管固定于锻针仪上，锻针仪有一条可被加热的铂丝，铂丝的中央为一玻璃小球，固定好的毛细玻璃管断端距玻璃球一定距离，通电后，玻璃球发出的热将毛细玻璃管断端煅烧成垂直而光滑的合适内径的显微固定针。"弯"：在锻针仪上，距显微固定针顶端 0.5 cm 处烧弯成一定的角度，利于显微固定针以最小的压力水平地固定受体细胞。

4. 注射针的制备

注射针的制备分五步：拉、切、磨、尖、弯。"拉"：将硼硅玻璃毛细管置于拉针仪，设置将中间长约 1 μm 的一段拉至合适外径。"切"：将拉好的毛细玻璃管固定于锻针仪上，铂丝上的玻璃小球正好接触到毛细玻璃管外径为 6~7 μm 的部位，通电加热，直至毛细玻璃管刚与玻璃小球粘贴时断电，铂丝冷却回缩，将毛细玻璃管拉断，要求断端必须垂直、平滑、干洁。"磨"：研磨前，先用 2000 磨砂纸及超水清洗磨轮和小水池。将断端平滑的毛细玻璃管固定于磨针仪上。磨轮下部有一小水池，浸泡磨轮约 0.5 cm，轮转动时，整个平面均有水浸润，毛细玻璃管的尖端与磨轮接触，毛细玻璃管尾部连接一根塑料软管，后者与 5 mL 注射器连接，便于将研磨过程中进入毛细玻璃管的水冲出。施加一定的压力，将毛细玻璃管尖端磨成一个 30°~40°角的斜面。磨针仪配置一放大 500 倍的倒置显微镜，以观察毛细玻璃管斜面的研磨过程。"尖"：磨好有一定斜面的毛细玻璃管，还必须在其斜面的顶端拉一小鹰嘴以利于穿刺进入受体。将毛细玻璃管水平固定于锻针仪上，尖端与铂丝上的玻璃小球接触，通电加热一定时间后，迅速快捷地将玻璃小球撤离，则可在毛细玻璃管尖端拉成一个鹰嘴，鹰嘴不宜太长。"弯"：在锻针仪上，距毛细玻璃管顶端 1.5~2.0 mm 的部位加热烧弯至一定的角度（30°~45°角），便于水平操作。

把制备好的显微注射针和固定针置于干净密闭的玻璃容器内，使用前在 150℃ 的烘箱中消毒 2h。现在已有生产显微操作针的厂家，可以根据不同需求制作无菌、现成的显微操作针，简化了操作过程。

总的说来，显微操作技术应用广泛，深入影响生物学、医学等各个领域。但是它需要精良和昂贵的仪器设备和配套设施；需要操作者长时间的练习，每次实验只能操作有限的细胞，效率有限。

（童　攒）

第七节　实验：实时荧光定量 PCR 分析 HSP70 基因表达

【目的与原理】

使用 SYBR Green I 作为 DNA 染料，进行实时定量 PCR 实验操作。

由于 SYBR Green I 只与 DNA 双链分子结合，且 SYBR Green I 与 dsDNA 结合荧光信号可增强 800~1000 倍。在 PCR 反应体系中，加入过量 SYBR Green I 荧光染料，SYBR 荧光染料特异性地掺入 DNA 双链后，荧光信号增强，而不掺入链中的 SYBR Green I 染料分子荧光不变，从而保证荧光信号的增加与 PCR 产物的增加完全同步。荧光可以在退火阶段或者延伸阶段测定。

【仪器与试剂】

(1) 仪器：实时定量 PCR 仪；

(2) 试剂：SYBR Green PCR Master Mix，RNAse and DNAse Free Water；

(3) 引物：看家基因 β-actin 和目标产物 hsp70；

(4) cDNA 模板：由小鼠肺组织提取 RNA 逆转录得到的 cDNA 模板；

耗材：0.2 mL 薄壁平头 PCR 管，各种规格移液器及枪头。

【方法与步骤】

(1) 使用前将 PCR Master Mix 溶液冰上化冻，仔细混匀后，在掌式离心机上迅速离心。

(2) 配好反应体系：(以 20μL 体系为例)

	体积 (μL)	浓度
2X PCR Master Mix	10	1X
Forward primer (10 μM stock)	1	500 nM
Reverse primer (10 μM stock)	1	500 nM
RNAse free Water	7	
DNA (或 cDNA)	1	
Total	20.0	

其中模板需要用分光光度计初步定量或在提取 RNA 后先定量再逆转录为 cDNA，一般基因组 DNA 模板使用 1~10ng，cDNA 至少稀释 10 倍才作为模板使用。

(3) 混匀反应体系，并用掌上离心机短暂离心使液体沉积在管底。

(4) 设定参数。

①将 PCR 管放入反应盘内，按所放置位置设置输入每个位置的样品管代表分组及将检测的基因名称。

②设定所需变性、退火、延伸温度及循环数。可按不同试剂说明书推荐的参数，以 Toyobo 公司说明书为例：

预变性：95℃，60s

PCR 循环 (×40 循环)：

95℃ 15 s

60℃ 15 s

72℃ 4 5s (data collection)

③使用 SYBR Green 作为荧光染料时需设置熔解曲线循环，即在反应条件完成后插入设定一个起始温度、终止温度、第一个信号采集点前等待的时间、每个温度点保温的时间，这样就设置了两个温度间的递增过程。

(5) 开始运行反应。运行结束后输出结果，分析扩增曲线和熔解曲线 (如图 6-29、图 6-30)，得到数据 (图 6-31)。

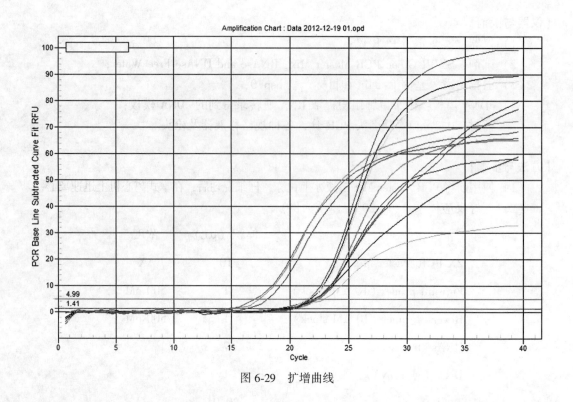

图 6-29 扩增曲线

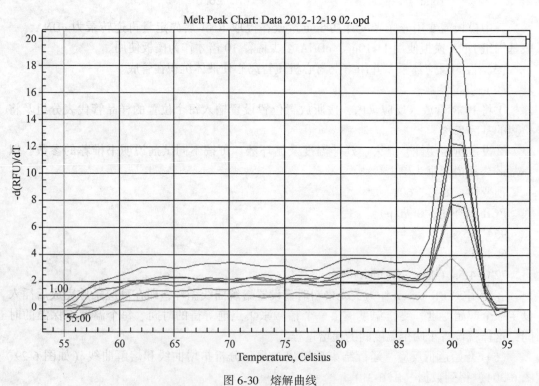

图 6-30 熔解曲线

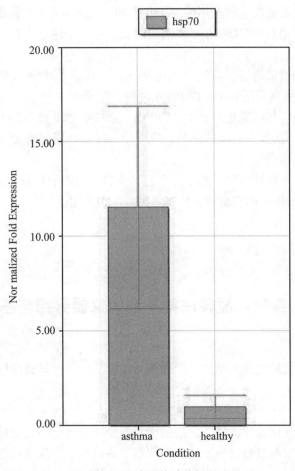

图 6-31　表达统计分析图

【观察项目】

（1）PCR 实验操作及注意事项；

（2）操作实时荧光定量 PCR 仪的步骤；

（3）分析溶解曲线和扩增曲线。

【注意事项】

1. 实时定量 PCR 操作注意

（1）将所有试剂置于冰上操作。

（2）保持工作区域洁净。

（3）事先将 MIX 试剂分装，每次只拿出需要使用的几管试剂，以避免试剂反复冻融失效。实际配制时，可先将除样品溶液之外的其他组分至少预混成 $n+1$ 倍（n 为样品数）的混合液，然后分注到各管（即 n 管），最后在每管中分别加入相应的样品溶液。

（4）加样完成后一定要混匀样品，一般做法是将其放入手掌式离心机内离心几秒钟。

2. 提取 RNA 时，防止 RNA 酶污染的措施

（1）所有的玻璃器皿均应在使用前于 180 ℃的高温下干烤 6 h 或更长时间。

（2）塑料器皿可用 0.1% DEPC 水浸泡或用氯仿冲洗（注意：有机玻璃器具因可被氯仿腐蚀，故不能使用）。

（3）有机玻璃的电泳槽等，可先用去污剂洗涤，双蒸水冲洗，乙醇干燥，再浸泡在 3% H_2O_2 室温 10 min，然后用 0.1% DEPC 水冲洗，晾干。

（4）配制的溶液应尽可能地用 0.1% DEPC，在 37℃ 处理 12 h 以上。然后用高压灭菌除去残留的 DEPC。不能高压灭菌的试剂，应当用 DEPC 处理过的无菌双蒸水配制，然后经 0.22 μm 滤膜过滤除菌。

（5）操作人员戴一次性口罩、帽子、手套，实验过程中手套要勤换。

（6）设置 RNA 操作专用实验室，所有器械等应为专用。

（郭 卫）

第八节　实验：显微注射系统的仪器介绍与基本操作

【实验目的】

了解显微注射系统的仪器的结构、原理及使用方法。掌握显微注射的基本技术。

【实验原理】

显微注射技术是在倒置显微镜下，借助于显微操作系统将外源的目的基因、特定的分子探针、单个精子或细胞核直接注入活体靶细胞中的技术。该技术是建立试管动物、试管婴儿、转基因动物等极为重要的技术方法，同时也为研究动、植物细胞的发育和细胞功能的调控机制提供了新的手段。

【实验对象】

培养的细胞或斑马鱼卵。

【器材与试剂】

（1）器材：倒置显微镜、显微操作仪、显微注射仪、电热式拉针仪、锻针仪、磨针仪、微型玻璃吸管和玻璃针、细胞培养箱、超净工作台、培养皿、盖玻片。

（2）试剂：缓冲培养基（含 25 mmol/L HEPES pH7.2）；注射缓冲液（10 mmol/L $H_2PO_4^-$ 和 HPO_4^{2-} pH7.2，84 mmol/L K^+，17 mmol/L Na^+，1 mM EDTA）；酚红。

【方法与步骤】

1. 材料准备

在注射的前一天，将细胞铺到直径为 10~15 mm 的盖玻片上，每个盖玻片上 250~

1000个细胞。在注射前，把带有需要注射细胞的盖玻片转移至新的组织培养皿中。

2. 注射针的拉制

垂直拉针仪：把玻璃毛细管固定在上面的夹子上，使其对准加热丝后旋紧。抬起下面的滑夹，固定在毛细管上。调整热度和螺线管范围。使用拉针仪自行拉制的微注射针头，在显微镜下观察。选择有斜面（参考普通医用针头），大小合适实验需要的注射针。针头粗对靶细胞的损害相对较大，但过细则容易造成堵塞。然后使用特制的移液器枪头向注射针内灌满石蜡。

3. 注射针的安装

注射针通过垫圈（图6-32）和电极保护套连接和固定到注射器上。卸下操作仪的电极保护套及三个垫圈后，将保护套及较大的黑色垫圈套按大头在上，小头在下的方向依次套在注射针上。其他两个垫圈按照黑在上，白在下的顺序套在注射器的推杆上。将注射针套入到注射器的推杆上（此步要小心操作，电极很脆弱，不能用力过度），然后将固定的电极保护套旋紧即完成注射针的安装。组装完成后，调整控制仪参数，先排出一定体积的石蜡确保注射针的前端没有气泡。

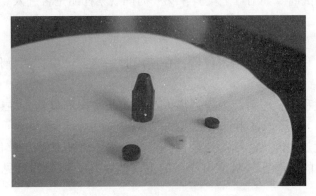

图6-32 电极保护套及将注射针固定到注射器上的垫圈

4. 显微注射

用干净的滤纸除去针头的石蜡，剪取合适大小的封口膜，将注射用的试剂吸取数微升至封口膜上，在体视镜下开始吸样（吸取样品体积和速率要先设置好）。吸样结束后，先排除 50~100 μL 的样品，再设置需要注射的参数。

将靶细胞放置在注射专用器皿，并将待注射的靶细胞移动到视野内。调节手动操作仪的旋钮，调准焦距，找到针尖。将注射针头插入到靶细胞中后（插入角度以 45°~60° 为佳），按定量控制器的注射按钮或者脚踏板将样品注入；约数秒钟后，调节手动操作仪的旋钮将注射针头从靶细胞中拉出完成注射。然后移动注射器皿将第二个靶细胞移到注射针头下，进行下一次注射。完成注射后，调整参数将电极收回，卸下注射针，关闭仪器并用玻璃保护罩罩住。

手动操作仪主要用于控制注射针的移动和角度，操作方式如图6-33所示。

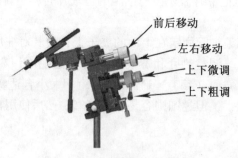

前后移动
左右移动
上下微调
上下粗调

图 6-33　手动操作仪操作示意图

【实验项目】

1. 显微注射针的拉制

使用垂直拉针仪拉制注射针。调整热度和螺线管范围，观察其与拉针头粗细的关系。

2. 显微注射的操作

注射有颜色的试剂（如酚红之类）来第一时间观察样品是否进入。

【注意事项】

（1）显微操作仪属于高级精密仪器，在使用时一定要严格按照操作流程进行，以免损坏仪器。

（2）在整个过程中，注射针尖应远离人员和实验室中的仪器。注射针在持针器上安装不牢时，注射器、管子及注射针内的压力，可能将注射针射出。

（3）注射速度过快能扰乱细胞质成分，细胞裂解或细胞从底层移位。当注射体积小于估计的细胞体积的 50%，并且注射样品的流动速度几乎不导致可见的细胞质移位时，注射效果最好。

（童　攒）

第七章 生物分子相互作用分析技术

第一节 Biacore 的检测原理与应用

Biacore 系统采用不改变分子性质的非标记技术，记录分子结合和解离的动态过程中传感芯片表面分子浓度发生的变化，从而实时监测分子间的相互作用。

一、Biacore 核心组件

Biacore 核心组件如图 7-1 所示，主要由三个部分组成，即 SPR 光学组件（Surface plasmaon resonance，表面等离子共振技术）、微流控系统（IFC）-流动池和传感芯片。传感器芯片是实时信号传导的载体，芯片是在玻璃片上覆盖了一层金膜（可产生等离子共振）。金膜表面覆盖有连接层和经过不同修饰的葡萄糖基质，用于固定不同性质的生物分子，为检测分子相互作用提供合适的环境。

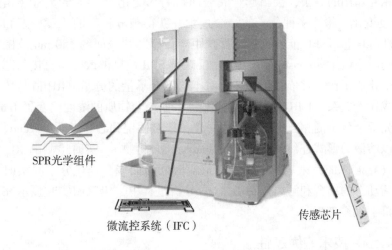

图 7-1 Biacore 的核心组件

微流控系统是集成化和自动化的流路控制系统，分析速度快、样品消耗低而且样品交叉污染小，分析样品所需要的试剂量仅几微升至几十微升，为相互作用分析而优化成。IFC 有四个流动池，可选择单独或者配对或者串联使用。Biacore 利用 IFC-流动池将极少量的样品或者试剂输入流动池，系统受电脑软件控制，可以确保实验的精确性和重复性。

金膜表面的基质决定传感芯片的性质。不同的应用要求不同的传感芯片，如常用的 CM5 芯片，适于小分子分析的 CM7 芯片，适于病毒或者细胞等大颗粒分析物的 CM3 和 CM1 芯片，适于膜蛋白的 L1 和 HPA 芯片，以及适于配体捕获的表面的芯片如捕获生物素标记分子的 SA 芯片（如蛋白质或核酸）、NTA 芯片（捕获 His 标签的重组蛋白）和可逆捕获生物素标记的配体的 Bio-CAP 芯片等等。可以通过共价偶联或者高亲和力捕获等两种方法将配体分子固定到传感芯片上，由 SPR 检测和记录溶液中分析物和配体的相互作用导致的 RU 值的改变。

二、Biacore 的检测原理

SPR 光学组件通过折光率传感器记录的响应值反映 SPR 角度的改变，记录芯片表面结合物质的浓度改变，其检测原理是基于表面等离子共振技术（surface plasmaon resonance，SPR）。SPR 是一种光学物理现象。当一束 P 偏振光在一定的角度范围内入射到棱镜端面时，在棱镜与金属薄膜（Au 或 Ag）的界面将产生表面等离子波。当入射光波的传播常数与表面等离子波的传播常数相匹配时，引起金属膜内自由电子产生共振，即表面等离子共振。在一个特定的角度，表面等离子体基元的激发导致反射光强度降低。界面处的轻微变化（如折射率的变化或纳米级薄膜厚度的形成）将导致 SPR 信号的改变，能够实时地精确测量薄膜性质以及表面分子间相互作用。不同电介质其表面等离子共振角不同；同种介质其附在金属表面的量不同则 RU 强度不同。分析时，先在传感芯片表面固定一层生物分子识别膜，然后将待测样品流过芯片表面，若样品中有能够与芯片表面的生物分子识别膜相互作用的分子，会引起金膜表面折射率变化，最终导致 SPR 角变化；通过检测 SPR 角度变化，检测多种分子的结合过程并获得被分析物的浓度、亲和力、动力学常数和特异性等信息。SPR 能够灵敏地反映距离传感芯片表面约 150 nm 范围内折光率的变化。SPR 的响应值（response unit，RU）反映了 SPR 角度的改变，直接与芯片表面附近的质量浓度变化成正比，且依赖于温度。对于给定分子量的分子，RU 值与传感芯片表面的分子数量成比例关系。1 RU 大致相当于芯片表面结合物质的浓度改变了 1 pg/mm^2。

为了研究两个分子的相互作用，其中一个分子被固定到芯片表面（ligand，配体），而另一个分子以溶液的形式连续流过表面（analyte，分析物）。实时检测的 RU 值的变化可以用传感图（sensogram）来表征，用响应值对时间做曲线，描述分子间实时相互作用的全过程，包括动态的结合和解离。在 Biacore 分析过程中，传感图实时显示在由软件控制的计算机屏幕上（图 7-2）。

三、Biacore 技术的优越性

（1）通过控制配体的偶联来调节各种不同样品，分子水平层面上直接实时地检测分子之间的相互作用，进行不同目的的研究。

（2）无需任何标记（即无需同位素、酶标或荧光物的标记），保持了生物分子的活性。Biacore 适用于研究任何形式的相互作用，甚至无需进行样品的纯化，同时样品消耗量低。

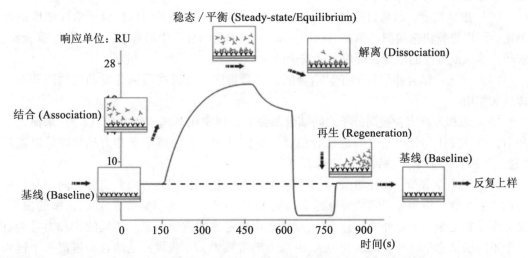

图 7-2　Biacore 实时检测分子相互结合/解离的过程的传感图

（3）实时分析和记录整个反应的结合与解离过程，获得高质量高灵敏的数据，提供了反应的动态过程，同时测量周期短也是其他技术无法比拟的。

（4）在一个多聚物结合反应中，每一步的相互作用都可分别记录下来进行区分和辨析，从而为研究多重结合分析和反应机理提供新的空间。

（5）除了检测动力学和亲和力，也可以检测结合热动力学（不同温度下的动力学），这也是其他技术不可比拟的。

（6）Biacore 系统原则上可以检测任何种类分子间的相互作用，从有机小分子到蛋白质、核酸、糖、脂类，甚至病毒颗粒和全细胞，应用范围广泛。由于 RU 值和质量浓度成正比（较大分子量产生较高的响应值）。Biacore 的分子量实际检测下限约为 100 Da，而新一代 Biacore T200 对有机分子无分子量下限。

（7）Biacore 既可以测定纯化的样品，也可以对复杂的混合物进行分析（如细胞培养液上清）。混合样品的结合过程受样品中结合反应物与固定在芯片表面上的分子结合的特异性决定。Biacore 还可以检测澄清、有色或者不透明样品。

（8）相对于一些传统的方法，Biacore 不仅能节省样品而且能进行快速大量样品分析或高通量筛选，从而节省大量的时间和劳力。其最大贡献表现在能提供其他方法无法得到的信息，研究并回答以前无法回答的问题。

四、Biacore 系统在生物医学研究中的应用

由于其特性，Biacore 系统在生物医学研究中有如下较为广泛的应用：

（1）特异性分析：目标分子和靶分子之间是否发生结合？特异性如何？例如药物靶点受体和哪个药物分子可以特异性结合。可以对前期筛选的结果进行交叉验证，例如酵母双杂交或者 Co-IP 的结果进行验证。

（2）多重结合分析：分析复合物形成的过程和顺序。例如，将多个蛋白质顺序流过

芯片决定复合物的参与分子和顺序。

（3）浓度测定：利用目标分子的结合属性，对不同条件下的目标分子活性浓度进行测定，可以进行快速检测。例如，利用 Biacore 技术检测食品中的毒素、添加剂、重金属、农药、杀虫剂等等的浓度，确保食品安全性。

（4）筛选：结合伴侣分子并对结合能力进行排序，可以在药物开发和生物制药中发挥巨大作用。

（5）亲和力测定：检测分子之间结合的强弱。通常用解离平衡常数（K_D）来衡量亲和力，描述配体和分析物之间的结合强度，单位是 M，数值越小亲和力越强。可以通过"稳态"或"动力学"两种方法获得 K_D 值。

（6）动力学分析：由于 Biacore 可以实时检测全过程，因此可以获得分子间相互作用的动力学参数，检测分子间结合（速率参数 K_a）和解离（速率参数 K_d）的速率的快慢。动力学常数是亲和力之外表征分子结合/复合物稳定性的重要信息。相同的亲和力可能有完全不同的动力学特征。而亲和力 K_D 由动力学常数 K_a/K_d 获得，是结合和解离两个过程的综合结果。由于 Biacore 可以测定一些参数，既可以定性分析又可以定量分析分子间的相互作用，和其他方法相比（例如 pull-down 或者 Co-IP）有着其特定优势。Biacore 研究发现，相同的亲和力可能有不同的动力学和不同的功能。例如，在药代动力学中，较快动力学特征（快结合慢解离）的药物，较低剂量就可以达到饱和，但需要多次给药；而较慢动力学（慢结合慢解离）的药物需要高剂量实现饱和但药效持续时间久。同时 Biacore 研究表明不同的结合与解离速率（K_a/K_d）反映了不同的作用机制，也反映了分子不同的功能与结构特征。

（7）分子结合的温度与热动力学特征：由于 Biacore 样品池和 IFC 可以调整温度（Biacore T200 可调温度是 4~45℃），可以在不同温度下进行动力学分析，获得动力学常数和亲和力与温度之间的关系。热力学分析还可以获得范德霍夫和艾琳图以及相关热力学常数。

（8）结构与功能关系分析：Biacore 可提供分子间相互作用的动态信息，动力学数据能够将分子结构与功能关联起来，从而为生物分子的结构研究提供又一个极有价值的实验方法，更深刻地认识生命过程的动态机制。例如，通过监测蛋白质中单个氨基酸突变对此蛋白质与其他分子结合功能的影响，可鉴定此蛋白质的功能基团和其重要性。因为分子间的相互作用可在无标记及非纯化的条件下测定（可以认为生物分子是天然状态），因此 Biacore 也非常适合于研究生物分子由于不同的修饰（如甲基化或者乙酰化）而导致的功能变化。

（9）毒素和抗生素快速检测：利用分子互作的特异性，可以快速检测样本中的毒素和抗生素。

（10）生物分子特殊肽段及相关偶合分子的检测。

（11）病毒及致病分子蛋白及受体研究：例如病毒快速突变造成的抗药性研究发现，氨基酸突变造成解离速度加快，使 HIV 蛋白酶与抑制剂的亲和力下降。

（12）抗原表位作图：Biacore 可采用配对结合的方法进行表位作图，在芯片上固定一种抗体，将抗原结合到抗体上，然后流过第二种抗体检测其是否可以结合到抗原上。

Biacore 提供的无标记检测相比于基于标记检测具有很多优点。

（13）药物筛选及相关药物动力学实时检测：Biacore 可以进行高通量筛选药物和靶标分子结合的特异性和亲和力，快速得到结果和排序，进行后续的生物学实验筛选药物，进行药物设计和优化以及新药开发；同时可以进行药物动力学实时检测，指导药代动力学。

（14）抗体筛选：Biacore 可以用于抗体筛选，发现符合某种要求的抗体的细胞克隆，并在早期筛选中获得动力学信息，如哪些克隆能够产生合适的特异性抗体或者哪些抗体具有符合特定要求的动力学或者亲和力性质。

（15）免疫原性检测：免疫原性检测回答药物是否在接收着体内引起足以降低药效的免疫反应。在芯片上固定药物分子，利用 Biacore 技术检测免疫原性。

Biacore 已广泛地用来分析生物分子相互作用的反应动力学、亲和力、结合位点和反应物浓度等信息，对生物医学的基础研究和应用开发都有巨大的贡献。

（范成鹏）

第二节　生物大分子结构模拟

生物大分子是指生物体内构成主要活性成分的各种相对分子量较高的有机分子。常见的生物大分子包括蛋白质、核酸、脂质和糖类。生物大分子往往具备复杂的结构，并且它们在体内的运动和变化体现着重要的生命功能，如参与物质和能量代谢、复制和传递遗传信息、控制胚胎分化和生长发育、维持机体内环境稳定以及产生免疫防御功能等等。

生物大分子结构模拟，又称为生物大分子结构预测，是指以计算机、网络为工具，综合运用数学和信息科学的理论、方法和技术，模拟或仿真生物大分子的结构和运动的微观行为，其核心是测定生物大分子复合体的空间结构、精细结构以及结构的运动，阐明其相互作用的规律和发挥生物功能的机制，从而揭示生命现象的本质。

20 世纪 80 年代以来，分子结构模拟技术的迅猛发展为生物大分子的研究提供了一种崭新的手段，使科研工作者对生物大分子样品结构解析的速度大大提高。例如，人类在1959 年解析第一个蛋白质结构时用了整整 22 年的时间，而到 2003 年，中国科学院解析出 SARS 病毒蛋白质的结构只用了不到 3 个月的时间。

本章以蛋白质、核酸分子为例，简要阐述生物大分子结构模拟技术的基本工作原理，同时通过对一些常用在线工具或生物大分子结构分析软件的介绍，对该技术在蛋白质和核酸的结构预测和模建、结构与功能关系分析应用方面加以具体说明和展望。

一、蛋白质分子结构模拟

（一）蛋白质分子的结构及结构预测的方法

生物体内几乎所有的生命活动主要是由蛋白质来完成的，而蛋白质的功能与它的结构密切相关。蛋白质的分子结构一般可分为四个层次，即一级、二级、三级和四级结构。蛋白质的一级结构是指蛋白质分子中氨基酸的连接方式和排列顺序。蛋白质的二级结构是指蛋白质分子中多肽链本身的折叠方式，即肽链骨架原子氨基氮和碳原子的相对空间位置，主要包括 α-螺旋、β-折叠、β-转角和无规则卷曲。由于分子量很大，一个蛋白质分子可含有多个或多种二级结构，它们依靠分子内形成的氢键维持稳定。二级结构的肽链进一步折叠、卷曲可形成复杂的三级结构，即肽链中全部氨基酸残基的相对空间位置。稳定蛋白质三级结构的化学键有离子键、氢键、二硫键、范德华力以及非极性的疏水相互作用等。蛋白质四级结构是指在三级结构基础上两条或多条多肽链以特殊方式结合形成的有生物活性的蛋白质结构。例如，血红蛋白是由两条 α-链和两条 β-链组成的聚合体，这些多肽链称为亚基或亚单位。

蛋白质一级结构是空间结构的基础，特定的空间构象主要是由蛋白质分子中肽链和侧链基团形成的次级键来维持。在生物体内，蛋白质的多肽链一旦被合成，即可根据一级结构的特点自然折叠和盘曲，形成一定的空间构象。一级结构相似的蛋白质，其基本构象及功能也相似。例如，不同种属的生物体分离出来的同一功能的蛋白质，其一级结构只有极少的差别，而且在系统发生上进化位置相距愈近的差异愈小。蛋白质的二级、三级和四级结构统称为高级结构，是蛋白质功能多样性的结构基础。蛋白质多种多样的功能与各种蛋白质特定的空间构象密切相关，蛋白质的空间构象是其功能活性的基础，构象发生变化，其功能活性也随之改变。蛋白质变性时，由于其空间构象被破坏，故引起功能活性丧失，变性蛋白质在复性后，构象复原，活性即能恢复。

研究蛋白质的结构意义重大，分析蛋白质结构、功能及其关系是蛋白质组计划中的一个重要组成部分。研究蛋白质结构，有助于了解蛋白质的作用，了解蛋白质如何行使其生物功能，认识蛋白质与蛋白质（或其他分子）之间的相互作用，这无论是对于生物学还是对于医学和药学，都是非常重要的。对于未知功能或者新发现的蛋白质分子，通过结构分析，可以进行功能注释，指导设计进行功能确认的生物学实验。通过分析蛋白质的结构，确认功能单位或者结构域，可以为遗传操作提供目标，为设计新的蛋白质或改造已有蛋白质提供可靠的依据，同时为新的药物分子设计提供合理的靶分子结构。

关于蛋白质结构领域的研究方法主要分为两大类：其一是利用实验方法来预测，内容包括 X-射线单晶衍射、二维及多维核磁共振谱（NMR）、电子晶体学以及电镜三维重组、中子衍射等等。其二则是分子模拟方法，即利用计算机的计算，依据理论和已知的序列信息来预测，预测的方法则包括同源建模法（homology modeling）、折叠识别法（folding recognition）以及从头计算法（Ab initio）三种（图 7-3）。

1. 同源建模

同源建模法，又叫比较建模法（comparative modeling）或是知识基础建模法（knowledge-base modeling），是根据同源蛋白质三级结构的保守性超过蛋白质序列保守性的理论而建立的。在蛋白质序列一致性（identity）大于 30% 的前提下，一个未知结构的蛋白质可以利用一个或一个以上与其相关的结构来建立其三维结构。对蛋白质数据库 PDB 的分析可以得到这样的结论：任何一对蛋白质，如果两者的序列等同部分超过 30%，则它们具有相似的三维结构，即两个蛋白质的基本折叠相同，只是在非螺旋和非折叠区域的一些细节部分有所不同，说明蛋白质的结构比蛋白质的序列更保守。如果两个蛋白质的氨基酸序列有 50% 相同，那么约有 90% 的 α 碳原子的位置偏差不超过 3%。这是同源建

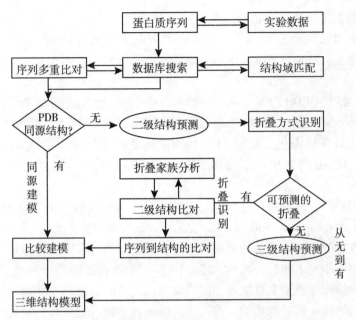

图 7-3 蛋白质结构分子模拟的三种方法

模方法在结构预测方面成功的保证。

（1）同源建模的步骤。

步骤 1：搜寻数据库及选择模板（templates）。

同源建模法的第一个步骤是搜寻蛋白质及结构数据库，例如 Swiss-Prot，PDB，SCOP 等，期望能在与未知结构蛋白质（target）有序列相关的蛋白质中，获得一个或一个以上具有三维结构的蛋白质作为模板（template）。常用的蛋白质结构数据库包括：

① PIR 和 PSD。

PIR 国际蛋白质序列数据库（PSD）是由蛋白质信息资源（PIR）、慕尼黑蛋白质序列信息中心（MIPS）和日本国际蛋白质序列数据库（JIPID）共同维护的国际上最大的公共蛋白质序列数据库。所有序列数据都经过整理，超过 99% 的序列已按蛋白质家族分类，一半以上还按蛋白质超家族进行了分类。PIR 和 PSD 的网址是：http：//pir. georgetown. edu/。

② Swiss-Prot。

Swiss-Prot 是经过注释的蛋白质序列数据库，由欧洲生物信息学研究所（EBI）维护。数据库由蛋白质序列条目构成，每个条目包含蛋白质序列、引用文献信息、分类学信息、注释等，注释中包括蛋白质的功能、转录后修饰、特殊位点和区域、二级结构、四级结构、与其他序列的相似性、序列残缺与疾病的关系、序列变异体和冲突等信息。利用序列提取系统（SRS）可以方便地检索 Swiss-Prot 和其他 EBI 的数据库。Swiss-Prot 只接受直接测序获得的蛋白质序列，序列提交可以在其 Web 页面上完成。Swiss-Prot 的网址是：http：//www. ebi. ac. uk/swissprot/。

③ PROSITE。

PROSITE 数据库收集了有生物学显著意义的蛋白质位点和序列模式，并能根据这些位点和模式快速和可靠地鉴别一个未知功能的蛋白质序列应该属于哪一个蛋白质家族。PROSITE 的网址是：http：//www. expasy. ch/prosite/。

④ PDB。

蛋白质数据库（PDB）是国际上唯一的生物大分子结构数据档案库，由美国 Brookhaven 国家实验室建立。PDB 收集的数据来源于 X-射线晶体衍射和核磁共振的数据，经过整理和确认后存档而成。目前 PDB 数据库的维护由结构生物信息学研究合作组织（RCSB）负责。RCSB 的 PDB 数据库网址是：http：//www. rcsb. org/pdb/。

⑤ SCOP。

蛋白质结构分类（SCOP）数据库详细描述了已知的蛋白质结构之间的关系。SCOP 的网址是：http：//scop. mrc-lmb. cam. ac. uk/scop/。

同源建模方法假设两个同源的蛋白质具有相同的骨架，其首要条件是模板蛋白质序列与未知结构蛋白质序列之间的一致性大于 30%，如果两者之间的序列相似程度大于 30% 以上，则它们的结构在理论上可能属于同一家族，也可能是由同一种蛋白质分化而来，故具有相似的空间结构或相近的功能。当可作为模板的结构有很多时，则从这些结构中选择出最适当的结构作为模板，如果目标蛋白质无法找到和其序列相似度高的其他参考性蛋白质，也可利用统计的方式设法找出可供作为模板的参考性蛋白质。但如果实在找不到这样的模板，则无法运用同源建模法。

步骤 2：比对目标蛋白质分子和参考蛋白质分子的氨基酸序列，产生未知序列和模板序列最可能的完整比对。

这是整个程序中最关键性的步骤，对齐两个蛋白质分子间氨基酸序列，即决定目标分子序列中对应于参考蛋白质核心分子骨干以及分支链的各个段落，对产生正确蛋白质结构有关键性的影响。一般相同种源的蛋白质分子间具有结构守恒的特性。当序列相等百分比值愈高表示参考蛋白质分子相似性愈高。结构非守恒区多发生在松散的分支链及分子表面上。序列模拟程度愈高愈容易找到对齐两序列的参考点。当序列模拟程度大于 50% 时，很容易将两序列对齐。可以利用已发展出的程序，例如：BLAST、Modeler、Profile-3D 等，自动对齐两氨基酸序列。模拟程度低于 50% 时，则需更加充分的数据或实验配合才能得到可靠的对齐序列。在进行序列模拟的比对时，主要困难之处在于确认序列中适当的基准点。这些基准点必须同时存在于参考和目标蛋白质分子氨基酸序列之中，并具有结构和功能上的重要性，这些基准点提供两蛋白质分子正确的结构对应关系。找寻基准点的方法有：将参考及目标蛋白质分子与同种源内其他蛋白质分子序列排列比对，以各序列对应相同的序列段落作为基准点，再将比对的参考蛋白质分子的结构重叠，确认出双硫键的位置，或进行特定位置的氨基酸更换，或对参考和目标蛋白质分子做生物活性测量实验等，都有助于基准点的确认。在对齐两氨基酸序列时，只有在转折区和松散分支链的区域内才可进行氨基酸段落的插入、删除和替换，而疏水性的氨基酸大多限制在蛋白质分子核心部分的分子骨干上。当模拟程度小于 25% 时，要将两氨基酸序列对齐是相当困难的，需利用其他方法辅助寻找足够数目的基准点，来建立两序列合理的结构对应关系，包括决定序列一级结构式样、光谱实验分析估计二级结构单位的数量、预测二级结构和蛋白质折叠识别及分类等。当模拟程度低于 10% 时，使用先验式方法以能量函数计算出可能的分子构形。当模拟程度很低时，可以同时找几个合理的氨基酸序列对齐的方式，再根据这几个对齐的方式建立几个分子模型，然后再以实验或蛋白质特性来筛选出一个合理正确的模型。

步骤 3：构建目标蛋白质的核心部分，即以模板结构骨架作为模型，建立目标蛋白质的骨架模型。

以模板蛋白质分子核心部分的分子骨干结构为基础，将氨基酸换成目标蛋白质分子对应位置的氨基酸。在核心部分分子骨干上，氨基酸更换只会改变分子二级结构的相对位置和取向，不会影响三级折叠结构的一般特性。通常在这个区域要做间断区的插入或氨基酸删除的概率很小，经修改后可再利用位能函数来调整各氨基酸的位置。为避免造成分子核心部分分子骨干结构的重大改变，这部分的修改是对氨基酸分别逐一进行的。

步骤 4：构建目标蛋白质的侧链。

可以将模板相同氨基酸残基的坐标直接作为目标蛋白质的残基坐标，但是对于不完全匹配的残基，其侧链构象是不同的，需要进一步预测。侧链坐标的预测通常采用已知结构的经验数据，如 ROTAMERS 数据库。ROTAMERS 含有所有已知结构蛋白质中的侧链取向，按下述过程来使用 ROTAMERS：从数据库中提取 ROTAMER 分布信息，取一定长度的氨基酸片段（对于螺旋和折叠取 7 个残基，其他取 5 个残基）；在目标蛋白的骨架上平移等长的片段，从 ROTAMER 库中找出那些中心氨基酸与平移片段中心相同的片段，并且两者的局部骨架要求尽可能相同，在此基础上从数据库中取局部结构数据。

步骤 5：构建目标蛋白质的环区。

在第 2 步的序列比对中，可能加入一些空位，这些区域常常对应于二级结构元素之间的环区，对于环区需要另外建立模型。一般也是采用经验性方法，从已知结构的蛋白质中寻找一个最优的环区，拷贝其结构数据。如果找不到相应的环区，则需要用其他方法。

步骤 6：三维分子结构的验证和优化。

利用同源建模方法建立分子模型之后，其正确性必须和该蛋白质已知的实验数据做一致性的比较来加以评估，即能够和 X-射线晶体衍射或是 NMR 光谱实验分析结果以及蛋白质其他已知实验数据相匹配。例如，与溶剂分子的接触性，二级结构单位的堆积密度，疏水性或亲水性，电荷分布或极性氨基酸的位置，分子静电位场分布和溶解自由能等实验测量值都有助于检验预测的分子模型是否合理。在这个模型中可能存在一些不相容的空间坐标，因此需要进行改进和优化，如利用分子力学、分子动力学、模拟退火等方法进行结构优化。

（2）同源建模法的限制。

①蛋白质结构数据库中可供作参考的蛋白质结构有限。

②不能预测蛋白质可能产生的新的折叠方式。

③在简化位能函数及提供计算效率及处理溶剂效应方面仍有待努力。

④经同源建模预测所得到的蛋白质结构模型，通常含有一些不合理的原子间接触，需要对模型进行分子力学和分子动力学的处理，消除模型中不合理的接触。

⑤模型中有些键长、键角和二面角也有可能不合理，也需要检查评估。

⑥经同源建模法出来的模型可能会偏向模板，而非真正结构。

⑦在预测拥有极高序列相似性的蛋白质的核心结构（core structure）时能发挥良好的作用，但在预测蛋白质表面结构时就不那么成功了。

⑧在预测同种类蛋白质时，至少其同族性的其他蛋白质 X-射线晶体衍射或 NMR 数据必须已知。

⑨序列相似度很低时，就无法预测或预测的结果可信度很低。

2. 折叠识别

许多蛋白质的氨基酸序列大不相同，但是却拥有极为相似的三维结构，同源建模法便不适用了。在这种情况下，折叠识别法便应运而生。此方法的原理为：给予一个序列及一些蛋白质的结构（或结构的片段），然后计算出这个序列最有可能折叠成为哪一个结构，将氨基酸序列和立体结构在空间中的位置做排列，借着适当的计分方法，计算这样排序的得分，凭着得分的高低，判断序列是不是会折叠成为这样的立体结构，这种计算序列与结构之间的排序过程称为串线（Threading）。串线结构分析是试图把未知的氨基酸序列和各种已存在的三维结构相匹配，并评估序列折叠成那种结构的合适度，也就是把目标蛋白序列与蛋白质数据库中所有的蛋白质结构进行逐一比对。串线法最适用于折叠（fold）的识别，而不是模型的建立。它是快速用未知序列的氨基酸侧链替换已知序列中的氨基酸位置。Jones 等首先从蛋白质结构数据库中挑选蛋白质结构建立折叠子数据库，以折叠子数据库中的折叠结构作为模板，将目标序列与这些模板一一匹配，通过计算打分函数值判断匹配程度，根据打分值给模板结构排序，其中打分最高的被认为是目标序列最可能采取的折叠结构。串线方法的难点在于序列与折叠结构的匹配技术和打分函数的确定。

3. 从头计算

"从头计算"方法源于 Anfinsen 的"最低自由能构型假说"。前述两种方法是用已知结构的蛋白质为模板来构建新的结构，而"从头计算"不需要模板，它是以物理为基础来研究蛋白质的折叠方法，怎样设计适当的能量函数，怎样找到相应的最低自由能是这种方法的关键。通过理论计算（如分子力学、分子动力学计算）进行结构预测。该类方法假设折叠后的蛋白质取能量最低的构象。从原则上来说，我们可以根据物理、化学原理，通过计算来进行结构预测。但是在实际中，这种方法往往不合适。主要有几个原因，一是自然的蛋白质结构和未折叠的蛋白质结构，两者之间的能量差非常小（1 kcal/mol 数量级），二是蛋白质可能的构象空间庞大，针对蛋白质折叠的计算量非常大。另外，计算模型中力场参数的不准确性也是一个问题。

（二）蛋白质结构预测方法的应用条件与范围

目前的研究工作尚未达到直接从蛋白质的序列就可以预测出其高级结构的水平，可以进行的工作大体上可以分为以下几类：

（1）在已知结构（如晶体结构）的基础上利用分子动力学方法研究蛋白质分子、核酸分子或复合物的动态性质。

（2）利用能量优化或分子动力学方法对结构模型进行优化（以消除某些不合理之处）。

（3）结合 X-射线或 NMR 数据或其他的实验数据建立蛋白质的整体结构模型。

（4）在上述条件均不符合的情况下，根据一级结构进行二级结构预测，准确度小于65%。

（5）在已知二级结构的基础上（二级结构预测的准确度是目前一个难以逾越的障碍）进行片段堆积，根据从已知结构得出的一些规则进行筛选，挑选可能的结构，往往得到多种可能性，尚不能得到唯一的正确堆积方式。

（6）建立复合物或多聚体的结构（在单体结构已知的情况下），参考复合物或聚合物本身的性质，利用几何匹配和最大接触面积规则进行。

（三）用同源建模服务器 SWISS-MODEL 进行蛋白质三维结构预测

SWISS-MODEL（http：//swissmodel.expasy.org）是日内瓦生物医学研究所建立的分子建模服务系统，采用一系列工作软件，从经典的布鲁克海文蛋白质结构数据库（Brookhaven PDB）中提取蛋白质查询序列的模拟结构信息，用具有蛋白质序列相似性的已知结构蛋白来建立未知结构蛋白的分子模型。SWISS-MODEL 不仅能够产生一系列蛋白分子模型，而且与 SWISS-2DPAGE 等数据库建立了数据整合连接，扩大了服务系统的功能。

蛋白质分子建模在新基因的结构和功能研究、蛋白质工程和计算机辅助新药设计等领域具有指导作用，它提供了十分重要的参考信息。虽然目前分子建模的实验基础数据有待充实（已知结构蛋白尚不够多），建模方法有待完善，而且建模运作系统需要昂贵的计算机硬件和软件，限制了建模的推广应用，但分子建模发展仍然十分迅速，有广阔的发展前景和不可估量的指导作用。

SWISS-MODEL 是建立在已知生物大分子结构基础上的分子建模自动服务系统，为全世界的生物化学和分子生物学研究人员提供方便可行的网上免费服务，从而不受昂贵的计算机硬件和软件的限制，极大程度地发挥了指导分子生物学实验和提供参考信息的作用。

SWISS-MODEL 的工作程序是一个两步过程。"First Approach mode" 模式，先用来决定序列能否被建模。当序列提交后，SWISS-MODEL 将其与晶体图像数据库（ExPDB）比较，只有当 ExPDB 中存在与目标序列充分相似的同源序列时才被接受建模。如果这一步在 ExPDB 中找到了一个或多个合适的同源物，则会建立一个原始模型，并将结果由电子邮件返回。这些结构能再提交给 SWISS-MODEL 的 Project（optimise）mode 模式，利用其他知识如生物化学信息，来修正提出的结构模型。

SWISS-MODEL 提供了五种不同的模式来进行同源模型构建工作。

First Approach mode 首选模式：这是一种全自动模式。在这种模式下，你只需提供拟进行分子建模的未知结构的蛋白序列（以 RAW、SWISS-PROT、FASTA 或 GCG 格式提交），服务器将自动进行模型构建工作。构建的结果将通过电子邮件发送给用户，包括最后以 PDB 格式存储的序列三维模型。

Alignment Interface 比对模式：该模式允许用户递交自己的多序列比对，然后再交由服务器进行模型构建工作。该模式支持的多序列比对格式包括 FASTA、MSF、CLUSTALW、PFAM 和 SELEX。比对必须至少包括目标序列和来自 ExPDB 数据库的模板序列。

Project（optimise）mode 项目、优化模式：如果不满足于上述全自动模式，则可以选择优化模式。该模式需要一个项目文件，而该项目文件只能通过客户端工具 Swiss-PDB Viewer，然后再使用该程序对比对序列进行重新构建，包括手工修改比对结构等。最后再将项目文件传给服务器进行模型构建。

Oligomer modeling 寡聚蛋白模型构建模式：该模式目前只能通过项目、优化模式进行，这一模式弥补了首选模式中只能提交单个目标序列，不能同时预测含两条及以上目标序列蛋白的三维结构的不足。使用该模式必须确保查询序列与模板蛋白具有相同的四级结构。

GPCR mode G 蛋白偶联受体模式：专门对 7 次跨膜 G 蛋白偶联受体的结构预测。

（四）InsightII 蛋白质三维建模

Accelrys 公司的 Insight Ⅱ 三维图形环境软件包，集成了从生物分子结构功能研究到基于靶点药物设计的全套工具，是生物学家从事理论研究和具体实验方案设计的助手。Insight Ⅱ 针对生命科学应用，提供生物分子及有机小分子建模和显示工具、功能分析工具、结构改造工具、动力学模拟工具等，帮助研究人员在实验前全面了解生物分子的结构与功能，从而有针对性地设计实验方案，提高实验效率，降低科研成本。Insight Ⅱ 在揭示蛋白质结构功能关系、生物分子结构模拟与动力学计算、基于靶点药物设计、抗体设计、酶工程、生物分子间的相互作用（包括蛋白质与蛋白质、蛋白质与肽、蛋白质与核酸、蛋白质与有机小分子）、生物分子核磁共振、功能基因组以及蛋白质组等方面有着广泛的应用。该软件包含有 Homology，即蛋白质同源模建模块。根据蛋白质的氨基酸序列在 PDB 库中搜索同源蛋白质模板，预测、模建此蛋白质的三维结构。还可以做蛋白质及核酸的序列比对（两两对比或多重序列对比）、多个蛋白的三维结构比对、数据库同源搜索、环区搜索及模建、二级结构预测、蛋白质亲疏水性分析、结构模型优化、结构模型合理性评估和模拟突变研究等方面。用 Homology 模建的蛋白质模型可用于药物设计或作为 X-射线衍射和 NMR 实验中结构精修的起点。Homology 中模建的模型可用 Insight Ⅱ 软件包中其他程序进行结构精修和分析。

二、核酸分子结构模拟

DNA 分子的结构和功能是现代生物学研究的基本范畴，在大量的教材和文献中有详尽的介绍，在这里我们不展开讨论。

RNA 是地球生命进化过程中比 DNA 更早出现的生物大分子之一，但长期以来由于人类认识的局限性以及研究技术手段的限制，RNA 在很长一段时间里被认为仅仅是 DNA 和蛋白质之间传递遗传信息的中间分子。在 1982 年之前，RNA 被认为主要以三种形式存在，即 mRNA、tRNA 和 rRNA。其中 mRNA 包含编码功能基因的序列，直接指导蛋白质的合成；tRNA 连接密码子和 mRNA 指导氨基酸的合成；rRNA 作为结构支架承担着形成核糖体的功能。但是在 Tom Cech 第一次发现具有催化功能的 RNA 后，RNA 在生物大分子中的地位有了改观。人们越来越重视对 RNA 的研究，也更加深了人们对

RNA 功能探索的欲望。从那以后，许多 RNA 被发现参与基因的表达调控进而揭示了 siRNA 和 microRNA 等非编码 RNA 的重要功能，同时也给人们提供了一种研究基因功能的新方法。非编码 RNA（non-coding RNA，ncRNA）是指没有编码蛋白质功能的所有 RNA，它缺乏开放阅读框，常由编码蛋白质的基因反义转录而来，一般用同义词小 RNA（smallRNA，sRNA）表示。转录非编码 RNA 的 DNA 序列称为 RNA 基因或非编码 RNA 基因。tRNA 是我们最熟悉的非编码 RNA，它涉及基因表达的翻译过程。随着 20 世纪 90 年代以来许多新的非编码 RNA 的发现，它们的种类、数量和所发挥的多方面重要作用是我们以前难以想象的。以 microRNA 为代表的非编码 RNA 研究成为细胞生物学、发育生物学、神经生物学、分子免疫学等生命科学各个学科的研究热点和前沿。当前小分子干扰 RNA 已经成为研究调控基因表达的常用技术手段，用这种技术研发新的小分子治疗药物，具有很好的前景。因此，RNA 研究不论从基础研究还是从应用前景来看都是十分重要的研究领域。

（一）RNA 的结构

结构分析是了解和研究生物大分子功能的前提。对于研究 RNA 的功能也是如此，预测其结构有助于我们深入了解 RNA 作用的机制和功能，同时也为我们了解突变和抑制的机理打下了重要的基础。此外，RNA 结构的稳定性对 RNA 行使功能至关重要。

我们可将 RNA 的结构分为三个层次，即一级结构、二级结构和三级结构。RNA 分子的一级结构主要是指构成 RNA 的核苷酸组成和排列顺序。对于各种 RNA 分子一级结构而言，相互间的差别主要就在于所含碱基的组成、数量以及碱基的排列顺序上。构成 RNA 的含氮碱基有四种，分别为腺嘌呤（A）、鸟嘌呤（G）、胞嘧啶（C）和尿嘧啶（U）。所以，只要将任意一个 RNA 分子看成由字符 A、C、G、U 组成的有限序列，就可以得到 RNA 一级结构的所有有用的信息。RNA 二级结构是 RNA 一级结构在生物体特定理化环境下形成的基本结构单元，是构成 RNA 高级结构的基本元件。我们研究 RNA 分子的结构，同其他生物大分子一样，最终要了解 RNA 的三级结构，但是如何获得三级结构是一个非常困难的问题。对于 RNA 的三级结构分析主要采用生物化学和生物物理学方法，这些方法不仅费时费力，而且只能用于小分子 RNA 的研究，对于大分子 RNA 的研究这种方法就显得相当困难。由于多数 RNA 含有的碱基数目达 10^3 以上，依靠传统实验手段很难给出它们特定的结构。因此，借助计算机来预测 RNA 的结构是一种方便经济的手段。

（二）RNA 二级结构的预测方法

相对于 RNA 一级结构，在许多研究中，RNA 二级结构连同更高级结构被作为 RNA 的表型特征来描述，以表明它与其基因型即 RNA 序列的不同。近些年来，关于 RNA 分子二级结构的研究一直很活跃，给出了不少成熟的预测方法，并根据这些预测方法开发出许多在线工具（表 7-1），其中最常用的是基于热力学的预测方法和基于系统发生学的预测方法。

表 7-1　　　　　　　　　　　　　　一些常用的 RNA 二级结构在线分析软件

RNA draw	RNA 二级结构分析软件
RNAstructure	Unix 平台软件 mfold 的 for Windows 版本
PseudoViewer	RNA 二级结构显示软件
RNAshapes	分析 RNA 二级结构软件
RnaDv	RNA 二级结构显示软件

1. 基于热力学的预测方法

（1）定义与内容。

这类预测方法是以分子热力学原理为基础，即当 RNA 处于稳定的环境中时，自由能最低的结构是最稳定的。因此，我们可以通过动态编程算法来计算不同构象的自由能，找到最低自由能的构象，从而预测 RNA 的二级结构。在没有足够多个同源 RNA 序列的情况下，只能采用这类方法进行预测。设计热力学参数对碱基对、环的长度和其他特征进行估算而得出合适的结构是这类预测方法的核心思想。现在的许多预测软件从这个原理开发并得到改进（图 7-4）。

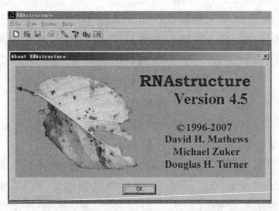

图 7-4　基于热力学原理的 RNA 二级结构预测软件

单链的 RNA 分子通过自身回折，使链中 A 和 U，G 和 C 之间分别配对，形成多端的双股螺旋区即为 RNA 的二级结构，二级结构中的碱基分为两类，没有与别的碱基匹配形成氢键的称为自由基（free base），否则称为匹配基（pair）。假定真实的 RNA 会折叠成一个具有最小自由能的二级结构，而二级结构中的每段模体（motif）都有相应的自由能计算方法，一般茎区（含匹配基）的自由能为负值，环区（含自由基）的自由能为正，茎区越长其自由能越小。因此，可以近似地认为，配对的碱基使自由能降低，没有形成配对的碱基使自由能升高。

（2）优点和局限性。

对于热力学预测方法，假设体内环境为理想的恒定状态，则自由能最低的构象即是最稳定的构象。但是，生物体的生长和发育等生命活动过程中，体内环境会受到外部环境的影响。其次，利用动态编程算法求解最低自由能的计算是一个从简单到复杂、从局部到全局的递归计算过程。这一过程没有考虑到 RNA 二级机构中个别元件可能存在的远程相互作用，因而也就没有考虑到该作用对自由能的影响。

2. 基于系统发生学的预测方法

在生物同源分子中，结构保守性一般大于序列的保守性，在蛋白分子中即是如此。在 RNA 分子中，这一点体现得尤为明显，如绝大多数 tRNA 分子的二级结构都是三叶草形结构，三级结构呈倒 L 形状，而它们的一级序列却存在部分差异。基于这一点，提出了基于系统发生学的预测方法。

（1）定义与内容。

系统发生学的预测方法是根据进化和系统发生（phylogeny）的原理，通过比对多个同源 RNA 序列中的共有二级结构信息来预测目标 RNA 的二级结构。在具有多个同源 RNA 序列结构的情况下，其预测的准确性超过基于热力学的预测方法。即通过多重序列比对，共同序列通常具有共同的结构，实际上这是一种同源建模的方法。

（2）优点和局限性。

尽管基于系统发生学的预测方法准确性较高，但是它的主要局限性在于如果没有足够数量与目标 RNA 序列同源的 RNA 序列，则无法应用这种方法进行 RNA 二级结构的预测；另外，在建立 RNA 二级结构模型的过程中，往往只考虑主要因素诸如 RNA 碱基的匹配（match）、插入（insert）、跳过（skip）等情况，而假节结构、碱基错配以及长程相互作用的情形则忽略不计。

（王适群）

第三节　实验：Biacore 的基本操作

【目的与原理】

了解 Biacore 技术的基本操作。

Biacore 的基本实验流程，主要是配体偶联→进样→再生。分析物（analyte）是指流动相中"流经"芯片表面的分子，配体（ligand）定义为"固定"于芯片表面的生物分子。Biacore 实验的第一步就是偶联配体，即将配体直接或者间接地固定于芯片表面。直接偶联是指将配体共价偶联于芯片表面，常采用氨基偶联的方法。间接法利用捕获的方式，将捕获分子共价偶联于芯片表面，捕获分子在每个循环过程中通过亲和作用偶联配体。配体偶联之后，进行了表面测试，就可以开始样品进样，基本过程是分析物进样后，以恒定的流速和浓度流过芯片表面，样品中的待分析物与固定在芯片表面上的配体发生结合，芯片表面物质的质量发生改变，仪器记录下对应的 RU 值相应发生改变。进样结束后，切换缓冲液流过芯片表面，分析物从配体上自发解离的进程由 RU 值实时监控。完成了样品进样后，需要将自发解离但仍结合于配体的分析物彻底洗掉（以便下一次的另外浓度的同一分析物或者其他分析物样品进样），同时保留了配体的结合活性，这一个步骤称之为芯片再生（regeneration）。

对运行的缓冲液也有要求，必须经过 0.22 μm 缓冲滤膜过滤并且抽气（第二天使用必须重新过滤脱气）。大多数常用的缓冲液都适用于 Biacore，须根据结合活性来选择最适的缓冲液。如果可能的话，在仪器运行缓冲液中加入表面活性剂 P20（浓度为 0.05%v/v）避免生物分子和管道的非特异性吸附。另外该研究分子是否需要特殊的添加剂或者样品中是否需要有机溶剂处理以增加溶解度（如 DMSO）则需要查阅仪器手册检测试剂和仪器的兼容性。

在本次实验中，将学习如何开启设备、正确放置试剂和缓冲液以及样品、取放传感芯片和样品架、冲洗系统流路、响应信号归一化、关闭系统等。当系统更换传感芯片或者缓冲液后，必须运行 Prime（冲洗）程序，Prime 时缓冲液会冲洗整个流路系统，为下一步的实验做准备。

【仪器与试剂】

（1）仪器：美国 GE Biacore T200；

（2）CM5 传感芯片；

（3）HBS-EP 缓冲液。

【方法与步骤】

1. 启动系统

（1）打开 Biacore T200 仪器、电脑和备用电源的电源。Biacore T200 的电源开关位于系统背面的左下角。如果仪器从关闭状态开启，则 Biacore T200 上的 SPR 检测器的温度需要大约 40 min 才能稳定。这时，仪器面板上的黄色指示灯（Temperature）不再闪烁。

（2）从冰箱中取出传感芯片，以及新鲜配制和经 0.22 μm 滤膜过滤的缓冲液（如 HBS-EP），平衡至室温。

（3）双击打开 Biacore T200 控制软件：点击"Start→Programs→Biacore"，选择 Biacore T200 Control Software。控制软件启动后会自动与 Biacore T200 仪器建立连接，大概耗时 30 s。

2. 插入传感芯片并用缓冲液冲洗流路系统

（1）将盛有 HBS-EP 运行缓冲液的瓶子放在 Biacore T200 仪器左侧的缓冲液托盘上，并将标记有 A 的管子插入瓶底，盖上黑色的单孔盖，并将其他三支标有 B、C、D 的进液管固定于仪器左侧舱门内。在实验中，Biacore T200 可以支持最多四种缓冲液；只使用一种缓冲液时，进液管默认为 A 管。

（2）将一个 2 L 的废液瓶置于仪器右侧托盘上，连接上专用盖子；

（3）将装有 500mL 的 0.22 μm 滤膜过滤的超纯水的瓶子置于仪器右侧的托盘上，盖好带有隔垫的瓶盖，用于清洗移液针，将管子插入瓶子底部。

（4）在打开芯片舱插入芯片之前，须检查仪器中是否已装有一块芯片。如果在开机状态下，前方面板上的 Sensor chip 指示灯亮起，说明传感芯片已经装入仪器并与流路系统对接，则取出原芯片并插入一张新的传感芯片。

（5）如果仪器中没有传感芯片，则传感芯片舱门会弹开，控制软件会弹出"Insert Chip"对话框。如果是新芯片，在 Chip type 的下拉菜单中选择所用芯片类型（如 CM5）并且输入 Chip lot No 和实验相关信息；如果是已经使用过的芯片，选择 Reuse Chip，并在 Chip Id 下拉菜单中找到与之对应的芯片信息。

（6）将传感芯片插入舱内（注意插入方向为文字向上，箭头向上），然后轻轻推进芯片并关闭传感芯片舱门。

（7）在 Insert Chip 对话框中单击 Dock Chip。当芯片与 IFC 对接完毕，Biacore T200 系统会自动 Standby，使用 5 μL/min 流速的运行缓冲液自动冲洗流路系统。

（8）选择"Tools→Prime"（冲洗），用运行缓冲液冲洗流路系统，请遵照对话框中的说明操作。冲洗程序大概需要 7 min，完毕后请点击 Close。随后，仪器会自动切换到"Standby"状态。

3. 取出传感芯片

（1）如果仪器中已经有传感芯片，控制软件状态栏会显示 Running Standby，在取出传感芯片之前，选择"Tools→Stop Standby"以终止"Standby"状态。

（2）选择"Tools→Eject Chip"或者单击工具栏上的"Eject"按钮，会出现弹出芯片对话框，然后点击"Eject Chip"，这将清空 IFC 并断开 IFC 和传感芯片的连接，将芯片弹出，整个过程耗时大概 2 min。

4. 样品架和架子托盘

Biacore T200 可以使用三种不同的样品架用于放置试剂和样品：试剂架 1（Reagent Rack 1）试剂架 2（Reagent Rack 2）以及样品/试剂架（Sample and Reagent Rack）。试剂架 1 和试剂架 2 需要安装在一种可以拆卸的架子托盘上。这种架子托盘上同时还可以安装一块深孔或者浅孔的 96 孔板或者 384 孔板（适于高通量筛选）。样品/试剂架则直接固定于架子托盘上，无法拆卸。

可以在如下三种情况下取出架子托盘：

①程序运行前；

②向导（Wizard）编辑时；

③手动运行中（Manual Run）。

选择 Tools→Eject Rack，向内推动架子托盘下的白色弹钮弹出架子托盘，点击 OK 关闭样品舱门。

5. 信号归一化

（1）在使用一块新的芯片时，或者需要开展要求灵敏度高的分析如蛋白质-小分子结合时，建议运行归一化（Normalize）程序对 SPR 检测器进行微调校正。选择 Tools→More Tools，在 Maintenance Tools 下选择 Normalize，并点击 Start，然后按照随后对话框中的提示，点击 Next；

（2）在 7 mm 小瓶中装入至少 120 μL 的 BIA normalizing buffer，放置于编号为 R2F6 的位置。盖好可以穿透的橘色的瓶盖，并确保试剂架盖子扣合。将架子托盘沿滑轨水平推入，当听到咔的一声就表明托盘放置正确，点击 OK。

（3）点击 Start，启动归一化程序。该程序耗时大概 8 min，程序结束后，点击 Close。

6. 温度设定

选择"Tools→Set Temperature"，在"Analysis Temperature"中，可以对流动池中的样品检测温度进行调整，温度范围是 4~45℃。在"Sample Compartment Temperature"中，可以对样品舱温度进行调整，温度范围是 4~40℃。检测温度调整后，等待温度稳定后才能继续实验。

7. 关闭系统

由于 Biacore T200 比较精密和昂贵，不推荐频繁的开机和关机，所以一周之内可以 Standby，超出一周，要执行关机程序。同时应该定期进行 Desorb 和 Sanitize，以维持仪器的正常运行。日常彻底和仔细的维护对于保持仪器的性能和获得高质量的数据极为关键。Desorb 程序主要目的是去除系统管道中残留的样品以及沉积的盐类，推荐每周一次，以确保流路的清洁。Sanitize 程序的目的是除菌，防止管道中微生物生长导致堵塞，一般一个月一次即可。

关机之前检查样品舱内试剂架是否弹出以及维护芯片是否卡进，检查进样泵末端是否有渗漏、盐析和污染。执行关机程序：

（1）选择"Tools→Shut Down"。根据系统提示，按照步骤进行操作。

（2）准备一瓶经 0.22 μm 滤膜过滤的 70% 乙醇，将 ABCD 四根进样管插入其中，点击命令进行系统冲洗。

（3）换上 0.22 μm 滤膜过滤的超纯水，点击命令进行系统冲洗。

（4）将四根进样管拔出悬空，点击命令，排空系统内残余液体。

（5）打开右侧舱门，松开蠕动泵的管夹（下次使用前务必复位）。

（6）关闭系统电源，然后关闭 Biacore 控制软件。

（7）打开样品舱盖，擦洗进样针，倒掉废液瓶的废液。

（8）擦洗仪器的外罩，清理实验台。

【注意事项】

（1）每次使用的缓冲液都应使用超纯水新鲜配制并且 0.22 μm 滤膜过滤。

（2）对话框提示等待，需耐心等待，不应强行推进。

（3）由于 SPR 检测器的原理是记录光学折射，因此仪器运行中，不应推动仪器或者敲打仪器外壳或者其他引起仪器震动的行为。

（范成鹏）

第四节　实验：生物分子间的结合动力学分析

【目的与原理】

了解 Biacore 技术测定动力学与亲和力的基本原理，并掌握 Biacore 技术测定动力学与亲和力的方法与步骤。

测定相互作用动力学是 Biacore 最有特色的应用之一。生物分子间的结合力和动力学的测定需要检测梯度浓度的分析物。利用相互作用机制的数学模型拟合所得到的传感图可以获得动力学常数（结合和解离速率常数）；亲和力常数（K_D）可由稳态时的结合水平获得，也可以由动力学方法速率常数的比值计算获得，反映的是结合强度而不是结合速率。实践中可以由动力学或者稳态方法测定亲和力，很少由两种方法同时获得。有两种方法测定动力学和亲和力，一是单循环动力学，二是多循环动力学。两种方法都是基于检测多个浓度的分析物（一般为 5 个浓度）的结合数据：

（1）多循环动力学：每个循环只分析一个浓度的样品，在两个循环之间对传感芯片表面进行再生。由于需要整合分析所有浓度下的结合数据，因此优化再生条件十分重要，以确保各个循环（各个浓度）之间的传感芯片表面性质一致。

（2）单循环动力学：在一个循环中完成所有浓度的样品的进样和分析，两次样品（不同浓度）进样之间不需要再生。

两种方法都已经在 Biacore 系统中进行测试表明能够获得相同的结果。而且，只要样品进样时间足够达到稳态，两种方法都可以被用于稳态亲和力测定。单循环的方法是一种快捷的亲和力和动力学的检测方法，完成一次实验测定动力学或亲和力常数需要更少的时间，而且具有不需要摸索优化再生条件的优点，这可以显著降低检测法开发上的要求，并能够用于无法找到合适再生条件时的相互作用动力学测定。但是，单循环动力学测定中循环时间更长，因此这种方法对信号漂移（如在捕获法中配体的解离）更加敏感。不管是上述哪种方法，动力学和亲和力测定应该始终使用扣减参照后的数据，因此在传感芯片上设置参比通道。参比通道可能是空白的（没有偶联配体）、活化但封闭过的、或者使用不具有结合活性的生物分子以模拟配体通道的物理性质。

样品的制备是影响数据质量的一个关键因素。理想情况下，配体和分析物两者都应该是高纯度、性质单一，以简化对结果的解释，但作为配体的生物分子的性质要求更高。另外样品和运行缓冲液尽量使用相同的缓冲液，使得结合反应（进样阶段）和解离反应（进样结束后）发生在相同的环境中。另外，配体固定水平对于结果的质量非常重要。对于动力学分析，配体的固定量应该保持在较低水平，以使得分析物结合的最大响应值一般在 30~50 RU 甚至更低的范围。对于稳态亲和力测定不需要考虑物质迁移，配体固定量可以高于动力学分析。而在配体固定完毕后进行动力学或亲和力分析之前，分析物浓度范围的确定也是关键的因素之一，理想情况下，浓度应该覆盖解离平衡常数 K_D 上下较广的范围。通常，一个浓度范围如果能够让结果传感图有合适的分布就足够了。动力学分析需要梯度浓度的分析物，通常由样品母液通过连续稀释获得。使用精确校准的设备和采用仔细周详的样品制备步骤才有可能获得准确的浓度数值。除了准确的样品制备之外，正确的母液浓度值也十分重要。

在这章节中，将应用向导程序设置展示已经偶联配体到传感芯片和确定分析物的浓度范围、合适的运行缓冲液（如 HBS-EP）和再生条件后，开展多循环和单循环实验，完成动力学和亲和力的测定。

【仪器与试剂】

（1）仪器：美国 GE Biacore T200；

（2）偶联蛋白质 A 的 CM5 传感芯片；

（3）HBS-EP 缓冲液，10 mM Glycine-HCl（pH2.5）溶液以及蛋白质 B 溶液。

【方法与步骤】

设置多循环动力学：

（1）打开"New Wizard Template"，在 Assay 中选择"Kinetics/Affinity"，点击"New"。

在"Injection sequence"对话框中，Flow Path 选择 2-1（1 作为参比通道，2 已经偶联配体即蛋白 A），Chip Type 选择所用的芯片类型（如 CM5），点击 Next。

（2）在 Setup 对话框中，设置 Startup。在运行正式样品前，通常都会运行若干 Startup 循环，目的是在开始阶段模拟运行样品，以达到稳定的基线（Baseline）和系统状态。因此此时的样品一般用运行缓冲液代替分析物样品。在"solution type"中输入 Buffer，"Number of Cycles"设为 3，然后点击"Next"。

（3）在"Injection Parameters"对话框中，设置进样、解离和再生的相关参数。在"Sample"中，Contact time 是指分析物的进样时间，通常为 1~5 min。亲和力实验的 flow rate 必须大于 30 μL/min。Dissociation Time 是指解离时间，需要根据样品的情况设置。在 Regeneration 中，Solution 输入 regeneration scouting 结果中确认的再生条件，例如 Glycine-HCl pH2.5。然后点击 Next。

（4）在"Samples"对话框中填写样品的名称、分子量和浓度信息，如果是同一样品即使浓度不同，其名称也必须保持一致。注意在"concentration"中选择正确的浓度单位（如 20 nM）。此外，必须运行一个重复的浓度以检测实验的重复性。如果需要加入对照样品，可在下方的"control sample"中填入。点击 Next。

（5）在对话框中去掉"Prime before run"前的打钩，点击"Cycle run list"，确认实验中所有的循环是否正确，同时再次确认之前设定的 Analysis temperature 和 Sample compartment temperature。点击"Next"。

（6）按照控制软件对话框所示，下拉菜单中确定 Reagent Rack 类型，更换试管架型号，合并样品试管以及更换试管种类。

（7）样品准备：

①从试管架中的 A1 试管中取 226 μL 样品（分析物即蛋白 B），并取 HBS-EP 缓冲液 374 μL，置于试管中轻轻混匀，样品终浓度为 16 nmol/L，试管标记为 S6。

②从 S1 管中取出 300 μL 样品，并取 HBS-EP 缓冲液 300 μL，置于试管中轻轻混匀，样品终浓度为 16 nmol/L，试管标记为 S5。

③按照上述操作进行样品的梯度稀释，依次制备样品 S4（8 nmol/L），S3（4 nmol/L）和 S2（2 nmol/L）。

④取 200 μL HBS-EP 缓冲液置于试管，标记为 S1（0 nmol/L）。

⑤取一个空试管，加入 200 μL HBS-EP 缓冲液，标记为 Buf。

⑥取一个空试管，加入 200 μL Glycine-HCl pH2.5 再生试剂，标记为 Reg。

（8）上述样品快速离心。然后剪去所有试管的盖子，盖上对应的橡皮盖（如 GE 的橘色盖子）。将准备好的样品按照提示放置于样品架中的指定位置。点击 Next.

（9）检查仪器左右侧的托盘上的缓冲液的体积，然后点击 Start。

（10）保存方法和结果文件，结果文件保存为 Kinetic-data-AB.blr。实验开始进行。待程序运行完毕后进行数据分析。

单循环动力学基本操作步骤与多循环动力学类似，只是每个循环之间不需要再生，样品检测浓度从低到高连续检测，可以参照多循环动力学进行实验。

【注意事项】

（1）分析物的母液浓度需精确测定，同时梯度稀释应精确。

（2）稀释分析物的缓冲液应为运行缓冲液，避免溶剂效应。

（3）试剂架放置不同浓度的分析物样品，尽量遵从从低到高的原则。

（范成鹏）

第八章 膜片钳技术

第一节 膜片钳技术基本原理简介

20 世纪 80 年代初发展起来的膜片钳技术（patch clamp technique）为了解生物膜离子通道的门控动力学特征及其通透性、选择性等信息提供了最直接的手段。该技术的兴起与应用，使人们不仅对生物体的电现象和其他生命现象有了进一步的了解，而且对于疾病和药物作用的认识也得到及时的更新，同时还形成了许多病因学与药理学方面的新观点。

一、膜片钳技术的基本原理

早期的电生理技术起源于电压钳技术，并在其基础上逐步发展起来。电压钳技术主要是通过在短时间内保持细胞跨膜电位不变，观察膜电流在不同膜电位条件下的变化。目前电压钳主要用于巨大细胞电流的研究，尤其是在分子克隆领域卵母细胞的表达电流鉴定中发挥着其他技术不可替代的作用。该技术的主要特点，同时也是其缺陷在于必须在细胞内同时插入两个电极，对细胞的损伤较大。在小细胞如中枢神经元上就难以应用，而且细胞本身的形态复杂，也很难保持细胞膜各处生物特性的一致。

膜片钳技术是从电压钳技术上发展起来的，本质上也属于电压钳范畴，其改进的关键之处在于：①膜电位固定的方法；②电位固定处的细胞膜面积减小（即所研究的离子通道数目），因此主要用于研究整个细胞膜或一大块细胞膜上所有离子通道活动。膜片钳的基本原理是利用负反馈电子线路，将微电极尖端所吸附的一个或几个平方微米面积的细胞膜电位固定在一定水平上，对通过该处的微小离子电流作动态或静态观察，从而研究其功能。膜片钳技术实现固定（钳制）膜电位的关键技术点是在玻璃微电极尖端边缘与细胞膜之间形成高阻封接，其阻抗数值可达 $10 \sim 100$ GΩ（此电阻是指微电极与细胞外液之间的电阻）。由于阻抗值如此之高，基本上可看成处于绝缘状态，即可认为二者之间的电流值为零。形成高阻封接的力主要有氢键、范德华力、盐键等，不仅电学上近乎绝缘，在机械上也是较牢固的。又由于玻璃微电极尖端管径很小，其接触的细胞膜面积仅约 $1 \ \mu m^2$，在这么小的面积上离子通道数量很少，一般只有一个或几个通道，经这一个或几个通道流出的离子数量相对于整个细胞来讲很少，几乎可以忽略，也就是说电极下的离子电流对整个细胞的静息电位的影响可以忽略。因而只要保持电极内电位不变，则电极下的一小片细胞膜两侧的电位差就不变，从而实现电位的固定。

二、膜片钳记录的几种形式

高阻封接问题的解决不仅改善了电流记录的性能，还随之出现了研究通道电流的多种膜片钳记录方式。根据研究目的不同，可制成不同的膜片构型。包括两大类四种：

（1）单通道记录（single-channel recording）包括三种

①细胞吸附式（cell-attached patch）将两次拉制后，经热抛光的微管电极置于清洁的细胞膜表面，形成高阻封接。在细胞膜表面隔离出一小片膜，即通过微管电极对膜片进行电压钳制，从而测量膜电流。

②内面向外模式（inside-out patch）高阻封接形成后，将微管电极轻轻提起，使其与细胞分离，电极端形成密封小泡，在空气中短暂暴露几秒钟后，小泡破裂再回到溶液中，使小泡的外半部分破裂即得。

③外面向外模式（outside-out patch）高阻封接形成后，继续以微小的负压抽吸，膜片破裂，再将玻管缓慢地从细胞表面提起，断端游离部分将自行融合成脂质双层而得到。

（2）全细胞模式（whole-cell mode）：在细胞吸附式的基础上，继续以负压抽吸，使电极管内细胞膜破裂，电极内液与胞内液直接相通而得到，此方式既可记录膜电位又可记录膜电流。全细胞记录反映的是整个细胞膜上所有离子通道电活动的总和。

（3）四种膜片钳钳制方式的比较

四种膜片钳钳制方式的优点与缺点如表 8-1 所示。

表 8-1　　　　　　　　　　　四种膜片钳钳制方式的优点与缺点比较

分型	优点	缺点
细胞贴附式	不需灌注，不干扰胞浆，细胞内调制系统完整	不能改变细胞内介质，需用另一电极测量膜电位
内面向外式	膜两侧均可接近，细胞内离子或调节物质的浓度可变，可向膜内表面加酶	实验中膜外介质不能改变，需低钙溶液灌流以防囊泡形成
外面向外式	膜两侧均可接近，不需浴池灌注，外部介质的浓度可变	实验中膜内介质不能改变，需低钙溶液灌流以防囊泡形成
全细胞式	可改变内部介质以分离不同的电流	内部介质需交换，直径大于 $30 \sim 40~\mu m$ 的细胞难以钳制

三、膜片钳常用技术操作步骤

（1）拉制微电极和充灌微电极；

（2）将预先处理的实验标本置于显微镜载物台上的灌流槽内；

（3）于显微镜低倍镜下，用微操纵器将电极移动到浴液上方，换用高倍镜按一定标准选择合适的细胞，然后接近靶细胞或组织，完成电极与标本的封接；

（4）给予钳制电压或电流等指令条件并分别记录电流、电压等参数；

（5）对电流等性质分析后，施加不同的药物记录并分析电流等参数；

四、膜片钳技术的发展

膜片钳记录技术自创立以来的几十年内经历了多种发展变化。

1. 记录方式的改变

除了传统的单通道记录方式以及普通全细胞记录方式外，又陆续发展了膜穿孔记录方式（perforated patch clamp）、巨膜片记录方式（giant membrane patch）、松散封接记录方式（loose patch clamp）等等。

2. 应用技术进展

为了更换电极内液以及从电极内施加药物的需要，膜片钳技术发展微电极内灌注技术（micropipette perfusion technique）；在研究细胞间的缝隙连接（gap junction）通道时，发展了双膜片记录法（double patch recording）；将富含神经递质受体的游离膜片靠近突触部位，可检测递质释放和突触活动，这一技术称为膜片探针技术（detector-patch technique）；若将特异的膜片探针插入卵母细胞，可检测细胞内第二信使含量，此为膜片填塞技术（patch cramming technique）；为研究细胞的胞吞与胞吐机制，发展了膜电容测定法（membrane capacitance measurement）等。

3. 使用的标本种类多样化

从最早的肌细胞（心肌、平滑肌、骨骼肌）、神经元和内分泌细胞发展到血细胞、肝细胞、耳蜗毛细胞、胃壁细胞、上皮细胞、内皮细胞、免疫细胞、精母细胞等多种细胞；从急性分散细胞和培养细胞（包括细胞株）发展到组织片（如脑片、脊髓片）乃至整体动物；从蜗牛、青蛙、蝾螈、爪蟾卵母细胞发展到昆虫细胞、鸡细胞、大鼠细胞、人细胞等等；从动物细胞发展到细菌、真菌以及植物细胞。此外，膜片钳技术还广泛地应用到平面双分子层（Planar bilayer）、脂质体（Liposome）等人工标本上。

4. 研究对象

从对离子通道（配体门控性、电压门控性、第二信使介导的离子通道、机械敏感性离子通道以及缝隙连接通道等等）的研究，发展到对离子泵、交换体以及可兴奋细胞的胞吞、胞吐机制的研究等。

5. 与其他技术的联合运用

膜片钳电极已经不单单是传统意义上的电信号记录电极，它还可以作为其他研究方法的工具使用，如用于进行单细胞 PCR 技术时的细胞内容物抽吸工具等。

6. 应用范围

为解决临床医学及生物学基础研究的需要，膜片钳技术已经渗透到生物学领域的多个学科中，如分子生物学、药理学、免疫学等等，成为生物学研究中的一种重要技术手段，与其他生物学技术的结合应用已经成为膜片钳技术的主要发展趋势。

（彭碧文）

第二节　离体脑片膜片钳记录技术

离体脑片技术与膜片钳技术分别创建于 20 世纪 60—70 年代，而将这两种技术成熟地结合运用，则是由 Edwards FA 及 Blanton MG 两个实验组于 1989 年首先报道的。此后，离体脑片膜片钳记录技术广泛应用于神经科学、药理学、生理学等众多领域。该方法分为可视法和盲法，其中盲法操作较为简单，记录时的光学装置只需用体视解剖镜即可，本节主要介绍可视法。

离体的脑组织能够在一定的温度、酸度和渗透压、通氧状态等条件下，存活并保持良好的生理状态。与急性分离的神经元或培养的细胞相比，离体脑片中的神经元更接近生理状态：保持了在体情况下神经元之间及神经元与非神经元之间的固有联系，保存了正常完整的突触回路、受体分布、递质传递和其他生理功能。除去切片时造成的少部分表层细胞的机械损伤外，表层以下的其他细胞层能够保持形态学及功能的完整性。

一、离体脑片的制备及培养

(一) 脑片的急性分离技术

1. 配制人工脑脊液

人工脑脊液（artificial cerebro-spinal fluid，ACSF）常用成分（mmol/L）：NaCl 126，KCl 2.5，NaH_2PO_4 1.2，$MgCl_2$ 1.3，葡萄糖 11，$NaCO_3$ 25，$CaCl_2$ 2.4。

由于在膜片钳记录的过程中往往需要持续灌流，ACSF 的用量一般比较大。实验室常规配制 10 倍于终浓度的溶液储存于 4℃冰箱。配制高浓度的 ACSF 时需注意的是，若将所有的溶质同时溶解，容易出现沉淀现象，溶解困难。较为有效的方法是先将其他成分溶解搅拌、并充气（95%O_2 和 5%CO_2 混合气）约 30 min 后，再加入 CaCl2 继续充气搅拌，直至充分溶解。待用时再稀释。

2. ACSF 预冷

将 200mL ACSF 在室温下充气（95%O_2 和 5%CO_2 混合气）约 30 min 至饱和后，放入 -80℃冰箱约 20min，使 ACSF 变成"冰水混合状"备用（备用过程中密闭或仍持续充 95%氧和 5%二氧化碳混合气）。也可以将盛有 ACSF 的容器埋于碎冰块中，充气降温。

3. 准备好取脑所需工具

将手术刀、止血钳、镊子、勺子以及一小片滤纸、小称量盒等依次摆放好。切取与脑组织相当的琼脂块备用（一般约 $1cm^3$）。

4. 取脑

出生 10 d 的大鼠，乙醚麻醉，浸入 75%酒精消毒（若为急性切片而不做培养，可忽略此步）。断头、用剪刀将颅骨剪开，快速取出全脑放入盛有预冷 ACSF 的小称量盒中，取脑过程最好于 1~2min 内完成，最多不要超过 3min。用清洁、锋利的解剖刀清除软膜等组织，在此过程中避免过度挤压及牵拉，以免使脑组织变形。

5. 切片

将脑组织从 ACSF 中取出，置滤纸上吸去水分。用刀片将脑组织手工修切成含有所需部位的较大的组织块，将其固定于组织切片机的载物台上（通常预先在载物台涂上一层502 胶水，用于固定），并在脑组织背后放一块大小与脑组织相当的琼脂块支撑脑组织（亦用 502 胶水固定）。随即将持续充氧的冰 ACSF 倾倒于其上，直到浸埋整个脑组织为止。用振动切片机将脑组织切成所需厚度的切片（一般海马脑片为 $200 \sim 400 \mu m$）。为了减小缺氧损伤，切片过程也应持续通气。

6. 孵育

用粗口径的吸管或软质毛刷将脑片移至 95%O_2 和 5% CO_2 混合气饱和的 ACSF 中，在34~37℃或室温下孵育 1h 左右，使脑片中的细胞功能状态得以恢复（图 8-1），即可用于膜片钳记录。脑片的孵育和其余脑片的保存也可以放在盛有 95%O_2 和 5%CO_2 混合气饱和的 ACSF 的小瓶（20~50mL）中，小瓶底部最好放有滤网，保证脑片两面均能接触到ACSF。瓶口密闭，不需要持续充气，每隔数小时换一次溶液即可，注意换液动作要轻柔。

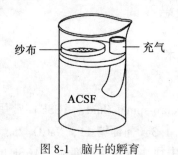

纱布　　　　　　　　　　　　充气

ACSF

图 8-1　脑片的孵育

孵育的步骤其实还不能完全保证记录细胞的健康程度。在将脑片移至脑片记录槽后，需要在充氧的细胞外液的持续灌流下，进一步对脑片进行冲洗，可去除一部分浮在脑片表面的受损细胞或其碎片。因此，推荐常规在膜片钳记录前，脑片灌流至少 5min。

（二）离体脑片的培养技术

根据不同的实验设计，有的实验需要在膜片钳记录之前对脑片进行药物干预，因此需要对脑片进行一段时间的培养。脑片的培养常需要特殊的培养皿，如 Millicell 培养皿、Transwell 培养皿等。Millicell 膜预先放置在盛有 1mL ACSF 的培养皿中。按上述步骤切取脑片后，用粗口径的吸管或软质毛刷将脑片逐片转入培养皿，将原有 ACSF 吸出，加入新的人工培养液。培养液的平面刚好齐脑片，而不没过脑片。务必使脑片的上表面暴露于气体环境，而下表面浸没于培养液中。

脑片培养液成分：1000 mL 高糖 DMEM，100 mL 热灭活标准胎牛血清，1%青霉素和链霉素。脑片于 95%O_2 和 5%CO_2 培养箱中培养，每天换液一次，每次更换约一半培养液，使脑片的上表面充分暴露于气体中。

脑片由新鲜分离到培养的过程中，随着时间的延长其结构、形态将会发生一系列的变化。以海马脑片为例，离体的海马脑片在培养的第 1、2d 可见结构比较模糊，随后可见脑片明显变薄，并逐渐呈现清晰的结构。第 5d 一般即可见明显的分区：CA1、CA2、CA3区。10d 后海马结构更为明显，并可一直维持到 40d 左右。

二、脑片膜片钳记录的实验装置

脑片膜片钳系统包括红外微分干涉相差（Infrared differential interference contrast，IR-DIC）显微镜及水浸物镜头一部，精细微操纵仪一台，普通微操纵仪（主要用于给药、灌流系统的定位）一台，电极拉制仪及震动切片机各一台。

三、离体脑片膜片钳记录的基本操作步骤

（一）脑片的固定

将孵育后的脑片移入脑片记录浴槽中，用尖镊子轻轻触压脑片边缘部位，调节脑片到合适的位置和方向后，用盖网压住脑片，防止其漂动（图 8-2）。目前常用的垫网和盖网多用铂金丝（直径为 0.5mm）制成一个 U 形框架，或用 2~3mL 塑料注射器横向两次锯断并打磨成圆形框架，然后将较稀疏的尼龙丝网黏附其上，制作成垫网和盖网。

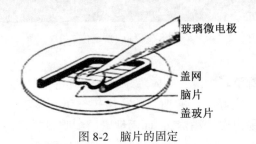

图 8-2　脑片的固定

（二）脑片的灌流

用蠕动泵持续向脑片浴槽灌流 95%O_2 和 5%CO_2 混合气饱和的 ACSF，流速为 1~2 mL/min，脑片浸没于液面下 1~2 mm。在实验过程中通过加温系统将灌流液温度保持在 34~37℃。一般需要使脑片持续灌流至少 5min 稳定后开始膜片钳的记录。

（三）记录微电极的选择

许多厂家生产玻璃微电极的毛坯，提供不同的直径、厚度。主要的选择依据是需要记录细胞的大小、脑片的深度及脑片的黏性等。一般可根据实验者的经验去选择，如黏性大的组织（皮层）很容易堵塞电极尖端，则需直径稍大的电极。

（四）目标细胞的膜片钳记录

由于脑片记录时使用的是正置显微镜（因需用水浸物镜），镜体位置可以调节但载物

台固定不动。初学者往往会发现协调脑片、微电极及物镜之间的关系比较困难，而且工作距离比较小，这个过程需要操作者逐渐熟悉。推荐的调节方法是：

（1）低倍物镜（4×、5×或10×，根据显微镜的镜头配置不同而异）入水，将脑片调节到视野中间，需要记录的细胞层也大致移到视野的中心位置。

（2）换用高倍镜（40×或63×），找到要记录的细胞。通过调节显微镜体载物台，将目标细胞移至特定位置（可以在监视器上贴一红色标识，每次目标细胞都放在标识处，便于寻找，如图8-3所示），然后调节高倍物镜抬起，换到低倍镜下。

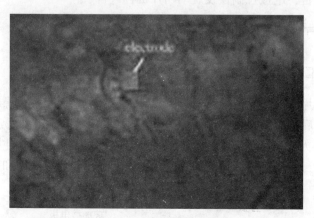

图8-3　细胞预定位

健康的细胞一般轮廓清晰光滑、立体感好、胞体透亮，常可沿着胞体看到与之相连的突起。一般认为，有相对完好突起的细胞往往比较健康，易于封接和记录，细胞膜较柔软，电极尖端接触时容易出现"酒窝"；而不健康的细胞或受损伤的细胞往往胞体表面粗糙、可见细胞核、有颗粒、透明肿胀或丧失大部分突起的细胞，应放弃。

（3）向充灌好的微电极内部给予约1psi的正压，降至液面下，尽量将电极尖端送至视野中央（是否正好位于中央依赖于操作者的熟悉程度及经验），此时电极尖端位于视野中心，脑片的上方（图8-4）；注：1磅力/英寸^2（psi）= 6.895（kPa）= 0.0703kg/cm^2 = 0.0689bar = 0.068atm。

（4）将显微镜的物镜下移至刚好与灌流槽中的液面接触，再逐步缓慢下调物镜位置，直到清晰地看到微电极尖端；

（5）接下来需要左右手配合着将电极降一层、物镜降一层（使用显微镜粗调），一层一层地追踪电极，直到在同一个视野下可以看见微电极尖端已经非常接近细胞层（图8-5）。

（6）最后可改用精细微操、显微镜微调配合着进行细胞、电极的进一步接近并进而完成封接、破膜等操作（膜片钳的具体操作详见第三节）。

四、离体脑片的膜片钳记录应用

离体脑片的膜片钳记录有着广泛的用途，如研究大脑学习记忆功能的长时程增强

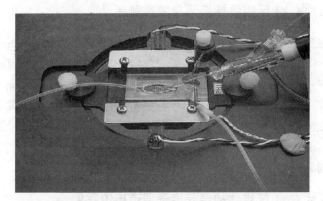

图8-4　电极与脑片的相对位置

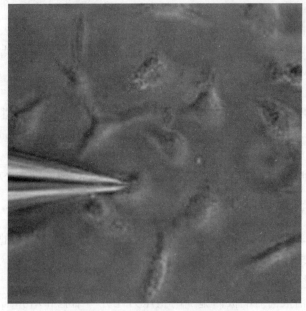

图8-5　封接前细胞与电极位置

（LTP）及长时程抑制（LTD）记录；研究神经元突触前释放变化的神经元双脉冲刺激效
应记录；观察神经元的兴奋性突触后电位的脑薄片全细胞膜片钳技术；微小兴奋性突触后
电流（mEPSC）的记录及突触可塑性的研究等。

　　在突触传递的研究中，应同时记录突触前和突触后神经元的电信号。由于在突触前和
突触后两个神经元上同时做膜片钳记录较困难，因此多用其他的方法来诱发突触前动作电
位的发放。如用刺激电极可在单个或多个突触前细胞或轴突诱发动作电位。另外，还可以
用局部施加神经递质的方法来诱导动作电位，或用局部电极刺激。在神经元培养皿中，可
以用连接了电源（如膜片钳放大器）的玻璃微电极直接刺激突触前神经元。

(一) 海马脑片 CA1 区锥体神经元自发突触活动

采用 KCl 为主要成分的电极内液，常用的电极内液成分为（mmol/L）：KCl 145，HEPES 10，EGTA 1，$CaCl_2$ 0.1，NaATP 0.2，MgATP 2（pH 7.3；渗透压 280~290 mOsm。将神经元膜钳制在 -80 mV 时，可记录到自发兴奋性突触后电流（spontaneous excitatory postsynaptic current，sEPSC）；而采用 KF 为主要成分的电极内液（即将上述内液成分中的 KCl 替换成等摩尔浓度的 KF）并将神经元膜钳制在 -10 mV 时，可记录到外向的自发抑制性突触后电流（spontaneous inhibitory postsynaptic current，sIPSC），它可被 6μg/mL 的 $GABA_A$ 受体激动剂异丙酚所增强。

(二) 海马脑片 CA1 区锥体神经元离子通道电流举例

1. 电压门控性钙离子通道

用加于 ACSF 中的河豚毒素（TTX）阻断钠通道，用电极内液中的 CsCl、四乙基胺（TEA）及 ACSF 中的 TEA 和 4-氨基吡啶（4-AP）阻断钾通道，给予去极化脉冲刺激，即可记录到内向的钙电流（I_{Ca}）。该区神经元的钙通道的激活阈电位偏低，范围为 -65~-30 mV，平均在 -50 mV 左右。

2. 配体门控性离子通道电流

采用 KCl 为主要成分的电极内液，将海马 CA1 区锥体神经元膜钳制在 -80 mV，给予 100 μmol/L 的 Glutamate 作用于神经元时，神经元会产生内向的 Glutamate 受体电流，同时伴强烈 sEPSC 发放；当采用 KF 电极内液，将细胞钳制在 -10 mV，给予 100 μmol/L GABA 时，可记录到外向的 $GABA_A$ 型受体电流，此为 Cl^- 内流，即 sIPSC 的产生。

五、脑片膜片钳记录技术经验

采用可视法及培养神经元全细胞记录方法，比较容易获得高效率的稳定封接。

(1) 选用鼠龄较小的大鼠（如出生 2~4 周的大鼠）。鼠龄过大，其神经元膜脆性大而弹性差，会对神经元封接和破膜造成一定困难。

(2) 电极进入浴液前对电极内施加的正压力比分离细胞和培养细胞实验略大些，这样电极进入浴液后寻找受检细胞过程中有利于吹散脑片表面的受损细胞残留物，不易堵塞电极。一个常用的方法是用 3 mL 注射器施加压力，在与外界空气相同时将活塞抽至 1 mL 刻度处，关闭与外界的通路，将活塞推至 0 mL 刻度处，放手令活塞自然弹回。

(3) 在全细胞膜片钳记录方式中，负压吸引方式吸破细胞膜，所需要的吸力应比分离和培养神经元上的大，否则不易吸破细胞膜。

(4) 在脑片标本上，负压吸引方式破膜往往会在破膜处遗留下膜的残片，因而随着记录时间的推移，常常会造成破口的关闭堵塞，严重影响信号的记录，而采用电击（zap）破膜的方法一般不易发生这种情况。

(5) 为了更好地保持细胞的活性，在取脑和切片过程中可以不用 ACSF，而代之以高蔗糖的溶液，其组成为（mmol/L）：KCl 2；NaH_2PO_4 1.15；$MgCl_2$ 7；$CaCl_2$ 0.5；Sucrose 250；$NaHCO_3$ 26；D-glucose 10。使用蔗糖代替氯化钠的目的，是减轻在标本制备过程中缺氧等原因造成的钠离子和氯离子的内流及随之产生的细胞水肿，另外，降低钙离子和镁离子的比例，可以阻断突触传递及谷氨酸受体过度兴奋造成的损伤。

（彭碧文）

第三节 实验：膜片钳系统的仪器介绍与基本操作——Axon 700B-DG4 型

一、Axon 700B 膜片钳放大器的基本配置和开关机步骤

【实验目的】

（1）了解完整的膜片钳实验所需的实验器材和主要仪器组成；

（2）了解 Axon 700B 膜片钳放大器和刺激器的软件基本界面和操作；

（3）掌握如何运用 Axon 700B 膜片钳系统记录电流。

【膜片钳系统的组成部件】

以美国 Axon 公司 700B-DG4 型光电联合检测系统为例，膜片钳实验的主要组成部件包括：单色光源、测钙软件、放大器、独立的数据采集系统、记录及分析软件、冰点渗透压仪、微操、拉制仪、刺激器、蠕动泵、灌流系统、红外及 3D 荧光成像系统、防震台、专用显微镜、移动台、切片机及耗材附件。

【开关机步骤】

膜片钳放大器、刺激器和电脑均有各自的开关，且开关和软件的打开和关闭均有相应的顺序，顺序颠倒可能导致软件进入 Demo 模式而无法正常进行试验。

开机步骤：

（1）打开总电源稳压器和不间断电源（UPS）；

（2）打开 Axon 700B 膜片钳放大器和刺激器电源的机身电源开关；

（3）先打开计算机电源并进入操作系统，最后打开 Axon 700B 膜片钳放大器和刺激器的操作软件；

（4）打开显微镜光源，将准备好的标本放置固定后进行实验。

关机步骤：

（1）确定数据保存后先关闭 Axon 700B 膜片钳放大器和刺激器的操作软件，然后关闭电脑主机及显示器；

（2）关闭 Axon 700B 膜片钳放大器和刺激器的机身电源开关；

（3）关闭 UPS 和总电源稳压器。

【注意事项】

（1）开机前先要检查 Axon 700B 膜片钳放大器和刺激器的机身电源开关是否关闭，

确保各仪器均在关闭状态才能打开接通总稳压器电源开关。

（2）打开 Axon 700B 膜片钳放大器和刺激器的机身电源和其相应的操作软件的顺序不能颠倒，应该先开机器后启动软件。如果相反，软件则会进入 Demo（自动演示）状态，其软件无法与 Axon 700B 膜片钳放大器和刺激器相连接。

二、以大鼠背根神经节（DRG）为例介绍 Axon 700B 膜片钳记录 GABA 激活神经元的氯离子电流

1. 准备相关液体

DRG 神经元细胞外液（即 ACSF）的 pH 为 7.4，电极内液的 pH 在 7.2~7.3 之间。所有液体均应用微孔滤膜过滤。

2. 电极的拉制

所用电极电阻控制在 2~5MΩ，电阻值越大则电极尖端越细，此时有利于封接却不利于破膜。与之相反，电阻值越小则电极尖端越粗，利于破膜却不利于封接，因此应根据所检测细胞的种类和所购买电极的规格摸索适合自己实验的电极电阻大小。电极末端可用酒精灯加热 1~2min，这样可使末端玻璃毛刺融化变平滑，防止刮掉氯化银。

3. 电极的安装和入水

电极入水前，细胞内外液均应预热温度至 20~25℃，取出细胞后用细胞外液冲洗 2~3遍，目的是去除细胞周围杂质而利于封接，同时可避免杂质堵塞电极尖端。

电极灌注针从尾端用向电极充灌细胞内液，高度以刚好没过导电银丝为最佳。指捏电极尾部，轻弹电极中前部以排除前段气泡，确保整个电极气体排空通电。

电极插入电极夹持器之前用吸水纸将电极尾端的电极液擦干，防止电极液污染夹持器。先将参比电极放入细胞外液，然后将玻璃电极插入夹持器中，并用注射器给予一定的正压（正压的大小视所测细胞的种类、大小而异）。

打开监视器（图 8-6），并重置 Axon 700B 面板或者载入设定好的程序，此时为 V-Clamp 模式，将 seal test 视窗监视参数设定为电流（membrane current；primary 中），而示波器可监视输出电压刺激（membrane potential；secondary 中）。

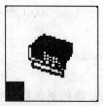 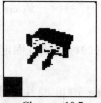

AxoScope 10.7　　　Clampex 10.7　　　Clampfit 10.7

图 8-6　打开监视器的三个程序

在显微镜中选择状态较好且位置合适的细胞，用显微操纵器控制电极使其尖端靠近细胞。

4. 电位的补偿和封接

电极入水前后的状态分别如图 8-7 和图 8-8 所示。电极入水以后先在 Multiclamp 700B
（图 8-9）面板中用 Auto 液接电位补偿（pipette offset），在显示窗口中出现刺激方波（如
图 8-8），并记住此时的电极电阻值，注意此时的钳制电位应该为 0mv。此时：①方波在大
幅度漂移，说明记录电极和参比电极内的银丝含氯不足，需要重新氯化；也可将 MODE
转为 $I=0$，观察 V 值，该值为电极补偿后的偏差值，如果太大，也需要重镀电极或者清洗
holder；②只有噪声和快速尖峰，说明参比电极没有放置准确，检查银丝是否入液或者是
否与 headstage 接触；③方波太大，电阻值<1 MΩ，说明 tip 已断，要换电极；④方波太
小，tip 可能太细或者被污物堵住，更换电极或者清洗电极。清洗电极的方法：在 I-Clamp
模式中，反复切换 clear "+" 到 "–" 或者点 buzz、zap。

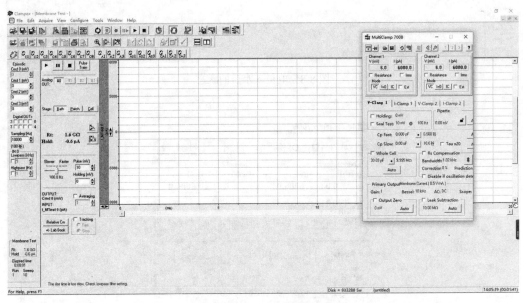

图 8-7　电极入水前的状态

移动显微操纵器在显微镜下找到电极的光影，将光影移动到所要检测细胞的正上方，
然后缓慢降低电极高度。在接触细胞前一刻可以重新补偿液接电位（如果刺激方波漂移 0
点过多）。电极一旦接触上细胞，细胞表面会出现小窝，同时电阻值突然增大（图 8-10）。
此时不可再移动电极，迅速撤去正压并给予负压（5mL 注射器 2~3 个小格，即 0.1~0.2
mL）电阻增加，注意给予负压的力度应该是很缓慢的。当电阻值增加到 100 MΩ 以上时，
可以将钳制电位调节至超极化（–60~–70 mV），有助于封接（图 8-11）。当电阻值达到 G
Ω 以上后，释放正压并等待几分钟，使封接加固（图 8-12）。

封接失败的表现：①方波变大，电阻值变小，说明封接已被破坏；②方波开始和结束
两端出现与之前相比更大的瞬变值，此时说明细胞膜已破，提示前面封接时负压过大或者
细胞膜状态较差。③高阻封接在 1 min 内不形成则换电极和细胞再试。

封接形成后补偿电极电容（会使 headstage 环路过饱和，采集信号出错），调节 Cp fast

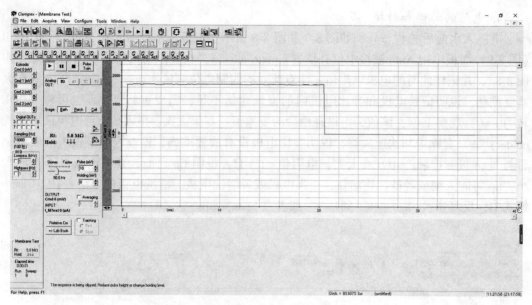

图 8-8 电极入水后的状态

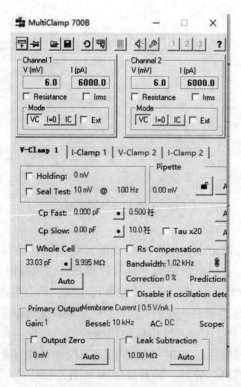

图 8-9 Multiclamp 700B 面板信息

和 Cp slow（slow 中的时间常数 1×适合大细胞，10×适合小细胞），使电流反应为一条直线。

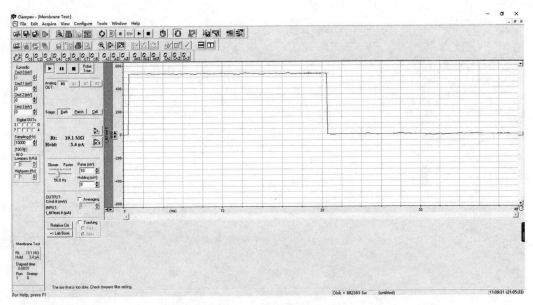

图 8-10 电阻值突然增大

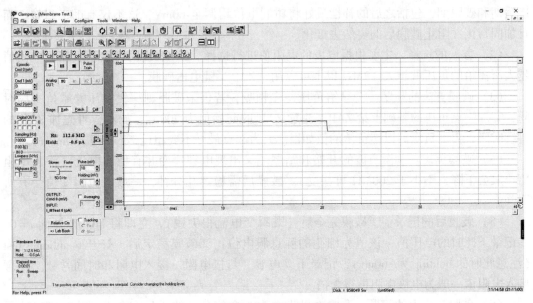

图 8-11 钳制电位调节至超极化

如果进行的实验为细胞贴附式，那需要在 700B 面板上 Gain 中将 feedback resistor 的值转化为高阻值（5GΩ 以上），并重新调节 Cp fast 和 Cp slow。

5. 破膜

（1）破膜的两种方法：一是人工给负压，二是运用软件中的"ZAP"键。注意在封

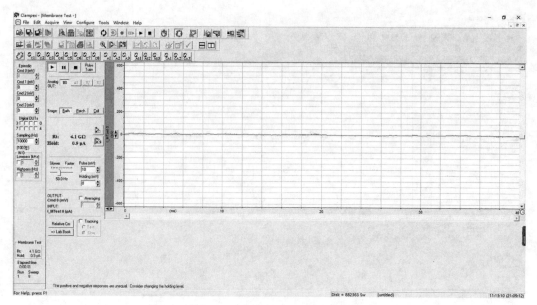

图 8-12 释放正压后封接加固

接后期和破膜期，包括之后的补偿最好将钳制电位均调至-60mV，这不仅有助于封接，而且加固封接并阻止破膜后的突然去极化。

（2）方法的选择：主要根据电极的电阻值进行选择。2~7MΩ 时可给予负压，电阻值越大所需给的负压就越大。7MΩ 以上可以用"ZAP"键电击破膜。

（3）破膜方法的顺序：①只给负压，先顿吸，若仍未破膜则缓慢加压并维持一段时间；②加一点负压的基础上给 ZAP，注意 ZAP 的起始值为 200μs，如不行可先加 ZAP 的持续时间，再加负压。以上负压的值如以 5cc 为起点最好不要超过 7cc（即 140mbar）。

（4）破膜标志：刺激方波的开始和结尾端又出现电容瞬变并有稳态电流（注意电阻值一般会下降，不小于 200MΩ 可接受）。破膜后需稳定几分钟，一般电流瞬变值会有所下降。

（5）破膜后的记录：①破膜完全后（既瞬变电流很尖锐），立即将 MODE 转到 $I=0$，并记录下此时的电压值，该值为细胞的静息膜电位；②破膜稳定后，打开 membrane test（注意此时的 holding 为-60mv），记录下膜电容、封接电阻、接入电阻和时间常数。注意接入电阻值一般为电极电阻值得 3 倍。

（6）破膜又合上的问题：有时电极尖端太小会使分开的膜片有合上，此时可以给予很微量的负压并维持一段时间使破膜完全；下一批拉制的电极的尖端需要加大。

（7）破膜失败的标志：有时由于细胞原因、电极移动或负压太大会破坏封接状态，一旦方形波出现，电阻值下降至 200MΩ 以下即可认为破膜失败。

（8）全细胞模式的质量控制：一旦破膜成功，就形成了经典的全细胞模式，有几个参数表示该模式是否成功：①封接电阻为 GΩ 以上，破膜后电阻值会下降，但至少要有 200MΩ 以上；②接入电阻<20MΩ，此时由于时间常数与接入电阻成正比，所以一般为几

百个 μs；③静息膜电位负于−50mv，注意该值一出现瞬变电容放电时就要转换模式记录。

另外在实验过程中，封接状态会变化，需要不时加测试电压来观察波型（最好用示波器）。

三、仪器的保养

定期清洗电极夹持器，用去离子水浸泡并超声后自然风干。定期对参比电极和记录电极的银丝进行电镀 AgCl（2~3 周）以确保电极的导电性及实验数据的准确性。

（王洋、万瑜）

参 考 文 献

［1］ Alaiya A, Roblick U, Egevad L, et al. Polypeptide expression in prostate hyperplasia and prostate adenocarcinoma ［J］. Anal Cell Pathol, 2000, 21 (1): 1-9.

［2］ Biegert A, Söding J. Sequence context-specific profiles for homology searching ［J］. Proc Natl Acad Sci U S A, 2009 (106): 3770-3775.

［3］ Bio-Rad "2-D Electrophoresis for proteomics-A Methods and Product Manual".

［4］ Chen H, Kihara D. Estimating quality of template-based protein models by alignment stability ［J］. Proteins, 2008 (71): 1255-1274.

［5］ Solter D. Mammalian cloning: advances and limitations ［J］. Nature Reviews Genetics, 2000, 1: 199-207.

［6］ Diffes F, Jenoe P, Boyaval P. Use of two-Dimensional electrophoresis to study differential protein expression in divercinV41-resistant and wild-type strains of listeria monocytogenes ［J］. Appl Environ Microbiol, 2000, 66: 4318-4324.

［7］ GE 公司 Biacore 培训资料以及 GE 网站资料。

［8］ Hewett PW. Identification of tumour -induced changes in endo2 thelial cell surface protein expression: an in vitro model ［J］. Int J Biochem Cell Biol, 2001, 33 (4): 325-335.

［9］ Lacal Jc. Perona R, Feramisco J. Microinjection. 1999.

［10］ Jungblut P R, Schaible U E, Mollenkopf H J, et al. Comparative proteome analysis of Mycobacterium tuberculosis and Mycobacterium bovis BCG stains: towards functional genomics of microbial pathogens ［J］. Molecul Microbio, 1999 (33): 1103-1117.

［11］ Kageyama S, Isono T, Iwaki H, et al. Identification by proteomic analysis of calreticulin as a marker for bladder cancer and evaluation of the diagnostic accuracy of its detection in urine ［J］. Clin Chem, 2004, 50 (5): 857-866.

［12］ Capecchi MR. Gene targeting in mice: functional analysis of the mammalian genome for the twenty-first century ［J］. Nat Rev Gen, 2005 (6): 507-512.

［13］ TOYOBO SYBR® Green Realtime PCR Master Mix － Plus 产品说明书.

［14］ Wang Y, Sadreyev R I, Grishin N V. PROCAIN: protein profilecomparison with assisting information ［J］. Nucleic Acids Res 2009 (37): 3522-3530.

［15］ Wessels J T, Yamauchi K, Hoffman R M, et al. Advances in cellular, subcellular, and nanoscale imaging in vitro and in vivo. Cytometry Part A : J Int Soc Anal Cytol, 2010, 77 (7): 667-676.

［16］〔美〕Cartwright E J. 著. 转基因技术：原理与实验方案［M］. 第三版. 北京：科学出版社，2012.

［17］冯文莉. 医学检验实验教程［M］. 北京：人民卫生出版社，2012：61-68.

［18］基础化学实验［M］. 北京：人民卫生出版社，2008.

［19］激光扫描共聚焦显微镜仪器使用手册（内部使用）徕卡公司，2013.

［20］康恩（P. Michael Conn）共聚焦显微镜技术（导读版）（英文版）［M］. 北京：科学出版社，2012.

［21］李金明. 实时荧光 PCR 技术［M］. 北京：人民军医出版社，2007.

［22］李楠. 激光扫描共聚焦显微术［M］. 北京：人民军医出版社，1997.

［23］梁智辉主编. 流式细胞术基本原理与实用技术［M］. 武汉：华中科技大学出版社，2008.

［24］刘爱平. 细胞生物学荧光技术原理和应用［M］. 长沙：中国科学技术大学出版社，2007.

［25］刘明. 离心机的使用及维护［J］. 现代仪器，2003（6）：50-55.

［26］刘上峰，傅俊江. 双向电泳技术原理及其应用［J］. 国外医学. 生理、病理科学与临床分册，2002，22（2）：197-199.

［27］纳吉等著. 小鼠胚胎操作实验指南［M］. 第一版. 北京：科学出版社，2004.

［28］彭黎明. 细胞凋亡的基础与临床［M］. 北京：人民卫生出版社，2000.

［29］瑞菲尔·努纳兹著. 流式细胞术原理与科研应用简明手册［M］. 刘秉慈，许增禄译. 北京：化学工业出版社，2005.

［30］王建中. 临床流式细胞分析［M］. 上海：上海科技出版社，2005.

［31］王书奎，周振英主编. 实用流式细胞术彩色图谱［M］. 上海：第二军医大学出版社，2004.

［32］王媛，雷迎峰，丁天兵，等. 超速离心机的操作及超速离心技术的应用［J］. 医学理论与实践，2013（16）：2144-2146.

［33］肖燕梅. 激光扫描共聚焦显微镜及其生物学应用［J］. 激光生物学报，1999，8（4）：305-311.

［34］闫雪冬，潘凌亚. 卵巢上皮性癌细胞系铂类药物耐药相关蛋白的比较蛋白质组分析［J］. 中华妇产科杂志，2006，41（9）：584-587.

［35］杨星宇，杨建明主编. 生物科学显微技术［M］. 武汉：华中科技大学出版社，2010.

［36］杨渝珍. 分析超速离心法测定生物大分子的沉降系数和分子量［J］. 同济医科大学学报，1987（1）：15-19.

［37］汪炳华编. 医学生物化学实验技术［M］. 武汉：武汉大学出版社，2002.

［38］郭敏，高志安编. 医学显微形态学实验［M］. 北京：科学出版社，2011.

［39］袁兰. 激光扫描共聚焦显微镜技术教程［M］. 北京. 北京大学医学出版社，2004.

［40］张惟才. 生物实验室系列——实时荧光定量 PCR［M］. 北京：化学工业出版社，2013.

［41］郑月茂，赵晓娥，徐永平编．转基因克隆动物理论与实践 ［M］．北京：科学出版社，2012.

［42］周光炎主编．免疫学原理 ［M］．上海：上海科学技术出版社，2003.

［43］朱永芳．实时荧光聚合酶链反应（PCR）检测技术 ［M］．北京：中国计量出版社，2003.

［44］朱正美．简明免疫学技术 ［M］．北京：科学出版社，2002.